ASSOCIATION

INTELLECTUELLE.

Les Exemplaires exigés par la loi, ont été déposés.

———

MOREAU, IMPRIMEUR, SUCCESSEUR DE VALADE,
RUE COQUILLIÈRE, N°. 27. (1821.)

ASSOCIATION

INTELLECTUELLE.

MÉTHODE

PROGRESSIVE ET D'ASSOCIATON,

OU

DE L'ART D'ÉTUDIER ET D'OPÉRER DANS TOUTES LES
SCIENCES, ET PARTICULIÈREMENT EN MÉDECINE;

SUIVI

D'UNE CLINIQUE GÉNÉRALE INTERPRÉTATIVE
DES PHÉNOMÈNES MORBIDES, ET SPÉCIALE
DES MALADIES DES COUCHES.

PAR L. V. F. **AMARD**, DOCTEUR EN MÉDECINE;
EX-CHEF DU SERVICE MÉDICO-CHIRURGICAL DE L'HOPITAL GÉNÉRAL
DE LA CHARITÉ DE LYON, PRÉSIDENT DE LA SOCIÉTÉ DE MÉDE-
CINE, ET DU CERCLE LITTÉRAIRE DE LA MÊME VILLE; ET MEMBRE
CORRESPONDANT DE PLUSIEURS SOCIÉTÉS SAVANTES, NATIONA-
LES ET ÉTRANGÈRES.

> La médecine surpasse une capacité ordinaire, et il faut
> plus de génie pour en saisir l'ensemble, qu'il n'en faut
> pour embrasser tout ce que la philosophie peut apprendre.
> SYDNAM.

TOME PREMIER.

A PARIS,

Chez MÉQUIGNON, AÎNÉ, PÈRE; GABON; BECHET; Libraires,
RUE ET PLACE DE L'ÉCOLE DE MÉDECINE.

PRÉFACE.

Trois lacunes considérables existent en médecine : une méthode propre à étudier et travailler cette science, une clinique générale interprétative des phénomènes morbides, une clinique spéciale des maladies des couches. Faute d'une méthode, on voit échouer les élèves, et les maîtres se consumer en efforts dans un cercle étroit qu'ils ne peuvent franchir ; faute d'une clinique générale interprétative des phénomènes morbides, l'art flotter sur des effets dont la raison suffisante demeure ignorée ; et, faute d'une clinique spéciale des maladies des couches, les dissertations polémiques se multiplier sur cette matière, sans résultat utile. Je viens après deux mille ans combler ces trois lacunes. Incessamment, la science, renouvelée, annoncera l'importance de l'œuvre.

ASSOCIATION

INTELLECTUELLE.

MÉTHODE

PROGRESSIVE ET D'ASSOCIATION,

OU

DE L'ART D'ÉTUDIER ET D'OPÉRER DANS TOUTES LES
SCIENCES, ET PARTICULIÈREMENT EN MÉDECINE.

PREMIÈRE PARTIE.

DE L'ART D'ÉTUDIER LA MÉDECINE ACTUELLE,

OU

CONSEILS A ARISTE.

La science est longue, Ariste, et l'on va vous
enseigner bien des choses : mais ne croyez qu'à
ce que vous verrez ; et placez toujours, dans votre
esprit, votre maître après la nature. Ne commencez point par lire les auteurs ; car, que liriez-vous ?
Ne sachant rien encore, comment discerneriez-
vous le bon ou le mauvais de ce que vous pourriez

I.

1

lire ? Sur quoi vous fonderiez-vous pour croire ou
ne pas croire ? Et, au milieu de cet océan de livres
dont nous sommes entourés, quel pilote vous em-
pêcherait de faire naufrage ? Ne lisez donc point,
mais commencez par voir ; car c'est ainsi qu'il faut
procéder dans toutes les sciences d'observation.

Vous devez donc, Ariste, commencer par voir.
Mais il n'est pas indifférent que vous commenciez
par telle ou telle chose. En premier lieu, appliquez-vous aux objets qui n'ont pas besoin, pour
être saisis, de la science préalable d'autres objets,
et qui, loin de là, sont utiles pour les tous approfondir. Or, de même qu'avant de juger des dé-
rangemens d'une machine quelconque, il est nécessaire d'en connaître les ressorts et le mécanisme, de même, pour juger des maladies du
corps humain, il en faut savoir d'abord la structure et les fonctions ; c'est-à-dire, que vous devez
commencer votre carrière médicale, par l'étude
de l'anatomie et de la physiologie.

N'étudiez pas seulement l'anatomie des localités ;
comparez entre elles les parties de régions différentes, afin de distinguer ce que les organes offrent
de commun ou de propre dans leur structure, et
d'en faire un juste rapprochement dans votre esprit.
Ne vous bornez point à l'anatomie humaine ; interrogez aussi celle des bêtes ; il en résultera des comparaisons en plus ou en moins, en choses nouvelles

ou différentes, qui vous feront apprécier plus sainement et plus profondément les avantages de la structure de l'homme : et vous serez ravi en contemplant l'artifice plus qu'ingénieux que la nature a mis dans l'organisation des divers animaux. Quant à la physiologie, gardez-vous de spéculations trop précoces, et livrez-vous avec ardeur à l'étude des phénomènes. Ne cherchez point d'abord à trouver l'essence des choses, ce que c'est que l'âme, par quelle cause les muscles se contractent sous l'influence de la volonté, comment des alimens grossiers se changent en la substance de vos organes, et par quelle merveille la liqueur séminale perpétue l'espèce ; mais étudiez quelles sont les causes, les circonstances, les maladies, le régime, les remèdes qui augmentent ou diminuent les fonctions de l'encéphale, des muscles, des voies digestives, des organes génitaux ; notez les conditions nécessaires pour leur libre usage, et les changemens qui s'opèrent dans les diverses périodes de leurs fonctions : alors vous acquerrez, au lieu de notions douteuses, des connaissances positives, et qui, plus tard, vous serviront de degrés pour atteindre aux questions qui vous sont présentement interdites.

Étudiez ensuite la chirurgie. Cet art vit de détails, appliquez-vous à les connaître. Ce ne sont point encore des méthodes, des classifications ;

des nosographies qu'il vous faut ; mais des faits seulement. Ils sont isolés dans la pathologie externe, et il y aurait peu d'avantage à les classer pour qui que ce fût ; mais pour vous, à l'époque où vous êtes, il y aurait de l'inconvénient ; car vous ne devez considérer que les faits, et sans autre intention que de les voir dans leur individualité. Vous trouverez, dans la pathologie extérieure, l'image de beaucoup de maladies internes qui ne sont pas visibles, et vous serez disposé de loin à mieux entendre la médecine. Ne vous bornez point à la théorie chirurgicale ; tout art exige de l'adresse, et vous n'en pouvez acquérir que par la pratique. Exercez-vous donc de bonne heure aux dissections, aux pansemens, aux applications d'appareils et de bandages, aux réductions de luxations et de fractures, à toutes les manipulations quelconques, et pratiquez, autant qu'il sera en votre pouvoir, les opérations dont vos pères ont découvert les procédés. Maintenant, Ariste, ouvrez les livres de chirurgie ; apprenez comment les diverses méthodes d'opérer ont été successivement inventées et perfectionnées ; lisez, et voyez, passant à la postérité, les noms glorieux des inventeurs.

Vous venez de parcourir, Ariste, une certaine étendue de votre carrière. Déjà vous avez beaucoup fait, et il reste encore davantage à faire. Je vois s'altérer dans vos traits cette satisfaction que vous aviez de vous-même ; mais je connais votre ardeur ; vous avez pris haleine, et vous vous sentez prêt à un travail nouveau.

Il vous faut maintenant aborder la partie de la science à laquelle vous vous destinez plus particulièrement, l'étude des maladies internes, ou médecine proprement dite.

Avant d'entrer en matière, je vous ferai d'abord observer que si vous vous destiniez à la chirurgie, il ne faudrait point pour cela vous borner à sa seule étude ; vous devriez également parcourir les autres parties de l'art, dans l'ordre que j'indiquerai tout à l'heure ; et lorsque vous les auriez toutes parcourues, alors vous reviendriez à la chirurgie, que vous étudieriez spécialement.

Si vous borniez vos recherches à quelques parties de la science, vous ne parviendriez jamais à l'approfondir ; vous ne verriez qu'une portion du tout, qu'un coin du tableau ; vous seriez privé des idées, des analogies qui naissent de la possession de l'ensemble, et, resserré dans un espace étroit, vous ne pourriez donner aucune suite à vos pensées, aucune latitude à vos raisonnemens.

Que ceux qui se destinent à la chirurgie, prennent donc connaissance de toutes les parties de la science médicale, et reviennent ensuite à celle qu'ils veulent particulièrement embrasser. Que j'ai vu de jeunes gens et animés des meilleures intentions, avec l'ap-

plication la plus soutenue, le travail le plus opiniâtre, rester des années entières au même point! Ils
avaient appris l'anatomie, la physiologie et la chirurgie, et ils en demeuraient là; disséquant et disséquant sans cesse, et ne faisant que revoir, relire,
apprendre par cœur leur chirurgie et leur physiologie. Ils parvenaient sans doute à savoir plus cou-
ramment ce qu'ils savaient, non à le savoir mieux,
à le mieux sentir, et encore moins à l'étendre;
car ne s'essayant qu'aux mêmes objets, ils marchaient sans avancer, recommençant le cercle, et
tournant incessamment dans le même aire et sur
le même terrein. Mais je reviens à vous, Ariste,
et à la marche que, en l'état actuel des choses,
vous devez suivre dans l'étude de la médecine.

Faites choix d'un ouvrage contenant les descriptions générales des maladies, écrites simplement,
exactement et clairement, sans longueurs, sans
explications, sans érudition. Apprenez les caractères distinctifs de ces maladies, afin que vous en
ayez quelque idée avant de les étudier sur le vivant, et que vous puissiez les y reconnaître. Con-
frontez quelquefois votre ouvrage avec des es-
quisses que vous aurez tracées vous-même au lit
du malade; et, sitôt que vous vous sentirez au
fait du langage des organes, fermez le livre. Si vous
en usiez davantage, vous ne voudriez plus rencontrer la nature que comme elle y est décrite,

et vous deviendriez incapable de la voir telle qu'elle est.

En même tems, choisissez un professeur clair, précis; qui ne vous donne pas, en ses leçons, des noms d'auteurs à la place des choses que vous souhaitez apprendre; qui n'ergote point et ne dispute point; qui se pique moins de se montrer érudit que de vous instruire, de paraître profond qu'intelligible, d'entasser des opinions que de les éclaircir, de multiplier que de choisir les citations; qui surtout ose vous découvrir les parties faibles de la science et les points qu'il ignore. Un tel homme sera un trésor pour vous; vous parviendrez à tout avec lui, et vous devrez le considérer comme un père.

Vous voyez, Ariste, cette foule de malades rassemblés dans cette salle de l'hospice? c'est là le livre que vous devez lire, le maître à qui désormais vous devez vous soumettre. Gardez-vous de voir tous ces malades en un même jour, votre attention n'y pourrait suffire; mais attachez-vous à un seulement. Suivez-le avec exactitude; voyez-le plusieurs fois le jour, la nuit, si le mal redouble la nuit. Examinez par vous-même tant que vous le pourrez, et enquérez-vous de ce qui s'est passé dans votre absence. Tenez un journal de tous les phénomènes que vous observez depuis

le commencement jusqu'à la fin de la maladie ;
et mettez-le au net lorsqu'elle est terminée. Si
vous trouvez ensuite quelque affection de même
espèce, étudiez-la de préférence, afin de prendre l'idée de ses variétés selon l'âge, le climat,
les tempéramens, les circonstances, et que rien
d'essentiel à sa nature ne vous échappe. Une
seule maladie que vous aurez suivie avec application, vous en apprendra davantage que mille
observées superficiellement. En poursuivant un
même objet, on apprend à apprendre.

Ne vous lassez point à observer ; rassemblez des
faits : le tems viendra où vous emploîrez les matériaux que vous aurez recueillis. Voyez les diverses méthodes de pratiquer ; suivez, dans les hôpitaux, ces professeurs dont les nobles fonctions
sont de tirer de leurs malades des moyens de
vous instruire, et de faire servir ainsi les misères
de l'homme au soulagement de l'humanité. Écou-
tez-les attentivement, suivez leurs mouvemens,
leurs yeux, leurs gestes ; épiez-les comme si vous
aviez à craindre qu'ils ne voulussent vous cacher
la meilleure partie de ce qu'ils savent ; attachez-
vous à eux, abordez-les et les interrogez : l'ardeur
d'apprendre est le talisman par lequel on gagne
le cœur de ses maîtres. Cependant, tenez-vous
sur vos gardes ; et si l'on profitait de l'occasion
de ce qu'on voit pour vous dire ce que l'on ima-

gine, n'allez pas, dans votre esprit, placer au même rang le fait et la pensée.

Vous avez suivi un certain nombre de maladies; vous commencez à vous sentir au fait de leurs variétés, et vous vous plaignez de n'en plus trouver, que vous n'ayez déjà vues et observées plusieurs fois : vous manquez, dites-vous, de matériaux ? fréquentez, si l'on peut s'exprimer ainsi, les salles artificielles de malades ; c'est-à-dire, Ariste, ouvrez les livres de médecine clinique, et nourrissez-vous de la lecture des observations. Voilà le moment où vous pourrez lire les observateurs, parce que vous l'avez été vous-même ; de meilleure heure, vous eussiez mal profité de leurs travaux.

Tel observateur, ajoutez-vous, obscurcit les faits qu'il relate par des longueurs, des raisonnemens et des explications épisodiques, et vous avez peine à suivre le fil de ses observations ? ne vous rebutez point ; élaguez ce que vous jugez superflu, et mettez ce qu'il y a de symptômes à découvert : pour peu que vous y retrouviez la nature, vous n'aurez pas perdu votre tems. Mais vous n'avez vu que prescription de remèdes, dissertations sur leurs effets, profusion de théories, et vous avez rencontré çà et là seulement quelques symptômes épars, sans suite et sans périodes distinctes ? rejetez cet auteur loin de vous : ce n'est pas la nature, c'est lui qui parle dans son livre ; il s'est trompé et il vous trompera. Prenez cet ouvrage antique dont la gloire s'accroît avec le tems, cet ouvrage où la simplicité et la majesté de la nature se trouvent à la fois réunies, cet ouvrage où les maladies sont décrites si profondément et si fidèlement, lisez, enfin, lisez le livre des épidémies. Quoi! vous avez peine à y reconnaître les maladies que vous avez vues vous-même? Les observations sont trop courtes, dites-vous, et il y manque des symptômes? Vous préférez et vous trouvez plus complètes les longues observations des médecins des derniers siècles? Ah! je le sens, ce n'est point un tort à vous imputer; c'est moi qui vous ai mis trop tôt cet ouvrage sous les yeux; il est à une trop grande hauteur pour vous, et sa perfection est le voile qui vous en cache les beautés. Eh! que serait-ce que la médecine et l'art d'observer si, après une aussi courte étude, vous en pouviez déjà pénétrer les secrets? Mais je vous enseignerai l'art difficile de rédiger des observations, et je vous le montrerai, en dévoilant à votre intelligence les beautés de cette histoire de Cléonacte, qui vous a si peu frappé. Jusques-là, vous avez du tems devant vous: l'art de rédiger les observations n'est utile qu'autant qu'on se propose de les communiquer; et vous savez encore trop peu, pour vous occuper d'apprendre quelque chose aux autres.

A présent , Ariste , vous suivez les symptômes des maladies et leurs périodes. Mais on donne des remèdes , on conseille un régime approprié au mal, et vous ne savez ce que c'est que remèdes , ce que c'est que régime. Vous ne voyez qu'une partie et vous voudriez embrasser le tout. Vous ignorez si les symptômes que vous observez sont les effets naturels du mal , ou ceux que produisent les médicamens , et cette incertitude vous déplaît. Vous pensez juste, Ariste ; pour apprécier les rapports réciproques de deux puissances , il les faut connaître toutes deux. Etudiez donc maintenant la matière médicale et l'hygiène.

Vous lisez l'histoire d'une plante et vous ignorez la botanique ; vous étudiez un oxide métallique , sa composition , sa décomposition , et vous ignorez la chimie ; vous entendez parler de galvanisme et d'électricité , et vous ignorez la physique : faudrait-il donc , dites-vous , que j'apprisse toutes ces sciences ? Vous devez les étudier pour en extraire ce qui peut profiter à la médecine pratique , et pas plus avant que cela ; une plus longue application vous détournerait de votre objet , et pour devenir ce que vous voulez être , un médecin , vous n'avez pas de tems à perdre.

Et prenez garde de vous y laisser séduire ! car celui-là sait la matière médicale et l'hygiène , non qui a disséqué les plantes et fait l'analyse des

corps , mais qui a scruté leur action sur l'économie vivante. C'est du sein de la pratique médicale , et non des expériences de la physique et
des miracles de la chimie , que l'on tire de justes
notions sur la vertu des médicamens. On prouve-
rait , par l'analyse , que deux substances contiennent toutes deux les mêmes principes , et dans les
mêmes proportions , que vous ne regarderiez point
comme incontestable que ces substances ayent
un même effet comme aliment ou comme remède. Notre laboratoire , Ariste , nos alembics ,
nos creusets , notre chimie ; c'est le corps humain.

J'ai fait bien des travaux , objectez-vous , et me
voici plus embarrassé que jamais. J'ai lu beaucoup
de livres sur l'hygiène , et au lieu d'y avoir trouvé
décrit , d'après l'observation sur l'homme en santé ,
l'effet des alimens , de la diète et des différentes
températures , je n'ai vu que des analyses , des
décompositions chimiques , des expériences , du
feu , des fourneaux ; il n'est question que de gaz ,
d'hydrogène , d'oxigène et de carbonne ; on me
montre ces mots dans tous les corps , et les corps
de nature la plus opposée ; on me cite avec em-
phase le nom de ceux qui les ont découverts dans
les substances dont nous tirons notre nourriture ,
et l'on prétend , contre ce que vous venez de dire ,
que je dois lire dans cette décomposition ou alté-

ration des corps, les propriétés diverses de ces mêmes corps dans leur état d'intégrité. Ce n'est pas tout : j'ai parcouru bien des auteurs de matière médicale, et n'ai rencontré que contradictions et assertions vagues. Le cancer est incurable, disent-ils ; puis incontinent ils ajoutent : la ciguë, la carotte jaune sont de puissans moyens contre cette affection, et un bon nombre de malades ont été sauvés par ces secours. A chaque remède, je lis une énumération pompeuse des maladies que ce remède guérit ; il est excellent dans l'asthme, la phtisie, les leucorrhées, les catarrhes chroniques ; je vois administrer cette panacée dans les maux que l'on m'indique, et il n'en résulte pas le moindre effet. Celui-ci a guéri telle maladie avec tel remède, et celui-là, telle affection, absolument différente de la première, avec le même moyen. Tel autre se flatte comme d'une merveille de couper les fièvres intermittentes avec de l'arsenic, et me fait frissonner, en lui voyant donner contre des maladies, qui la plupart guérissent d'elles-mêmes, les plus terribles poisons. On croirait qu'ils se disputent à qui avancera le premier quelque idée singulière, et qu'il ne s'agisse que de nous amuser par quelque nouveauté. Enfin, il m'a semblé que je trouvais un bien petit nombre de livres, sur ces matières, où l'on ait marché vers le but où l'on devait tendre , et qui fût propre à m'y conduire.

Vos réflexions, Ariste , quoiqu'un peu sévères , ne me déplaisent point. Vous jugez assez sainement des travers de votre siècle, et des livres sur la matière qui nous occupe ; cependant il faut démêler ce qu'il y a de juste dans votre critique , et ce qui vous est personnel. Votre sévérité vient aussi , n'en doutez pas, de ce que vous voudriez trouver la science toute faite , et n'avoir plus qu'à l'apprendre. Vous sentez combien il va vous en coûter d'application pour obtenir des idées nettes sur la matière dont il s'agit, et cela vous donne une querelleuse impatience. Vous profiterez toutefois de la peine que vous allez prendre ; vous y acquerrez des idées que vous n'aviez pas encore , et il est tems que je vous en fasse le reproche. Vous avez appris rapidement certaines parties de la science, et vous vous en attribuiez tout le mérite , sans songer à qui réellement vous en étiez redevable. Vous le concevez à présent ; c'est aux grands hommes qui se sont occupés de ces mêmes parties , et qui les ont décrites si exactement , que vous les avez aussitôt apprises. Voyez quel travail vous devient nécessaire pour celles qui ne sont pas encore finies ! Portez donc au fond de votre cœur le nom des grands hommes, et plaisez-vous à les rappeler à votre mémoire et à leur rendre un juste hommage. Et quant aux travaux auxquels il faudra vous livrer pour acquérir des notions justes sur cette branche de la science que vous ne trouvez pas à votre gré, vous jugerez combien ils sont délicats et scabreux, combien de fois vous aurez pris une fausse route avant d'arriver au point que vous cherchez, et combien peu vous aurez avancé après de longs efforts. Alors vous comprendrez que ce n'est pas sans raison que l'histoire consacre au souvenir de la postérité le nom des hommes qui ont perfectionné les sciences, et vous apprendrez, en opérant vous-même, combien les ouvrages des autres, lors même qu'ils sont imparfaits, doivent mériter de vous de reconnaissance, et si non des éloges, du moins une censure modérée. La médiocrité voit les fautes, Ariste, le génie seul sent les beautés; et celui-là seul critique avec amertume les ouvrages d'autrui, qui n'en connaît pas le labeur, ou qu'une noire jalousie dévore ou aveugle.

Il est trop vrai que les critiques ne sont que des méchancetés où le cœur prend plus de part que l'esprit et la raison. Quand donc paraîtra-t-il un Aristarque, qui se dira : j'ai fait des ouvrages, et je me sens capable de juger ceux des autres; je les jugerai selon mes lumières et ma conscience; j'assignerai à chaque auteur la place que je lui croirai sincèrement méritée; je dirai les livres du même genre, s'il en est, qui ont été publiés, et je marquerai le rang que celui du nouvel auteur doit occuper parmi eux ; je fermerai l'oreille aux instigations de la haine et aux sollicitations de l'amitié pour n'écouter que la voix d'une exacte justice ; enfin, je procéderai avec tant d'attention et d'impartialité, que mes œuvres puissent être consultées par mes contemporains comme règle de ce qu'ils doivent croire ou penser sur les productions nouvelles, et que, loin de périr en naissant, comme périssent les critiques, qui s'évanouissent avec la passion qui les soutint ou les dicta, ces mêmes œuvres soient avouées de la postérité, et reconnues d'elle pour d'irrévocables jugemens. Cet Aristarque, Ariste, est encore à trouver.

Mettez-vous donc à l'ouvrage, sans trop céder au dangereux attrait de la critique ; et ne rejetez pas des livres, qui, pour avoir manqué le but, ne laissent pas que de contenir de bonnes choses, et où vous pourrez trouver des matériaux et des moyens de faire mieux : car, sans ces mêmes livres, que vous jugiez si sévèrement, il vous faudrait aujourd'hui reprendre la science de plus bas. Vous concevrez par la suite combien il est difficile de traiter de la matière médicale, quel art et quel discernement sont nécessaires pour ne pas confondre l'effet des remèdes avec les symptômes naturels des maladies, et combien de fois il faut aller du remède au mal et du mal au remède, pour voir clairement la part active que l'un et l'autre peuvent avoir dans les phénomènes qui se déclarent. Faites donc ensorte de ne pas adopter et de ne pas rejeter trop précipitamment les choses, jusqu'à ce que vous ayez reçu de l'expérience et des éclaircissemens que je vous donnerai dans la suite, de nouveaux moyens de juger plus sûrement. Distinguez toujours, Ariste, ce qui est su dans les sciences de ce qui ne l'est pas; et souvenez-vous qu'un ouvrage d'un certain mérite sur une branche connue de l'art, doit peu vous intéresser, et que vous vous devez considérer un ouvrage, fût-il inexact et fautif, sur une partie omise, ou qui n'est encore qu'imparfaitement abordée. Mais il est tems de reprendre le fil de vos études, que votre digression un peu trop longue nous a fait perdre.

Vous avez poursuivi votre carrière avec une ardeur soutenue; déjà votre zèle infatigable a surmonté de nombreuses difficultés; vous connaissez enfin la plupart des maladies, et il en est peu que vous n'ayez eu occasion d'observer plusieurs fois. Or vous vous sentez maintenant resserré et comme comprimé dans l'espace étroit des faits que vous avez recueillis: vous exercez votre jugement à les comparer, vous en placez certains ensemble, certains séparément, vous augurez de ce qui est à ce

I. 2

qui peut être, vous établissez des rapports généraux entre les affections, et vous aimez, vous
vous plaisez à conjecturer. En effet, voilà le
moment de vous essayer aux abstractions, à
l'analyse ou synthèse des objets, aux diverses méthodes de généraliser les principes et les
choses; et de telles spéculations vous seraient utiles, si vous saviez vous tenir dans de justes limites.
Mais vous vous confiez outre mesure aux conséquences que vous tirez des cas particuliers, les
apparences vous séduisent, vos propres inductions vous fascinent, et, singulier effet d'un
esprit exalté, déjà vous avez oublié ce que
vous avez vu, pour ne plus croire qu'à ce que
vous imaginez. Transporté tout-à-coup et sans
guide de l'humble région des faits dans la brillante sphère des idées spéculatives, l'observation
des maladies vous paraît un sujet peu digne de
vous, une occupation trop simple pour l'étendue de votre génie. Vous avez lu un système
enfin, et votre imagination échauffée ne rêve que
systèmes, hypothèses et conjectures; admirateur
presque insensé de l'auteur qui vous égare,
vous en épousez les idées contre le témoignage
même de l'observation; vous ne voulez plus penser qu'avec lui et comme lui; et tel est votre aveugle enthousiasme, que vous vous emportez lorsqu'on vous montre l'illusion qui vous éblouit.

Que ces paroles, Ariste, vous restent gra-
vées dans la mémoire. « Vous touchez au mo-
» ment qui va décider de vous. Vous pouvez
» revenir encore, votre erreur n'est qu'une
» erreur; mais si elle dure plus long-temps
» elle se tournera en préjugé, et vous serez
» irrévocablement perdu. Ne vous passionnez
» donc pas pour un système, pour une opinion,
» pour un auteur : ne devenez pas l'homme d'un
» autre homme ; demeurez celui que vous êtes. »
Désormais observez vous donc davantage; et pro-
cédez avec plus de réserve dans les jugemens que
vous portez sur les systêmes, de quelque nature
qu'ils soient, et quelque évidens qu'ils vous paraissent. Voyez, examinez, consultez, pesez selon
vos forces ; apprenez, retenez dans votre mémoire
ceux qu'on a faits et comment on les a faits ; mais
gardez-vous de vous croire capable d'asseoir sur
ces questions un jugement définitif. Ici la présomption serait signe d'incapacité ; car la faculté
de juger des systêmes, des axiômes et des méthodes, suppose une connaissance préalable et
approfondie de l'art d'observer, qui vous manque,
et qui nous manque. Vous avez de cette connaissance ce qu'il est nécessaire pour gagner le terme
de votre scholarité, et cela suffit. Mais, Ariste,
sitôt que vous serez libre de l'assujétissement des
études régulières que vous avez à suivre, des exa-

mens que vous avez à subir; sitôt que vous aurez
commencé à voir de vos yeux et à opérer de vos
mains : que vos premiers efforts soient dirigés
vers ce grand objet, l'art long, difficile et presque sur humain de composer des observations,
des axiomes et des méthodes. Dégagé de la servi-
tude des maîtres et cependant nourri de leurs
leçons, soutenu par votre récente expérience et
excité par le sentiment acquis des lumières qui vous
manquent, vous serez capable alors d'entreprendre ce grand œuvre, et vous pourrez vous y livrer
en homme indépendant, jaloux d'essayer ses forces, et de juger lui-même de leur espèce et de leur
étendue : et en effet, Ariste, dès ce premier essai
libre de nos facultés, s'élève du fond de l'âme une
secrète notion qui nous dévoile à nous-mêmes, et
qui nous fait pressentir si le destin nous borne
à perfectionner les voies suivies, où nous appèle à en ouvrir quelque nouvelle à nos contemporains : aussi réservai-je pour cette époque de
la fin de vos études scholastiques, ce que j'ai à vous
enseigner sur l'art d'observer, sur les systèmes, les
axiomes et les méthodes; convaincu qu'il est nécessaire que l'élève apprenne toutes les parties
de la science avant qu'il doive ou puisse en approfondir aucune, et surtout celle qui nous occupe,
où les travaux préparatoires ne sont pas même
encore faits.

Ces réflexions vous donnent à comprendre qu'il existe deux sortes d'études, une qui se fait sous les maîtres, lesquels enseignent les progrès successifs et l'état actuel de la science; et une autre qui nous est propre, et par laquelle, à la sortie des universités, nous nous fortifions dans les principes que nous y avons reçus, ou les abandonnons, pour nous en créer de nouveaux : on est redevable à autrui de la première, de la seconde à soi-même; celle-ci constitue le médecin, celle-là ne fait que le docteur.

Mais revenons sur nos pas. Vous avez vu et observé, Ariste, et il vous reste du tems pour voir et observer encore; mais la vie de l'homme est si courte, que si vous vous borniez à ce que vous pourrez voir par vous-même, vous ne sauriez à la fin de votre carrière que bien peu de chose. Il faut donc que vous appreniez ce que les autres ont vu, et que vous vous appropriez, par la lecture des livres, l'expérience des tems passés : vous aurez alors l'âge des siècles et la science de ceux qui auront vécu.

Lire pour s'instruire, Ariste, n'est pas retenir tout ce qu'on lit, mais ce qu'on juge utile seulement; ce n'est pas se graver dans la mémoire des opinions, mais des choses : or vous concevez qu'on peut lire beaucoup et ne rien apprendre, qu'on peut lire et se gâter, se corrompre le goût à mesure qu'on lit davantage. Mais je vois dans vos yeux l'effet de mes remarques ; déjà vous tenez moins à votre auteur favori, et vous désirez des éclaircissemens sur ceux que vous devez lire de préférence, et des instructions qui vous préservent à l'avenir des dangers que vous avez courus.

Jusqu'à présent l'observation a fait la base de vos études ; vous avez pu voir plus ou moins, plus ou moins bien et juste, mais vous n'avez pu voir faux, parce que l'observation ne trompe pas. Il n'en est pas de même du travail que vous allez entreprendre : vous allez lire ; et les livres ne contiennent souvent, au lieu de l'exacte description des choses, que les idées et les opinions des auteurs qui les ont écrits.

C'est une mer immense, Ariste, que les livres qui traitent de la médecine : peu d'observateurs, peu d'inventeurs, peu d'esprits justes, beaucoup de savans, un grand nombre de commentateurs, quelques auteurs à imagination, et une foule de copistes et de plagiaires en tout genre, ont fourni des eaux à cette mer qui vous submergerait infailliblement, si vous tentiez de la parcourir avant d'en connaître les écueils.

Il serait difficile de vous préserver de ses écueils, en parlant des livres en général ; pour remplir la tâche que je m'impose , il faut partager ceux-ci en des classes différentes.

Les livres de médecine sont, ou des abrégés de la science , des descriptions générales , des recueils d'observations ; ou des commentaires , des compilations , des dissertations polémiques , des nosologies ; ou enfin , des spéculations ou abstractions sur la nature et la marche des maladies.

Des abrégés ou descriptions générales , un seul livre peut vous suffire , et le dernier fait de préférence , parce qu'il doit être plus complet que les autres : des commentaires , des compilations , des dissertations polémiques , je souhaite que , durant vos premières études, vous n'en lisiez jamais : vous devez lire dans les nosologies , non les descriptions des maladies, mais les caractères que l'auteur a choisis pour les réunir ou les classer : vous lirez aussi les ouvrages de spéculations , comme les différens systèmes , et les abstractions , comme les principes ou aphorismes ; mais vos lectures principales doivent être les livres d'observations de toute espèce.

Les abrégés , les descriptions générales mettent promptement au fait des choses , mais imparfaitement ; les commentaires , les compilations , les dissertations polémiques rendent plus causeur que savant ; les nosologies font saisir les ressemblances qu'ont entre elles diverses maladies , mais elles sont fondées sur des bases arbitraires ; les spéculations exercent l'esprit, mais peuvent l'égarer ; les abstractions rapprochent en un seul point beaucoup de notions, mais les rendent vagues ; les observations sont longues à apprendre, mais elles sont le fondement d'une solide instruction. C'est assez dire les livres que vous devez préférer.

Or s'il vous plaisait maintenant d'élaguer de la plus vaste de nos bibliothèques, les élémens, les abrégés, les descriptions générales, les commentaires, les dissertations polémiques, les compilations et les plagiats de toute espèce, vous seriez frappé du peu de livres qui vous resterait ; et si, de ce peu de livres, vous ne prenez des nosologies que les caractères des classes, des ordres, des genres et des espèces, des différens systêmes, que la base sur laquelle ils sont édifiés, des principes ou aphorismes, que ce qui vous semble clair et positif, et des observations que celles qui sont correctement rédigées : vous ne douterez plus de la possibilité de lire ces bibliothèques, dont la masse vous épouvantait, et d'arriver enfin au but que vous souhaitez si ardemment, de connaître les travaux et les découvertes successives que les médecins ont faits depuis l'origine de l'art jusqu'à l'époque où vous vivez.

Ce n'est donc point tel ou tel livre que j'entends vous conseiller de préférence à d'autres ; le but serait manqué si je m'en tenais-là ; mais c'est le jugement et le goût que je veux vous former de manière à ce que vous les puissiez lire et juger tous. Or les éclaicissemens que vous venez de recevoir, et ceux que je vous donnerai dans la suite, vous mettront dans le cas de lire non-seulement sans risque , mais encore avec fruit , tous les ouvrages de médecine. Et ne croyez point que ce soit pour vous un petit avantage ; vous imagineriez difficilement combien de médecins laborieux et dignes d'estime se sont perdus par la lecture , par le moyen même qu'ils employaient pour s'instruire.

Ainsi prévenu, Ariste, ouvrez nos biblothèques, et puisez-y le savoir des tems. Ne vous confiez point trop à votre mémoire ; faites des extraits, notez ce qui vous paraît utile. Prêtez-vous d'abord aux idées de l'auteur, afin de le bien entendre ; assouplissez votre esprit pour mieux pénétrer dans le sien ; mais, ensuite, soumettez tout ce que vous aurez lu à votre propre jugement. Ne recueillez des pensées que pour les étendre, les féconder, que pour attiser votre esprit : ce n'est pas pour devenir autre, que vous lisez ; c'est pour perfectionner ce que vous êtes naturellement.

Ne travaillez point sans ordre , et ne passez pas indifféremment d'un livre à un autre livre ; mais consultez successivement les ouvrages qui regar-

dent une même partie de la science. Constamment
occupé d'un même sujet, vous le concevrez mieux,
le sentirez plus fortement. Lorsque l'esprit s'est
long-tems exercé sur une même chose, il la voit
sous toutes ses formes, il en saisit les nuances, en
sonde la profondeur ; s'il passe rapidement d'objets en objets, il les effleure et n'en voit que la superficie.

Rappelez-vous qu'insensiblement l'esprit du
lecteur se plie, s'accomode à celui du livre, et
tend en plus comme en moins à se mettre avec
lui de niveau. Voilà la raison pourquoi vous ne
devez lire que d'excellens auteurs : le peu que vous
auriez à gagner avec les médiocres, ne compen-
serait pas le mal qu'ils vous pourraient faire ; car
le contact de la médiocrité dessèche dans l'âme
la source du génie.

N'ayez point cette commune croyance que
les anciens ayent tout fait, qu'ils ayent été
doués d'un esprit supérieur au nôtre, que les
hommes dégénèrent incessamment, et qu'il ne
saurait paraître un bel ouvrage du tems où
vous vivez : le génie est de tous les âges, et il
est dans l'ordre que les anciens soient sur-
passés.

Ne vous persuadez pas que le style fasse le
prix des ouvrages. Dans les sciences, les choses
doivent passer avant tout ; et l'élégance et la

pompe du discours ne sont que de stériles ou
fallacieux ornemens, que l'esprit des auteurs
emploie pour cacher les vides que leur génie
n'a pu remplir. Que la vaine harmonie des paroles ne vous séduise donc pas.

Je ne voudrais pas que vous vous en laissassiez
imposer par le nombre et l'ostentation des citations. J'aurais du plaisir à vous voir distinguer
cette érudition de collége et d'école, canevas usé
des auteurs insipides, d'une autre érudition plus
fine, plus rare et mieux choisie ; à vous voir enfin
priser au poids de leur utilité pour la science,
un gros volume bien savant et un petit ouvrage
bien raisonné.

Tenez pour certain en effet que toute composition de haut mérite est nécessairement courte. Les
grandes vérités se soutiennent d'elles-mêmes, les
dire, c'est les prouver ; les choses douteuses ont seules besoin de preuves, de commentaires et d'argu-
mens. La multiplicité des détails est dans les ouvrages pour masquer l'insuffisance du fond, et l'a-
bondance apparente, n'est qu'un signe d'effective
stérilité.

Je souhaiterais encore que vous ne prissiez en
considération ni la réputation, ni les places, ni le
rang de l'auteur ; afin que je n'aye pas le déplaisir
de vous appercevoir courbant la tête avec la multitude, sous le joug aveugle de la prévention. Mais

j'aimerais à vous voir marquer d'une main libre les
époques de la science où les ouvrages ont paru et
la teinte qu'ils y ont prise, suivre, à travers les révolutions successives qui se sont opérées dans les
idées, les progrès et les écarts de l'intelligence
humaine, et estimer, peser dans de justes balan-
ces la manière de sentir et de raisonner des différens âges : car, on l'a dit, chaque siècle porte
son caractère, et les productions des mêmes tems
offrent d'ordinaire des beautés analogues et de
communes erreurs.

Exercez - vous quelquefois à juger et à comparer les auteurs que vous aurez lus ; l'esprit acquiert, se forme et s'affermit à ces comparaisons.
Jugez sainement les anciens, et vous aurez beaucoup fait à mes yeux ; mais si vous appréciez les
modernes, vous aurez fait d'avantage encore, et,
à mon sens, donné la marque d'un exquis jugement. Car les anciens ont été jugés, tandis que
les modernes ne le sont pas, et qu'il les faut priser
l'esprit plus ou moins offusqué par la préven-
tion des amitiés ou inimitiés, des éloges ou des
critiques, et celle que font naître divers intérêts
privés. Si jamais je vous entendais rendre justice
à l'ouvrage d'un auteur dont vous eussiez à vous
plaindre, vous me donneriez de vous la plus haute
idée. Je ne verrais pas seulement, dans votre avis,
si l'ouvrage était bon, la justesse de votre esprit ;

j'y reconnaîtrais cet ardent amour de la science
qui absorbe toute autre considération que celle de
son avancement, et je dirais : Ariste deviendra un
grand homme, déjà il s'est rendu maître des petites passions qui subjuguent tant d'auteurs ses
contemporains.

Que si je vous apercevais, au contraire, louant
indiscrètement des ouvrages sans génie, sans verve
et sans invention, des productions éphémères,
futiles, et composées sans une formelle intention
de profiter à l'art : Ariste, dirais-je, loue des ouvrages médiocres et se complaît à des lectures frivoles? qu'il cesse dès aujourd'hui les études qu'il
a commencées, son esprit n'est pas d'une trempe
à jamais embrasser la science de la médecine.

Ressouvenez-vous bien, en effet, qu'on se fait
juger soi même en jugeant les autres ; qu'un
mauvais esprit peut seul trouver bon un mauvais
livre, et qu'il n'appartient qu'au génie de sentir
et d'apprécier les productions du génie. Or ce
sont les ouvrages qui recèlent la flamme divine
de l'invention, avec le don de la communiquer,
de chauffer l'âme et de l'exalter, de la pénétrer
à la fois et d'ardeur et d'audace, que vous devez
distinguer et louer, et lire et relire jusques à
ce que vous en soyez imbu, et que vous vous
sentiez pénétré de la secrète influence qui anima
leurs auteurs.

Je n'ai plus qu'un conseil à vous donner ; par-dessus toutes choses, conservez, en lisant, la direction naturelle de votre esprit ; mieux ou moins bien restez ce que la nature vous a fait ; tâchez enfin de posséder tous les auteurs, et faites en sorte qu'aucun d'eux ne vous possède entièrement. Rappellez-vous encore qu'il y a plus de science hors que dans les livres ; qu'on est loin d'avoir tout fait lorsque l'on a tout lu, et qu'on est re-commandable dans son art qu'autant que soi-même on a scruté la nature et tiré de son sein quelque utile vérité.

Vous avez lu, Ariste, selon les documens qui vous ont été donnés ; les richesses que renferment les livres sont actuellement les vôtres : vous savez ce qu'ont su vos ancêtres. A force de tra-vail et d'assiduité, vous avancez enfin vers le terme de vos études ; et vous avez trop de juge-ment pour méconnaître l'influence, sur vos pro-grès, de la méthode que vous avez suivie. Réca-pitulez-en sommairement les avantages.

Vous avez été dirigé de manière à commencer l'étude de la médecine exempt de toute préven-tion, à étudier les faits tels que la nature les offre, sans plan arrêté, sans système de prédi-lection, sans autre dessein que celui de les voir. En approchant des malades, vous n'aviez ni maître à soutenir, ni hypothèses à étayer, ni partisans ni opposans à favoriser ou à combattre ; enfin, vous étiez libre de voir les choses telles qu'elles sont, et vous n'aviez aucun intérêt de les défigurer, pour les accommoder à des vues particulières, qu'on avait évité de vous donner.

Après avoir suivi un certain nombre de malades, et vous être exercé à recueillir les notes de leurs affections, vous avez ouvert les livres des observateurs ; et vous y avez trouvé abondamment et promptement les exemples des maladies que vous n'aviez pu voir encore par vous même : lire les observateurs, c'était toujours consulter la nature, et vous ne pouviez vous égarer avec eux.

Mais bientôt ne trouvant plus un aliment suffisant à l'activité de votre esprit dans la simple observation des faits, vous vous êtes exercé à les comparer, les rapprocher ou éloigner les uns des autres, à en tirer des conséquences, des principes, enfin, à établir entre eux des rapports généraux.

Sur ces entrefaites, il se glisse dans vos mains un livre où vous avez cru rencontrer tout fait le travail que vous n'aviez qu'ébauché. Vous avez été transporté tout-à-coup. Ce livre n'était cependant qu'un faux système, que le simple jeu d'une imagination ardente, et vous l'avez pris aussitôt pour une démonstration des plus sûres vérités. De sorte que vous, vous qui aviez observé les maladies sur la nature, avez été tout d'un coup égaré par

un livre. Jugez de ceux qui commencent par lire
avant que d'avoir rien vu.

L'instant où vous avez failli vous perdre à jamais
en lisant et en essayant de vous même à réduire en système les notions que vous aviez ac-
quises , était cependant celui que vous deviez
choisir pour entreprendre ce travail ; car, ayant
déjà recueilli un certain nombre de faits isolés ,
il était naturel de les ordonner, de les combiner
entre eux , et de chercher à s'élever au-delà par le
raisonnement et la pensée.

Vous deviez donc lire et raisonner. Mais dans
l'état actuel de la science , où tant de bonnes
choses sont mêlées à tant de mauvaises , vous
ne pouviez de vos seules forces suffire à cette
entreprise ; il vous fallait des avis pour lire avec
fruit, et ne pas vous égarer en raisonnant.

Vous touchiez sans contredit au moment le
plus délicat de vos études, scabreuse époque , où
nombre d'élèves , et des mieux intentionnés, perdent la ligne de l'art en se livrant outre mesure
aux sciences accessoires ; et où d'autres , d'une
plus forte trempe de caractère , et pour s'y trop
et trop tôt confier , s'abîment dans les spéculations et les systèmes. Mais prévenu , averti, ins-
truit des dangers comme vous l'avez été , ce moment est au contraire devenu pour vous , celui où
vous vous êtes affermi pour toujours dans la vraie

manière de conduire et d'éclairer votre esprit.
Vous avez donc suivi la marche la plus naturelle
et la meilleure que vous pussiez prendre, pour
acquérir en médecine des idées justes.

Mais je sais actuellement le secret désir qui vous
presse. Non content d'avoir fréquenté l'une des
principales écoles de votre pays, vous souhaitez
connaître celles des nations étrangères; vous brûlez
de visiter les célèbres universités de l'Europe, et de
voir, de vos propres yeux, des hommes dont vous
avez tant de fois entendu proclamer et la gloire
et le nom. Votre ardeur est louable, elle est la
noble émulation d'un cœur emflammé de l'amour
de son art. Si jamais vous deviez la satisfaire,
ce serait le moment à présent, que vous avez assez
vu et assez lu, pour estimer par vous même comment les autres voyent et de quelle manière ils
pensent : plutôt, vous n'eussiez aperçu que les
villes, que la forme des hôpitaux, que le visage des
maîtres, et vous n'eussiez pu juger de rien d'essentiel à l'objet qui vous occupe. Mais, Ariste, croyez-
vous qu'il soit aussi nécessaire à un médecin, que
vous l'imaginez, de voyager pour s'instruire? Vous
voulez, dites-vous, suivre les grands praticiens et
vous former à leur exemple. Suit-on comme on le
veut les grands praticiens? Ces grands praticiens
sont-ils toujours ceux qu'on vous dit? Et leur art
consiste-t-il en un secret, qu'ils veuillent ou puis-

sent donner au premier étranger? Vous voulez entendre les célèbres professeurs de toutes les écoles. Je sais le plaisir attaché à ouïr de grands hommes. Mais se fait-il aujourd'hui la moindre découverte, la moindre modification à la méthode curative d'une maladie, qu'aussitôt elle ne retentisse, dans toute l'Europe, par la voix des journaux? Vous voulez visiter enfin les hôpitaux des diverses capitales. Eh! qu'offrent-ils donc de si différent à considérer? N'est-ce pas en tout lieu l'excès du travail, les abstinences forcées, l'insalubrité des habitations et des alimens, le chagrin et les soucis rongeurs qui exténuent les pauvres, et précipitent ces victimes de la société dans les hôpitaux? Où donc est la nécessité de voyager, si c'est pour voir partout les mêmes maux et les mêmes misères? Désirez-vous, Ariste, voyager avec fruit? Voulez-vous observer des maladies avec des formes qui leur soient propres? Gravissez cette montagne, qu'habitent des paysans agiles et robustes, au teint vif et fleuri, vivant des productions de la terre que leurs mains ont labourée, et de temps immémorial, comme autrefois les enfans des tribus d'Israël, ne contractant nulle alliance avec les contrées voisines : là, vous observerez des maladies avec des allures qu'elles n'ont pas dans vos hôpitaux, et que ceux de Pétersbourg, de Vienne ou de Londres, ne vous offriront point. Ou bien, Ariste, cotoyez ce rivage humide, habité par des hommes pâles, bouffis, vivant au milieu des eaux salées de la mer, et y cherchant, au péril de leur vie, quelque nourriture à dévorer ; vous y trouverez encore des maladies nouvelles pour vous, des êtres nouveaux à observer pour vous. Que si vous ne voulez absolument que parcourir les hôpitaux des différentes capitales de l'Europe, encore une fois ce n'est pas la peine que vous voyagiez, puisque ceux qui peuplent ces asiles de la misère, vivent tous d'une même vie, se nourissent de mêmes alimens, et périssent de mêmes maladies. J'ai la certitude que vous n'entreprendrez pas les voyages dont je parlais toute à l'heure ; quant aux autres, je souhaite que vous vous en dispensiez ; car le temps est court, et vous devez éviter d'en perdre. Hippocrate, répliquez-vous, a-t-il perdu son temps ? et le superbe ouvrage de l'air, des eaux et des lieux, n'est-il pas le fruit immortel des voyages de ce grand homme ? Je le sais comme vous, Ariste ; mais réfléchissez sur les caractères variés et distinctifs des peuples qui vivaient à l'époque de notre illustre maître, et jugez vous même, si la conduite des temps passés, doit régler celle du temps présent. N'ayez donc point autant l'inquiétude des voyages ; et tâchez plutôt, par vos talens, de la donner à d'autres.

Le moment approche, en effet, où l'on doit s'occuper de vous. Profitez du temps qui vous reste, avant que l'exercice de votre art et les embarras inévitables d'une situation nouvelle, n'absorbent tous vos instants. Recueillez-vous, préparez-vous dans le silence de la méditation aux fonctions que vous allez remplir ; une fois que vous y vaqueriez, Ariste, il ne serait plus temps. Faites en sorte de vous former des idées justes sur la profession que vous allez exercer, sur les bienséances et la noble conduite qu'elle exige de vous. Promettez d'honorer quiconque travaillera à l'avancement de la science, et des sciences ; que vos liaisons futures avec vos collègues et les savans soient fondées sur ce principe ; aimez enfin ce qui est estimable, utile aux hommes, et votre art par-dessus vous-même. Je n'aurai plus alors à redouter un écueil trop communément funeste : celui de vous voir perdre, à obtenir une réputation, le tems qu'on doit consacrer à en mériter une.

Sachez encore, Ariste, que vous ne pouvez faire rien de grand ni de beau qui ne parte d'une certaine élévation de l'âme. Or un moyen d'acquérir de nobles sentimens, de s'élever au-dessus des petits intérêts et des petites passions qui les étouffent, est de chercher à se rendre

compte de ce que l'on peut valoir personnellement dans le système général des choses établies.
Pour cela, il suffit de contempler l'immensité
des êtres vivants qui peuplent la surface de la
terre, et de se représenter l'immensité plus
grande de ceux qui ont vécu et vivront encore après nous : bientôt, frappé de la prodigieuse multiplicité des êtres, l'esprit s'absorbe,
et sent sa propre existence s'évanouir dans cet
océan de vies particulières ; et, lorsqu'ensuite,
se recueillant en lui-même, il la retrouve individuellement, il ne peut l'envisager que comme
un point imperceptible au milieu de cette foule
de générations qui, successivement et comme
des ombres passagères, paraissent et disparaissent de la surface du globe. Or, l'infaillible effet
de cette contemplation universelle des êtres vivants de tous les âges, est, en quelque sorte,
de s'oublier soi-même, de faire abstraction de
soi en se voyant si petit : de poursuivre avec
moins d'ardeur ce qui se rapporte à son propre
bien, de priser moins ce qui tient à la vie individuelle, et de considérer davantage l'utilité
commune et la vie de l'espèce. Libre alors, autant
qu'il est en la nature humaine, des chaînes du
moi particulier, l'esprit s'élance hors des limites
de son enceinte matérielle, et, dégagé des entraves qui l'y retenaient embarrassé, il devient

capable de hautes et de vastes conceptions. C'est-
à-dire que, bien pénétré de la briéveté et de la
fragilité de la vie individuelle, celui qui voit
au-delà s'efforce d'attacher la sienne à celle
de l'espèce, par quelque travail utile dont les
hommes puissent garder le souvenir : c'est ainsi
que celui qui médite trouve dans la conscience
même de son néant l'aiguillon qui le pousse à
s'immortaliser. Voilà la raison pour laquelle,
Ariste, il ne convient pas que vous borniez vos
études à la médecine seulement ; mais il faut
encore que vous lisiez les ouvrages de morale et
de philosophie, et que vous pénétriez votre âme
de tous les sentimens qui peuvent l'élever et l'aggrandir.

Considérez maintenant la science que vous avez
embrassée ; qu'elle est belle, noble, sublime et
propre aux méditations d'une grande âme! Jetez
les yeux autour de vous ; pesez ce que les hommes
considérent ; et jugez si leurs vaines opinions,
leurs préjugés, leur orgueil, leur affection pour
des vanités de toute espèce, peuvent jamais communiquer à leur esprit cette élévation, cette ex-
tase et ce ravissant enthousiasme, que vous avez
éprouvés tant de fois en contemplant les merveil-
les de la structure humaine. Content, comme vous
devez l'être, du choix que vous avez fait, pour-
suivez avec ardeur une science digne des plus

beaux génies, et réjouissez-vous de vous sentir incessamment appelé par vos fonctions à honorer dans le premier des êtres créés, une émanation de la divine intelligence de son auteur.

Enfin, Ariste, il est atteint ce but tant désiré! vous avez poursuivi vos études sans relâche, vous avez scruté les infirmités de vos semblables au lit de la douleur, vous avez compulsé le dépôt sacré des œuvres de vos ancêtres : ce que les médecins savent, vous le savez aujourd'hui, et dès ce moment vous n'avez plus de maître. Livrez-vous donc à la pratique de votre art. Que votre pays jouisse de l'instruction qu'il vous a donnée, et vous, de l'estime que méritent vos travaux. Le cœur pur et exempt de jalousie, laissez, sans en ralentir votre marche, s'élever autour de vous les vaines clameurs de l'envie; loin des agitations de l'intrigue, sachez vous créer une vie douce, libre et laborieuse; qu'un seul jour ne s'écoule jamais sans songer que vous devez un tribut à la science; faites choix de bonne heure d'un sujet que vous puissiez approfondir, et une fois entrepris ne le quittez plus que votre tâche ne soit remplie. Alors, Ariste, vous aurez utilement vécu, et la reconnaissance des hommes conservera votre nom dans la postérité.

SECONDE PARTIE.

DE L'ART D'OPÉRER EN MÉDECINE ET DE TRAVAILLER CETTE SCIENCE ;

ET, SUCCESSIVEMENT,

DES MÉTHODES PROGRESSIVE ET D'ASSOCIATION.

PLUSIEURS fois, Ariste, vous vous êtes plaint de ce que nos méthodes n'étaient que des moyens de classer les maladies, d'ordonner diversement ou de renouveller la superficie de nos connaissances, mais qu'elles étaient incapables d'en atteindre le fond, et par conséquent de le changer ou de l'améliorer ; plusieurs fois vous avez fait la remarque, qu'ayant d'abord été faites pour d'autres sciences, elles n'avaient été appliquées à la médecine qu'après coup ; plusieurs fois, enfin, vous avez paru souhaiter d'en trouver une qui regardât notre art directement, et qui pût servir, entre les mains de tout homme habile, d'instrument pour l'avancer et le perfectionner. Cette idée annonce de la pénétration ; mais elle n'est pas nouvelle : plusieurs médecins des plus distingués et des plus fameux de leur temps, quoique de différens caractères

et d'opinions opposées, avaient eu cette pensée avant vous, et s'étaient autrefois réunis
pour délibérer entr'eux si l'on pourrait asseoir
la médecine sur des bases plus solides, et décider, dans le cas de l'affirmative, quelle méthode
serait à proposer et à suivre. Les avis furent par-
tagés, dans le principe, soit sur la nécessité
ou non d'une méthode, soit sur l'espèce à choisir ; voilà pourquoi sans doute leur conférence
n'a jamais été publiée ; cependant, comme je
la crois propre à vous instruire, je vais vous rapporter ce qui m'en est parvenu. Les médecins
dont il s'agit étaient Déalcis, Critias, Balés,
Lénon, Sime, Euxène, Aristée : chacun d'eux
prit la parole dans l'ordre que je viens de les
nommer.

DÉALCIS.

DÉALCIS, homme souple, causeur, et plus
adroit qu'habile, était devenu le médecin le plus
réputé de son tems ; tous les rois de la terre
avaient recours à lui: ce qu'il approuvait ou blâ-
mait, ce que l'on rapportait de ses entretiens ou
de sa pratique, faisait également autorité parmi les
gens de son art : c'était à qui aurait l'honneur de
rapporter quelqu'une des opinions d'un homme
si prodigieusement connu. A peine fût-on rassemblé, que l'on demanda par acclamation de

l'entendre le premier, pensant, qu'après l'avoir
ouï, il ne resterait qu'à répéter ses paroles, s'en
souvenir et en profiter. Déalcis prit donc le fauteuil. Il parla longuement des nouveautés à la
mode, auxquelles il avait toujours eu quelque
part, soit pour, soit contre; de cures suprenan-
tes qu'il avoit faites chez les grands, par des
moyens singuliers et inusités jusqu'à lui; de plantes inconnues qui lui avaient été envoyées du fond
de l'Asie, dont il avait découvert, le premier,
les vertus médicamenteuses, et de l'empressement avec lequel les médecins de toutes les nations
en avaient adopté l'usage et confirmé les salutaires
effets; et enfin, des récompenses et des dignités
qu'il avait reçues de la part des souverains, à qui
ces remèdes avaient été présentés. Abordant la
question après ce préambule, Déalcis parla du
peu de fruit qu'il avait retiré des méthodes, et de
la nécessité de s'abandonner, dans l'exercice
de la médecine, à son bon ou à son mauvais
génie; de l'impossibilité qu'une même méthode
servît à plusieurs, et de l'inutilité d'y travailler;
que pour lui, il attribuait ses plus belles guérisons
à un coup d'œil que l'habitude lui avait donné,
à une sorte de connaissance intuitive, plutôt
qu'à une méthode à proprement parler; qu'il
avait le secret ou la conscience de bien faire, sans
qu'il fût en sa puissance de raisonner ce secret,

de l'expliquer ni de le communiquer : d'où il finit par conclure que la médecine consistait dans un tact, une aptitude naturelle, qu'aucun travail humain ne pouvait procurer, accroître ni rectifier ; et que de cet heureux don, fait ou refusé par la nature, naissaient les succès ou les revers, la réputation ou un juste oubli. Tout ce que dit Déalcis fut débité avec ce ton d'assurance que donne l'habitude d'être applaudi, mais toucha peu les auditeurs, qui demeurèrent stupéfaits, se regardant entre eux, surpris de trouver une si grande distance entre le mérite d'un homme et sa réputation.

CRITIAS.

Critias, homme appliqué, fort studieux, mais esprit confiant, crédule, prenant à la lettre ce qu'on lui avait enseigné dans les écoles, et ce que les journaux de son tems disaient du mérite des auteurs contemporains, passait pour le médecin le plus docte de son siècle, et il l'était effectivement. Il avait cette réputation non-seulement dans son art, mais parmi les littérateurs, les naturalistes, et les savans dans tous les genres ; il connaissait l'histoire naturelle, la chimie, la physique aussi bien que la médecine ; il entendait toutes les langues, tant an-

ciennes que modernes, et l'on comptait peu
de sciences, dans lesquelles il n'eut fait quelque
ouvrage ou commentaire, plus ou moins réputé.
Les œuvres de Critias abondaient en citations;
et elles étaient ornées de l'éloge et des noms
de presque tous les auteurs, morts et vivans,
dont il empruntait d'ordinaire la plus grande
partie de ses écrits. Ces derniers, les auteurs
vivans, par une juste réciprocité, ne faisaient
aucun livre, qu'il ne fût question de Critias ;
et la réputation de savant, qu'avait et méritait
ce médecin, se soutenait et s'accroissait par ce
commerce de louanges. Critias ayant pris la
parole, affirma que toute méthode était superflue en médecine, se fondant principalement sur
ce que les auteurs anciens, nos maîtres, n'a-
vaient fait aucun effort pour en créer une. Mais
voulant motiver son avis, la médecine, dit ce
savant, consiste dans la connaissance des faits
et des principes qui lui sont relatifs ; ces principes et ces faits sont consignés dans les livres ; or
tout consiste à les y recueillir, et à les caser dans
sa mémoire, afin d'en profiter dans l'occasion :
donc, en médecine, poursuivit-il, toute la métha-
physique d'une méthode se résout en érudition.
Par une suite de ce raisonnement, qu'il croyait
sans réplique, Critias insista sur la nécessité de
compulser et de lire, non-seulement tous les

ouvrages de médecine, mais tous ceux encore
qui sont consacrés aux sciences ses accessoires ; l'étude, et presque le don des langues, lui
semblaient d'une indispensable utilité pour exploiter convenablement les bibliothèques, but final
de la vraie méthode ; et enfin, après avoir cité
une foule d'adages, de sentences et de maximes,
qui n'avaient pas toujours le mérite d'une exacte
application au sujet, mais qu'il considérait comme
autant de satellites pour le triomphe de sa cause,
il termina, répétant sa thèse favorite, que l'unique méthode était de lire et l'unique talent
l'érudition. Ainsi opina Critias, Critias homme en
effet des plus doctes de son siècle, mais qui,
pour avoir trop étudié les idées des autres, avait
oublié qu'on en pût avoir à soi.

BALÈS.

BALÈS s'était rendu fameux dans les écoles, et
avait acquis une grande célébrité par l'art avec
lequel il professait la médecine. C'était un esprit
fin, délié, subtil ; habile à donner aux choses
anciennes un air de nouveauté ; n'ayant pas le
génie d'inventer, mais le talent de se faire passer
pour inventeur en divisant, subdivisant, clas-
sant les maladies autrement que ses prédéces-
seurs. Il donnait quelquefois de nouveaux noms

aux maladies les plus connues ; et bien que , de
son tems , la chirurgie fût déjà parvenue à sa plus
haute perfection , et qu'il y eût dès-lors de graves inconvéniens à changer la langue dont s'é-
taient servis les auteurs les plus fameux et les
inventeurs de cet art , il ne laissa pas de composer une nomenclature nouvelle pour l'anatomie ; et il se proposait de rendre un pareil service , à toutes les autres branches de la science.
Il aimait surtout passionnément les tableaux
synoptiques ; et , dans l'ardeur qui le pressait,
il aurait tenté volontiers , pour plaire aux élèves,
de faire entrer toute la médecine dans l'une de
ses synopties. Ceux-ci , les élèves , toujours ama-
teurs des nouveautés , qui semblent leur donner
une certaine prépondérance sur les anciens médecins , et de toute pratique qui paraît abréger
l'étude , saisissaient avec avidité les nomenclatures nouvelles , les distinctions et divisions qu'é-
tablissait Balès ; et , dans leur admiration et leur
entier dévouement , ils formaient autour de leur
maître un rempart , qu'il n'eût pas été prudent
d'attaquer : aussi Balès jouissait-il paisiblement
de sa célébrité. Ayant pris la parole , Balès fit un
pompeux éloge de l'avancement que la médecine
moderne retirait des nosologies , des synonymies
et des tableaux synoptiques , et de quelques nouvelles doctrines , qu'il avait inventées , assurait-il,

et qui avaient pour elles le brillant avantage de rapporter à un seul et unique mode d'altération primitive, l'universalité des maladies. Encore quelques instans, s'écriait-il, et par mes soins la médecine touche à sa perfection ! que, du reste, ce qu'il avançait sur la prochaine perfection de l'art, n'était point le rêve d'une imagination facile à s'exalter, ni la chimère d'une théorie vide d'effets ; mais que déjà l'expérience avait sanctionné ses doctrines, et que, touchant ses méthodes, les progrès éclatans de nombre de disciples formés à son école, en constataient l'excellence. Balès, le sémi-inventeur Balès, aurait voulu persuader à ses auditeurs, comme il l'avait fait à ses élèves, que ses rétrécies doctrines embrassaient le vaste champ de l'art ; qu'il importait de désigner et de qualifier les maladies sous tel nom plutôt que sous tel autre ; qu'il y avait de l'invention et du génie à les disposer en classe, ordre, genre et espèces, et que la suprême méthode consistait à les réduire en tableaux synoptiques.

LÉNON.

LÉNON avait généralement la réputation d'un homme de génie ; quelques-uns cependant le disaient systématique, d'autres singulier, quelques-uns même un peu fou : quoiqu'il en soit, il s'était

fait de nombreux partisans, et d'ardens enthousiastes de son mérite. Lénon affectait publique-
ment, non de peu priser l'antiquité, mais un
réel mépris pour elle. Qu'est-ce que, disait-il,
quelques aphorismes épars? quelques lambeaux
historiques de maladies, et presque toujours sans
méthode curative? La médecine ne doit-elle s'é-
noncer que par sentences, comme autrefois les
oracles? Et si son but est de guérir, peut-elle
s'abstenir de faire mention des remèdes? Je ne
vois, poursuivit-il, que deux voies ouvertes à la
curiosité des médecins pour faire des conquê-
tes sur la nature : de la tourmenter par toutes
sortes d'expériences, de remèdes, pour la forcer à s'expliquer; ou de tenter de la saisir d'emblée par la seule force du raisonnement : expériences et systèmes, voilà les uniques moyens
de la circonvenir, de l'attaquer à-la-fois de front
et par les flancs, et de la soumettre enfin au
pouvoir de l'art. Plein de confiance en ces
maximes, d'ardeur pour ce qu'il entreprenait,
d'amour de réputation et de gloire, Lénon
portait tour-à-tour dans le sein de la nature
ses deux armes favorites : et, quelquefois, au
milieu de ses travaux, on l'entendait rire d'un
ton moqueur des dogmatistes et des empiri-
ques, qui, n'ayant employé que l'un ou l'autre des deux instrumens, avaient laissé la vérité

fuir et s'échapper devant eux. Toujours enthou-
siaste, toujours avide de nouveautés, toujours
échauffé par l'espérance de quelque heureuse
découverte, Lénon consacrait tout son tems à
bâtir des systêmes et tenter des remèdes. Ses
systêmes ne le conduisirent, lui et ses partisans,
qu'à de funestes erreurs ; parce qu'ils n'étaient
pas assez raisonnés, qu'ils reposaient sans cesse
sur quelque aperçu vague, faux ou chimérique,
et que son ardente imagination, incapable de
frein et de méthode, ne lui laissait le tems ni
de les combiner, ni de les mûrir, ni de les
élever sur des bases assez solides. Quant à ses
expériences, quelques-unes lui réussirent ; et,
soit pur hasard, soit bonheur, soit talent, il
découvrit des sortes d'inoculations préservatrices
de certaines maladies, quelques remèdes spécifiques, et beaucoup d'autres, réputés tels, et loués
de ses partisans, mais dont le tems a depuis
fait justice. Ainsi Lénon était plus propre à s'illustrer lui-même par des découvertes, qu'à coordonner celles d'autrui, ou en tirer des conséquences. Plus utile, sans doute, à la science, que
bien des raisonneurs et des faiseurs de livres ;
mais enfin, incapable de prendre les rênes, de
frayer la voie, de diriger vers une même fin des
esprits différens, et de les faire concourir en commun à la construction de l'arche de la science,

I.   4

en fournissant des matériaux dont quelquefois ils ignorent eux-mêmes et l'usage et la destination.

SIME.

Sime, esprit facile, bon rhéteur, bon grammairien, enclin à la paresse et aux plaisirs, était l'Aristarque le plus redoutable et le plus redouté des écrivains de son siècle. Il aurait peut-être eu le talent de faire un livre comme un autre; mais le tems, la patience, l'habitude de s'occuper, cette persévérante ardeur, mère des grandes entreprises, lui manquaient : né pour se distinguer, et en ayant perdu la faculté par trop peu d'application, il ne sentait que plus vivement le mérite d'un bel ouvrage. Bien que, d'abord, l'on ne pût précisément reprocher à Sime d'envier les talens d'autrui, il n'était pas moins vrai, et sans qu'il s'en doutât lui-même, que tout travail fini lui causait une sorte d'humeur chagrine, où il se mêlait quelque chose qui tenait de la jalousie : aussi son premier ouvrage fut-il une critique, et une critique des œuvres d'un célèbre médecin de son tems. Ce début, et l'impossibilité où il se sentait de composer et de conduire à sa fin un ouvrage important, décidèrent du genre qu'il adopta dans la suite : il se consacra à la critique des auteurs dont le mérite était assez éminent pour qu'il eut du moins à retirer quelque honneur d'avoir osé les attaquer. Dans le principe, Sime observait quelque mesure et quelque équité ; mais, dans la suite, il se portait jusqu'à détorquer les meilleurs passages, lorsqu'il ne trouvait pas d'ailleurs suffisante matière à s'égayer : dépécé, à sa manière, le plus bel ouvrage se changeait bientôt, et à son gré, en une médiocre ou horrible production. Ayant enfin insensiblement perdu toute espèce de pudeur et de retenue, les éloges et les satires ne devinrent plus pour lui qu'une sorte de marchandise, dont il faisait trafic. Cependant, une voix intérieure, qui l'inquiétait quelquefois, ayant pris plus de force qu'à l'ordinaire, réveilla Sime tout-à-coup : continuerai-je, se dit-il, jusqu'à la fin de mes jours, un genre tel que j'ai suivi jusqu'à présent? demeurerai-je borné, vain et stérile censeur, à louer ou blâmer les ouvrages d'autrui? et ne saurais-je rien enfanter et produire qui transmette mon nom chez les races futures ? mais, que faire? le sort en est jeté ; l'habitude a façonné mon esprit à la critique, et dans tout autre genre, neuf et sans expérience, je lui fournirais à mon tour une trop facile prise. Suivons donc une direction que nous ne sommes plus maître de changer ; mais donnons à nos travaux une plus noble destination : au lieu de censurer les savans, censurons la science ; laissons les

médecins pour attaquer la médecine. Sime, qui
sentait le besoin de racheter ses critiques et ses
anciennes diatribes par quelque travail d'un
ordre plus élevé, exalté dans cette circonstance
par l'espoir de se signaler, ou du moins de se
singulariser, soutenu, dans son projet, par la secrète pensée qu'il était propre à le remplir, ayant
médité son plan d'attaque avec toute l'application
dont il était capable, commença ainsi : quel
singulier spectacle que de voir réunis, dans cette
enceinte, ce que l'Europe connaît de médecins
les plus savans et les plus renommés, pour dis-
serter sur la meilleure méthode à adopter dans
l'étude de la médecine! quel aveuglement! que
penserait-on d'une assemblée de géographes faite
pour statuer sur la voie la meilleure ou la plus
courte, pour arriver à un pays, avant que de savoir si ce pays existe ou non? et c'est cependant
ce que nous faisons ici! Qu'est-ce que la médecine? où sont ses dogmes, ses statuts, ses préceptes? Depuis plus de deux mille ans, que tant de
savans y ont travaillé, qu'ont-ils fait? Quel cada-
vre décharné que le corps de cette prétendue
science! Dans l'antiquité, quelques sentences éparses, à double sens, se prêtant à toutes sortes d'interprétations, et avec lesquelles on nous berne et
l'on nous amuse, comme autrefois les chefs des
Cuméens faisaient du peuple au moyen des pré-

dictions de la sibylle ; dans des siècles moins reculés, des explications idéales et purement imaginaires ; dans le moyen âge, une foule d'écrits,
d'immenses volumes pleins de redites, de verbiage, de savoir stérile, de disputes, de controverses, véritable image du chaos ; plus près de
nous, des systèmes fondés sur les principes reconnus dans les autres sciences, qu'on adaptait
comme on pouvait à la médecine, afin de leurrer les simples, en leur donnant à entendre qu'étant soumise aux mêmes lois que les sciences
physiques, elle avait une existence réelle et positive comme celle-ci ; dans ces derniers tems,
une foule d'histoires d'épidémies, de maladies
particulières, où les auteurs s'attaquent réciproquement et s'entre-détruisent par des observations contradictoires ; parmi les médecins, les
uns adoptant telle méthode et les autres la blâmant ; enfin, par-tout des marques d'incertitude,
de doutes, d'embarras, des opinions divergentes
et des méthodes opposées : ce qui se voit peut-il
être aperçu de mille manières différentes ? et si
la médecine avait un corps, lui prêterait-on des
formes et des couleurs si variées ? Continuant avec
chaleur son discours, Sime poursuivit sans relâche l'ennemi qu'il voulait terrasser, et il ne resta
aucun côté faible, aucune fissure dans la cuirasse,
où il n'eut enfoncé plus ou moins profondément

ses traits. L'audace de ce rhéteur passa ses espérances. Euxène sembla un moment interdit ; Balès et Critias laissaient lire sur leur visage un étonnement mêlé d'admiration; Aristée seul garda un front tranquille : pour Dealcis, il confessa tout haut qu'il n'avait jamais eu d'autre opinion sur la médecine que celle que Sime venait de développer avec un si grand talent et une si brillante éloquence.

EUXÈNE.

Euxène était doué de l'esprit le plus clair, le plus juste que l'on eût jamais connu. Ses ouvrages étaient purs, si lucides et si précis, que tout se sentait, se concevait et se retenait sans le moindre effort ; et quoiqu'il fût très-instruit, et très-versé dans la connaissance des auteurs, on remarquait néanmoins fort peu de citations dans ses écrits : si bien que, la grande clarté d'une part, et le peu de citations de l'autre, laissaient croire au commun des médecins, que les ouvrages d'Euxène n'étaient ni ceux d'un savant, ni ceux d'un habile homme ; il n'y avait que quelques esprits d'un ordre supérieur qui se complussent à les lire, y reconnaissant, avec délices, des marques d'une perfection que l'on ne trouve guère que dans l'antiquité. Quant aux médecins

qui se vouaient par état à l'enseignement, comme
ils ne rencontraient dans les œuvres d'Euxène
que de la raison et un sens droit, mais point
de citations ni d'histoires à rapporter aux élèves,
ils le prisaient assez peu. Euxène, qui avait jugé
de l'effet du discours de Sime, et qui lisait encore sur le visage des orateurs l'impression qu'il
avait produite, sentait combien il lui serait difficile d'amener à de nouvelles opinions, des esprits prévenus, et d'effacer complètement les
traces qu'avaient faites, et les sarcasmes de Sime,
et ses spécieux raisonnemens. Cependant, comme
il savait à fond les révolutions qu'avait éprouvées
la médecine dans tous les tems, qu'il connaissait le fort et le faible de tout ce qu'on avait
fait ou dit contre cette science, il ne perdait
pas toute espérance de parvenir à son but. Il
commença d'abord par tracer l'histoire de la médecine ; mais d'une façon si laconique, si claire
et si suivie, qu'on ne perdait pas le moindre
évènement, dont il expliquait toujours avec une
admirable sagacité, les causes, les effets et les
suites : le tems perdu, les fautes et les erreurs
commises dans tous les âges, les préjugés des
différens siècles, les dissensions, si ruineuses pour
la science ; tout cela était décrit avec tant de
justesse, et il démontrait, avec une si étonnante
clarté, que tous ces malheurs de la science pro-

venaient du défaut d'une méthode, qui, régularisant les travaux d'un chacun, leur imprimât une direction commune, qu'il s'attachait de plus en plus l'auditoire, et finit enfin par tout-à-fait captiver son attention. Euxène, voyant les esprits préparés à l'entendre, et les jugeant convenablement disposés, parla ainsi : « Vous bâtissez
» sur le sable, et vous vous étonnez de n'avoir
» pas de maison solide ; vous accumulez çà et
» là des matériaux, et vous vous plaignez de
» n'avoir point d'édifice ; vous allez sans guide,
» sans boussole, sans plan concerté, et vous êtes
» surpris de ne pas marcher ensemble ; vous
» attaquez la nature de loin en loin, et à la file
» les uns des autres, et vous murmurez de ne
» la pouvoir atteindre ; vous voulez la subjuguer
» et vous ne voulez pas vous réunir, vous voulez
» la vaincre et vous divisez vos forces ; vous ne
» voyez donc pas que chacun de vous qui s'é-
» carte des autres, laisse un vide par où elle
» s'échappe infailliblement. Réunissez-vous donc
» en commun, serrez les rangs, combinez vos
» forces avant de les mettre en œuvre, et vous
» en aurez de reste pour atteindre le but. Mais
» si chacun de vous veut songer à soi, au lieu
» de se vouer à la commune entreprise, vos
» efforts resteront vains, parce qu'ils seront iso-
» lés ; ils vous retarderont, parce qu'ils seront

» dirigés contradictoirement ; et, après bien des
» siècles perdus, les querelles, les dissensions, les
» avis opposés formeront comme autant de nua-
» ges, qui, continuant à s'épaissir, obscurciront
» la science, la rendront incertaine, équivoque,
» et feront de son existence même un problême à
» résoudre. Si donc la médecine ne forme pas
» un corps de doctrine, si chaque jour on dis-
» pute sur son existence, ce n'est pas le vice
» de la science, mais de ceux qui l'ont cultivée ;
» la médecine n'est pas obscure, mais les mé-
» decins l'ont obscurcie. Le mal ira croissant
» encore et deviendra incurable, si quelque génie
» bienfaisant ne vient faire luire un nouveau jour
» sur le chaos qui se prépare, et en dissiper l'obs-
» curité. Ce génie bienfaisant sera celui à qui le
» ciel accordera le don d'inventer une méthode,
» seul moyen d'étouffer les querelles et les dis-
» sensions, qui renversent, à mesure qu'ils s'é-
» lèvent, les travaux d'un chacun ; de centupler
» les forces, en les réunissant et en leur donnant
» une même et unique direction ; d'atteindre enfin
» le but, chacun renonçant à bâtir pour soi,
» pour travailler selon ses forces à la construc-
» tion du commun édifice. » Le discours d'Euxène
eut l'effet qu'il en devait attendre ; et les orateurs qui l'avaient précédé s'avouèrent surpris,
de passer, si promptement, de la conviction

de l'inutilité d'une méthode, à des doutes sur l'influence qu'elle pourrait avoir. Aristée, qui prit ensuite la parole, changea ces doutes en certitude, et leur démontra l'espèce de méthode qu'il fallait adopter.

ARISTÉE.

ARISTÉE, homme d'un profond savoir, d'un esprit ferme et indépendant, né pour tout ce qu'on peut imaginer de grand et de noble, était, peut-être à cause de cela, le moins connu des médecins que l'on venait d'entendre. Il était d'un naturel à tout tenter pour s'illustrer dans les races futures ; et, par une singularité difficile à expliquer, une gloire contemporaine lui eût été importune ; il entrait même dans sa politique de modérer l'essor de sa réputation, de crainte que trop de renommée ne l'écartât de son but. Dès son enfance, il n'avait eu devant les yeux que la postérité ; et tout ce qui n'avait pas cette fin pour objet, lui semblait indifférent : plein d'amour pour les grandes choses, ce qui flatte la vanité du commun des hommes le touchait peu. Il aimait passionnément le travail, et il aurait passé toute sa vie à réfléchir sur un même sujet, par la seule espérance de réussir à le bien traiter, pourvu que ce sujet lui parût important ; mais

pour des redites, des compilations, des ouvrages
de circonstance ou purement d'esprit, de ces éloges de prétendus savants, qui n'ont rien fait pour
la science, et tant d'autres productions de ce
genre, mille fois plus profitables aux auteurs que
les premiers chefs-d'œuvres : sous aucun prétexte, par aucune raison, pour tous les avantages imaginables il n'eût pu se résoudre à s'en
occuper un seul instant. De cette manière, Aristée
semblait tout faire en sens contraire des autres,
travaillant pour la science et non pour la renommée, pour les choses et non pour les personnes ; dernière façon qui ne lui valait pas des
amis, et que les savants, qui aiment mieux lire
leur nom dans les ouvrages d'autrui, que des pensées nouvelles, n'étaient guère disposés à lui
pardonner ; mais il n'était pas homme à s'inquiéter
de tout cela. Au commencement de sa carrière,
Aristée avait cédé, comme bien d'autres, à une
envie prématurée d'écrire ; mais le premier à
sentir l'insuffisance de ses ouvrages, dédaignant
d'ailleurs les routes battues et des succès à partager avec la foule des écrivains, il se retira de
bonne heure au-dedans de lui, méditant quelqu'utile entreprise, et en combinant long-tems
l'espèce et les moyens. Une méthode capable
d'ordonner la médecine lui sembla le plus beau
projet qu'il pût jamais former ; c'était, à son

sens, tirer du chaos la première des sciences;
frayer à ses contemporains une voie nouvelle
de s'illustrer, et assurer à l'inventeur une juste
participation à la gloire des découvertes qui se
pourraient faire dans tous les tems à venir.
Dans l'espoir d'approfondir ce sujet, il s'y enfonça tout entier, bien résolu de ne pas en sortir,
qu'il n'en eût épuisé toutes les combinaisons; en
sorte que, lorsqu'il vint à son tour de prendre
la parole, il n'eût rien à dire, sur quoi il n'eût
déjà longuement médité. On attendait avec impatience de l'entendre, lorsqu'enfin il commença.

Les têtes humaines, dit-il, sont un composé
de notions inculquées de force dans l'enfance,
et d'idées adoptées dans la jeunesse sur l'exemple, la foi des maîtres ou l'assertion des livres;
elles offrent, dans la vieillesse, un assemblage plus
ou moins incohérent, des principes acquis par
l'expérience et de ceux donnés par l'éducation;
dans tous les âges, c'est un phénomène d'en trouver une absolument affranchie du joug des premières leçons qu'elle a reçues. Toute nouveauté,
dans les sciences, doit donc déplaire; et, par conséquent, toute méthode nouvelle dans l'étude
de la médecine doit nous disconvenir, et nous
disconvenir d'autant plus, qu'elle différera davantage de celle que nous avons d'abord apprise,

ou qu'elle en heurtera plus directement la nature et les principes. Mais, si la grande partie
des humains vit assujétie aux premières notions
qu'on lui a données, quelques esprits conservent encore assez de ressort et d'indépendance,
pour être sensibles à des pensées nouvelles, et
juger sainement de leur valeur et de leur prix.
C'est dans cette dernière situation que je suppose mes auditeurs, et je vais leur parler en
conséquence.

La médecine ne forme pas un corps de doctrine, et les médecins ne forment point un corps;
car la médecine est composée de sentences contradictoires, et chaque médecin a ses opinions à
lui.

Toute la vie du médecin se perd à passer d'une
opinion à une autre. Élève, il est plein de confiance en son savoir, et professe hautement la
doctrine de ses maîtres. Devenu praticien, il ne
tarde pas à s'apercevoir que les lois de la nature
et les principes de l'école se contredisent en bien
des cas. Dans la maturité de l'âge, il se voit avec
étonnement réduit à tirer de son propre fond les
moyens de gouverner ses malades; il dédaigne
alors cette instruction dont il était si vain, il lutte
contre les erreurs dont il se sent entouré, et il
met en œuvre toutes ses forces pour se créer
quelques axiomes qui puissent désormais lui ser-

vir de guide ; mais le plus souvent il y travaille sans succès. Sur le déclin de sa carrière, l'espoir et les forces l'abandonnent ; et, après avoir inutilement cherché un point de repos au milieu de tant d'opinions fluctuantes, le découragement succédant chez lui à l'ambition de savoir, il finit par tomber dans un septicisme outré et humiliant, dont rien n'est plus capable de le tirer. Voilà le tableau de notre vie médicale, et la presque commune histoire de chacun d'entre nous.

L'histoire de la vie totale de la science, si l'on peut ainsi parler, offre les mêmes vicissitudes : un siècle renverse ce que l'autre a élevé ; ce qui était vrai du tems de Galien, est faux dans le tems où nous sommes. De telle sorte que , ce que les scholastiques appellent le dogme , n'est réellement qu'un amas d'erreurs successivement mises en vogue et tombées dans l'oubli, sur les ruines desquelles reste gravé le nom de leurs auteurs, qui se sont acquis l'immortalité , sans avoir pour cela fait avancer la science , ni en avoir posé les fondemens. Après tant de siècles écoulés, après tant de systèmes tour-à-tour réputés infaillibles, qui de nous affirmerait que la médecine est plus avancée , ou disposée dans un ordre plus méthodique et plus sûr, que du tems d'Hippocrate? et qui oserait dire qu'Hippocrate ait fait tout ce qu'on peut faire ?

Si, depuis deux mille ans, la médecine n'a pas fait de progrès sensibles, ce n'est pas faute de travail de la part des médecins, car ils sont généralement laborieux ; ce n'est pas faute de talens ; peu de professions ont autant fourni de grands hommes ; mais c'est que le travail et le génie ne suffisent pas sans méthode. Essayons donc d'en créer une qui puisse dissiper enfin cette longue incertitude dans laquelle l'art a vieilli, donner aux travaux des médecins plus de stabilité, et à la médecine une autre face.

Méthode d'Aristée.

La médecine, ainsi que les autres sciences physiques, est composée d'une partie matérielle, qui en forme le corps, ce sont les faits ; et d'une partie immatérielle, qui en représente l'âme en quelque sorte, ce sont les principes. Les faits existent, les principes sont l'ouvrage de notre entendement. Les faits sont toujours les mêmes, les principes peuvent varier à l'infini. Les faits donnent naissance aux principes, les principes reproduisent les faits ou en tiennent lieu. Les faits peuvent être tronqués, défigurés ou falsifiés dans la description, et dans leur création les principes peuvent être trop resserrés, trop généraux, ou même inconséquens. Plus les faits sont exposés avec

habileté, plus il est aisé d'en tirer des conséquences. Donc il existe un art de décrire les faits ;
donc il en est un de monter des faits aux principes.
Sur ce double support, va s'élever la méthode
que je me propose d'établir.

I.

De l'art de décrire les faits.

L'art de décrire les faits est le suprême art de
la médecine ; tout pâlit devant lui ; et les autres
ouvrages, ne semblent que des essais commencés
en attendant des forces suffisantes pour entreprendre celui-ci. On compte les auteurs qui ont
tenté de composer des médecines cliniques ; et
à peine en nomme-t-on qui y ayent réussi. Les
observations sont en effet la pierre de touche du
vrai mérite, et l'œuvre qui mène à l'immortalité.

Y a-t-il cependant de si petit esprit qui ne se
croie capable de ce travail? quelle honte pour
l'art que la plupart des observations, et quelle
impéritie dans les observateurs! Celui-ci veut
être complet : il rapporte les moindres circonstances, les plus insignifians détails ; et, là où il
s'applaudit d'avoir mis une scrupuleuse exactitude, il ne se trouve que longueurs, superfluités,
marques d'ignorance et de mauvais goût. Celui-là

voudrait avoir de la concision, et ses observations manquent des renseignemens indispensa-
bles. Tel autre n'aspire qu'à se faire valoir ; l'in-
dication était difficile, cependant il l'a découverte : c'est de la pénétration qu'il se donne après
coup. Plusieurs ne composent que dans l'espoir
d'arriver à un but prémédité, de donner de la
vogue à quelque remède nouveau, d'étayer les
opinions d'une secte ou la doctrine d'un maître,
et ils altèrent les faits en conséquence. Beaucoup
les surchargent d'une érudition fastidieuse,
d'une éloquence déplacée, d'explications systématiques, des préoccupations de leur esprit. Enfin
le plus grand nombre échoue, et se montre incapable d'embrasser l'ensemble, la succession
et la dépendance réciproque des symtômes, de
saisir les nuances, de rassembler les particularités, et de les coordonner de manière à ce
qu'elles ne fassent qu'un tout, où l'œil du lecteur suive sans distraction et sans peine la marche et les révolutions de la maladie.

Quelques préceptes que l'on donne sur une
matière aussi délicate, elle restera toujours au-
dessus de la portée de la multitude ; mais il suf-
fira, pour des âmes bien nées, du commentaire
sur les deux observations que je vais rapporter :
car dans cet art le goût, le sentiment, la perspicacité naturelle n'ont besoin, au lieu de règles,

que d'un exemple à suivre et d'un autre à éviter ;
le champ devant rester assez vaste pour que chacun s'y puisse développer librement.

Observation d'Hippocrate.

« CLÉONACTE qui habitait au-dessus du temple
» d'Hercule , fut attaqué de fièvre irrégulière. Il
» eut mal à la tête dès le commencement et au
» côté gauche. Il avait des lassitudes dans tous
» les membres. Les redoublemens n'observaient
» aucun ordre. Il suait quelquefois , d'autres fois
» il ne suait pas. Les redoublemens se faisaient
» principalement sentir aux jours décrétoires. »
Voilà tracée la délinéation de la figure morbide.
Remarquez-le bien , avant de s'engager dans des
particularités , Hippocrate commence par assigner la marche générale et les traits principaux
de la maladie ; afin de fixer d'abord l'esprit sur
sa nature , et de ne pas le distraire par l'exposition anticipée d'aucun détail étranger à ce
premier objet. Et que cette délinéation de la
figure morbide est esquissée grandement ! Plusieurs fois , par exemple , Hippocrate à parlé
d'exaspérations fébriles ; mais sans s'arrêter à faire
mention de l'état du pouls , de la chaleur de
la peau , de la coloration du visage , des malaises , de la soif et des autres symptômes qui

ont pu se développer durant ces exaspérations ;
il s'est contenté d'annoncer qu'il y eut des redoublemens , qui n'observaient point d'ordre
réglé , et qui toutefois se faisaient principalement sentir aux jours décrétoires; ce qui suffit.
S'il se fût déclaré quelque symptôme extraordinaire dans l'un de ces redoublemens, il l'aurait
indiqué. A la faveur de ces grands traits, Hippocrate échappe à la continuelle répétition de ces
mots : pouls dur , fort , faible , visage animé ,
soif, anorexie, chaleurs, sueurs, agitations; phénomènes qui, apparaissant toujours dans les redoublemens, sont dèslors inutiles à énumérer,
lorsqu'aucun accident surtout ne les singularise ,
et doivent s'exprimer de préférence en un seul
mot, puisque cela est possible. De plus , cette
façon de procéder est une marque que l'on
saisit l'ordre de succession et l'ensemble de ces
phénomènes : intelligence fort équivoque dans les
observations publiées de nos jours; observations où
il ne demeurerait rien ou presque rien, ensemble
ni détails, si l'on en ôtait l'étroite et insignifiante
répétition , dans l'usage qu'on en fait, de ces
mots pouls dur et fréquent, pommettes rouges ,
altération , céphalalgie , et leurs pareils. « Le
» vingt-quatrième , les doigts des mains se refroi-
» dirent. Il vomit quantité d'humeurs bilieuses ,
» jaunes, et peu après virulentes. Il fut beaucoup

» soulagé. » Observez d'abord qu'Hippocrate,
après les renseignemens nécessaires à la spécification de la maladie, passe tout d'un coup au vingt-
quatrième jour : pourquoi cette transition subite?
parce que la fièvre ayant suivi la même marche jusqu'à cette époque, c'eut été surchar-
ger, étendre inutilement, et par conséquent
obscurcir l'observation, que de rapporter jour
par jour des phénomènes qui étaient restés les
mêmes. Remarquez en second lieu qu'Hippocrate
ne se borne point à consigner d'une manière
vague qu'il survint un vomissement ; mais qu'il
désigne la nature de cette évacuation ; et, qu'en
observateur habile, il avertit qu'elle fut précédée d'un refroidissement des mains et suivie de
soulagement. « Vers le trentième il saigna des
deux narines. » Des deux narines. « L'hémor-
» ragie revint à plusieurs reprises et irrégu-
» lièrement jusqu'à la crise. » Qu'on ne laisse
point échapper qu'Hippocrate parle en même
tems de l'hémorragie présente et de celles qui
eurent lieu dans la suite ; il en use ainsi, parce
que les hémorragies étant irrégulières, le jour
où elles paraissent est indifférent, et par cette
raison inutile à assigner. Et de crainte que le
lecteur ne mît à retenir ce jour une attention
superflue, il n'a pas même voulu le désigner :
vers le trentième, a-t-il dit. En évitant de par-

ler à plusieurs reprises des hémorragies, il dégage les autres symptômes de la maladie, qui en deviennent plus sensibles et plus apparens, les hémorragies elles-mêmes en sont mieux caractérisées, et l'observation en son entier dessinée plus nettement. « Au quarantième jour les » urines étaient rougeâtres avec beaucoup de » sédiment rouge ; le malade se trouva mieux ; » depuis ce jour-là les urines étaient tantôt avec » sédiment, tantôt sans sédiment. » Avec quelle force Hippocrate n'arrête-t-il pas l'attention sur ce quarantième jour, jour décrétoire, selon le langage des anciens, et si remarquable, dans cette observation, par le sédiment des urines et le soulagement qui s'en est suivi ! et quelle savante intelligence n'a-t-il pas mise dans l'exposition des détails qui ont eu lieu jusqu'à présent ! ce talent d'isoler les symptômes ou de les grouper à propos, de présenter en tête, et avec plus de force et d'étendue, les plus remarquables, de faire succéder, avec un ton plus simple, les moins essentiels, en les éloignant ou rapprochant davantage des premiers, selon leur importance respective ; l'art de séparer, par des phrases distinctes, les symptômes qui ne sont dans aucune dépendance des autres symptômes, et celui de rassembler, dans une même période, ceux qui conservent entr'eux une subordination naturelle : supposent une finesse dans le tact, une sûreté dans le discernement, une profondeur d'esprit bien rares à trouver réunies, mais qu'Hippocrate possédait à un étonnant degré de perfection. « Au » soixantième le sédiment était abondant, blanc » et égal; tout fut calme, la fièvre le quitta. » Hippocrate ne parle point de cette variété dans les urines de Cléonacte, en même tems que du sédiment rouge; il l'isole à dessein, afin de fixer davantage l'attention sur les efforts réitérés de la nature, pour la terminaison de la maladie. « Les urines furent derechef ténues, mais bien » colorées. » Toujours même variabilité des organes mis en œuvre par cette fièvre, et pour sa solution : variabilité habilement décrite, par la précision, pleine de sagacité, avec laquelle sont exposées toutes les alternatives, soit de la fièvre, soit des urines, soit des hémorragies. Considérez maintenant qu'Hippocrate, en différens points de cette observation, rapporte ce qui s'est passé pendant plusieurs jours, sans assigner ceux où les choses ont eu lieu, parce qu'il lui suffisait, pour ces choses, qu'elles fussent indiquées; mais que, dès qu'il s'agit d'un événement mémorable, comme celui du quarantième, le premier mot qu'il emploie est celui du jour où l'événement est arrivé. Cet art, qui repose l'esprit, et qui donne à ses observations tant de précision et de

clarté, leur prête en même tems une vivacité,
une âme, une vie que l'on chercherait vainement
dans aucun autre observateur. Considérez encore qu'Hippocrate dans toute cette observation
ne retrace que les symptômes essentiels, et à l'époque seulement où leur apparition marque une
période, caractérise la maladie, en assigne la
marche ou précède quelque révolution notable;
et qu'il évite d'entrer dans aucune particularité, soit relative au tempérament du malade,
soit aux variétés de la maladie : détails superflus, qui eussent détourné de l'objet principal,
ralenti la rapidité de l'exposition, et porté préjudice à l'ensemble du tableau. Mais cet art, l'art
délicat de taire ou de relater les variétés dans
les observations, demande une explication plus
précise. On doit distinguer dans ce qu'on appèle
variétés : une intensité plus ou moins forte dans
les symptômes naturels de la maladie, et l'apparition fortuite d'accidens ou épiphénomènes qui lui
sont étrangers. Les variétés du premier ordre, in-
téressant peu dans les détails, les indiquer, c'est
suffisamment les décrire. Quant à celles du second ordre, bien qu'on pût les juger indifférentes, il n'est pas moins nécessaire de les relater;
parce que une circonstance qui paraît de peu
d'importance, peut être fort importante; et parce
que, si l'on s'affranchissait une fois de l'obliga-

tion de consigner les variétés de cet ordre , il
serait à craindre qu'il n'entrât , dans les observations , de l'arbitraire , et qu'elles ne devinssent un
informe assemblage de positif et d'abstrait , au
lieu d'exemples purement historiques. On cour-
rait encore cette chance ; c'est qu'à la longue les
observations n'offriraient plus ni physionomie
ni allure , qu'elles seraient toutes comme jetées
au même moule , et ne présenteraient , au lieu
de portraits originaux , qu'une froide application ,
à un nom d'individu , des caractères que les nosologues affectent aux genres et aux espèces des
maladies. Or , touchant les variétés , ce sont-là très-
certainement les principes sur lesquels se réglait
Hippocrate ; et la preuve , c'est qu'il ne fait aucune
mention de variétés à l'égard de Cléonacte , chez
lequel on est fondé dès-lors à supposer qu'il ne se
manifesta que des nuances de force ou de faiblesse
dans les symptômes naturels de la maladie , mais
aucun accident ou épiphénomène qui fut étranger
à l'espèce ; tandis que , chez d'autres malades ,
où les variétés n'appartenaient pas à la nature
connue de la maladie , il n'a point omis de les
rapporter. C'est ainsi , par exemple , qu'il ne passe
point sous silence l'engorgement de la rate chez
Périclès , qui avait une fièvre inflammatoire , et qui
saigna de la narine gauche , encore que l'engorgement de ce viscère ne se rattachât par aucun lien

direct à l'espèce de la maladie, et devînt propre, tout au plus, dans cette observation, à expliquer pourquoi Périclès saigna de la narine gauche, plutôt que de la droite. « Le soixante-» dixième il était sans fièvre ; l'intermission fut de dix jours. » Quel autre, si ce n'est Hippocrate, après une intermission de dix jours, et le soixante-dixième de la maladie passé, n'eût pas cru Cléonacte complètement guéri ? mais le fameux observateur de Cos ne s'en laisse pas imposer par ce calme du moment, et il ne l'envisage pas comme la fin de la maladie, parce qu'il n'a point encore reconnu, dans ce qui s'est passé, les signes évidens d'une crise complète. Et qu'on remarque bien toujours avec quelle suite, quelle intelligence et quel ensemble continuent d'être exposées les phases de la maladie ! mais à ce sujet, une remarque sur la particulière contexture de l'observation de Cléonacte, devient nécessaire. Il n'est pas fait mention de traitement dans cette observation, et les symptômes qui se rattachaient aux organes, ne sont point relatés spécialement ; or, sous ce double rapport, de telles observations ne suffiraient point à l'art ; encore qu'elles soient le comble de l'art. Quel était donc le but d'Hippocrate en une telle observation ? d'offrir un type ; et ce but est rigoureusement atteint. Les anciens, en effet, établis-

saient deux degrés dans les observations : un premier , dans lequel se trouvaient consignés les
symptômes qui se rattachent aux organes et le
traitement ; et un second , dégagé de tout le
matériel de la symptômatologie organique et de
la thérapeutique , consistait en exemples prototype, offrant comme l'idéal de la maladie. L'observation de Cléonacte est un prototype. Cette
observation, prototype, n'en est pas moins propre à apprendre l'art d'exposer les parties même
qu'en son essence elle ne comportait pas ; car,
évidemment , qui enseigne le plus enseigne le
moins. Et quant à ces parties qu'il importe de
voir rapportées dans les observations ordinaires, le traitement et les symptômes organiques ,
et dont l'observation actuelle devait être exempte ;
ces parties seront amplement développées dans
le second point de la méthode , lequel , traitant
des objets à considérer dans chaque fait individuel , enseignera par cela même ceux qu'il y
faut consigner. La fin des remarques actuelles
sur Cléonacte , n'est donc point de montrer
quelles choses on doit dire ; mais l'art et l'esprit dans lesquels toutes choses doivent être dites.
Et on le confessera , nulle observation , mieux
que celle-ci , n'était capable de faire ressortir le
talent et l'entente de l'exposition historique des
maladies. « Au quatre-vingtième il eut un fris-

» son suivi de fièvre aiguë ; il sua copieusement ;
» ses urines avaient un sédiment rouge , égal ;
» il fut jugé parfaitement. » Cette fois Hippocrate annonce que la maladie est parfaitement
jugée ; pourquoi ? parce qu'il a vu un frisson
suivi de sueurs abondantes , et qu'il a remarqué
un sédiment rouge et égal dans les urines ; évènemens qui annoncent enfin , après plusieurs
crises imparfaites , le dernier effort de la nature
victorieuse.

Qu'on admire avec quelle exactitude, quelle
concision et quelle sublime simplicité , cette histoire de la maladie de Cléonacte est tracée par
Hippocrate ! Quel art n'a-t-il pas mis à donner
les signes caractéristiques de la fièvre dont son
malade était atteint , à indiquer le moment des redoublemens, des jours décrétoires, des divers efforts de la nature , marqués par les hémorragies
du nez, les urines sédimenteuses et les sueurs,
et à déterminer l'époque fixe de la crise complète de la maladie ? Avec quelle profondeur
de combinaison n'a-t-il pas réuni, isolé ou fait
succéder les symptômes ? avec quel soin n'a-
t-il pas élagué toute circonstance inutile, pour
ne s'occuper que des phénomènes essentiels,
et présenter son observation dans le moindre
terme possible ? et en toutes ces choses, quelle
clarté, quel laconisme, quelle pureté de goût,

quelle inimitable perfection ! C'est-là le modèle
que tout homme jaloux de composer un ouvrage durable doit sans cesse méditer ; c'est-là
le type du vrai beau ; de ce beau antique, qui,
loin des formes que le moment accrédite et
de la recherche affectée du bel esprit, conserve
ce caractère indélébile de simplicité, de no-
blesse et de grandeur, que portent empreintes
avec elles toutes les productions du génie.

Observation de Boërhaave

« Un jeune homme, âgé de vingt-deux ans, né
» dans l'Inde, robuste, riche, adonné au luxe ».
Que font à la maladie de ce jeune homme, et
son opulence et son amour pour le luxe? « au vin,
» aux liqueurs, à la bonne chère et aux exerci-
» ces outrés, s'étant livré à des excès plus grands
» qu'à l'ordinaire, fut attaqué, vers le milieu de
» l'été, d'une fièvre ardente, accompagnée d'une
» grande douleur à la tête, » Dans quelle partie?
« d'un vomissement continuel, » Quelle était la
nature de ce vomissement? « d'angoises terribles, »
Terribles est vague, et ne spécifie rien. « D'in-
» quiétudes par tout le corps. » Inquiétudes par
tout le corps, après terribles angoises! « Et d'un
» sommeil très-laborieux. La violence de ces
» symptômes le détermina à se faire promptement
» transporter à Leyde, pour s'y faire traiter. »

Phrase oiseuse. « Ne soupçonnant point que c'était
» la petite vérole, je fis aussitôt saigner copieu-
» sement le malade ». Quel était l'état du pouls,
de la poitrine, du ventre, la nature des urines,
etc. ; où sont jusqu'à cette heure les symptômes
qui caractérisent une maladie ? cependant on
saigne ! « et je lui prescrivis en même tems une
» dose de minoratif, composé de crême de tartre,
» de nitre, de pulpe de tamarin et de rhubarbe,
» qui le purgea fort bien. » En même tems on
purge ! et pour quelle cause saigner et purger
en même tems ? Quoi ! sans symptômes indicatifs, et avant de connaître quelle peut-être la
nature de la maladie, voilà déjà un malade
purgé et saigné ? « Je fis ajouter à la tisane un
» peu de nitre et une bonne dose de roob de
» sureau. Le malade but continuellement de cette
» décoction pour appaiser la soif qui était extrême.
» Je lui fis encore user d'une eau, dans laquelle
» on exprimait du jus de limon et de groseille,
» qu'on édulcorait avec du sirop violat et une cuil-
» lerée de bon vin de Moselle. Je faisais coucher
» le malade dans un palanquin sans rideau, couvert
» d'un cuir de Russie, que j'avais fait placer dans
» l'appartement le plus frais de la maison, dont
» on tenait les portes toujours ouvertes. Malgré
» toutes ces précautions la maladie s'accroissait à
» vue d'œil. » Croître à vue d'œil, exprime-t-il

l'ordre et le mode d'accroissement ? « L'urine pa-
» raissait emflammée , et le malade ressentait par
» tout le corps un chaleur brûlante ; il suait abon-
» damment; son sommeil était très-agité; sa langue
» était chargée d'une espèce de limon noirâtre ;
» ses yeux étaient féroces, rouges, étincelans. »
Voilà la seule fois , dans toute cette observation , qu'il est fait mention de quelques symptômes. Le lecteur peut faire lui-même un pa-
rallele , quand à la clarté , l'ordre , la suite et
l'art d'en combiner l'exposition , entre le médecin de Leyde et celui de Cos.

    « Le lendemain , la petite vérole n'ayant point
» encore paru , je fis continuer tout ce que j'avais
» prescrit la veille, ce qui n'empêcha cependant
» pas la maladie d'augmenter. » Il est surpris de
voir , malgré ses remèdes , la maladie parcourir
ses périodes ; comme si dans toutes les petites véroles , la violence des symptômes ne s'accroissait pas jusqu'au moment de l'éruption. « Peu
» de tems après , tout le visage parut semé de
» petits points rouges , qui étaient fort près les
» uns des autres ; les yeux du malade étaient lar-
» moyans ; il éternuait et toussait , ce qui me fit
» juger que ce serait une fort mauvaise espèce de
» petite vérole confluente. En même tems que
» je me félicitais , » Félicitais ! aurait-il donc jusques-là opéré au hazard ? « De n'avoir employé

» que des moyens propres à combattre l'in-
» flammation, » Comme les purgatifs où entre
la rhubarbe, et comme le roob de sureau. « Je
» craignois beaucoup les effets terribles de la
» suppuration, qui pouvait dégénérer en putridité
» gangréneuse. C'est pourquoi je ne m'occupai
» dès lors qu'à prévenir ses suites fâcheuses. »
Qui pouvait dégénérer ! des possibilités n'indiquent rien. On opère, fondé sur des signes ou des indices ; et des possibilités n'en
sont pas. Avec des possibilités, on verrait
chaque médecin pusillanime, traiter chez ses
malades, des accidents qui n'existeraient que
dans son imagination timorée. Or cette putridité gangréneuse que redoutait le médecin,
n'existait effectivement que dans son imagination ; car le limon noirâtre de la langue, n'était
chez son malade qu'un effet passager des remèdes
administrés inconsidérément, et peut-être seulement une suite de l'usage du sirop violat,
des cerises noires et du tamarin. S'il en eût été
autrement, les choses se seraient-elles rétablies
avec autant de promptitude qu'on va le voir,
et par les moyens qui sont indiqués ci-après ?
Nul symptôme n'annonçait donc le danger
d'une putridité future. Mais quand on administre des remèdes sans raison, on peut avoir
des craintes sans motif. « Je prescrivis en con-

» séquence des pédiluves d'eau tiède , à la-
» quelle on ajoutait la vingtième partie de bon
» vinaigre. Je lui faisais appliquer jour et nuit , à la
» plante des pieds et aux jarets , des cataplasmes
» composés de vinaigre et de nitre , mêlé dans
» quantité suffisante de levain fort aigre ; je faisais
» garnir les tempes et le front de compresses
» trempées dans du vinaigre de sureau et de
» rose que j'avais soin de renouveller souvent.
» Je recommandais au malade de se tenir assis
» le plus qu'il pourrait. J'avais eu la précaution
» de faire mettre son lit dans une chambre
» obscure et retirée ; » Il était précédemment
dans un palanquin , les portes toujours ouvertes.
« Et j'avais bien défendu aux assistans de faire
» le moindre bruit dans les appartemens.

« Sa nourriture consistait en lait écrémé, cuit
» avec des gruaux d'avoine, et en décoction de ces
» gruaux dans l'eau , qu'on assaisonnait avec du
» suc de limon. Il prenait encore une nourriture
» composée de cerises acidules noires, qu'on faisait
» cuire avec leurs noyaux concassés dans du lait
» écrémé ; on ajoutait du sucre à la coulure , et on
» épaississait le tout avec un peu de biscuit de mer
» en poudre. Voilà les seuls alimens dont je lui
» permettais l'usage.

« Sa boisson était du café avec un quart de lait ,
» ou du thé bouk avec un tiers de lait , ou enfin

» de l'eau pure avec du jus de limon, dont il usait
» alternativement selon son goût : je lui faisais
» prendre encore tous les jours de la décoction
» de tamarins décrite ci-dessus, en quantité suf-
» fisante, pour lui procurer deux ou trois selles
» par jour ; je lui en ai fait continuer l'usage jus-
» qu'au quatorzième jour de la maladie. »

Quels détails ! qui se pourrait jamais résoudre à
lire des observations, s'il y fallait incessamment
dévorer de telles longueurs ! Le tems est venu de
le dire : ce n'est point dans le cours d'une observation, où le fil des événemens morbides doit être
rigoureusement conservé, qu'il est permis de s'étendre ainsi et de se fourvoyer en particularités sur les
remèdes. En quelques mots Hippocrate eût exprimé
ce que Boërhaave a raconté si longuement dans ces
deux paragraphes. Mais Hippocrate manque, ici ;
essayons de le suppléer. Comment donc rapporter
le traitement pour qu'il soit connu d'une part, et
que, de l'autre, le fil historique de la maladie
n'en soit pas interrompu ? le voici. S'agit-il d'un
remède actif, et qui ait de l'influence sur les
symptômes du jour, ou du lendemain ? Qu'on
le désigne de suite. L'action, la composition et
le mode d'administration de ce remède, sont-ils,
à expliquer, d'une longueur telle que le cours de
l'observation en doive être brisé ? ou se contente
de nommer le remède, se réservant de le dé-

crire, dans un paragraphe isolé, faisant suite à l'observation. Sont-ce enfin des médicamens dont l'action, faible ou lente, ne se fait point ressentir sur les symtômes du jour? il n'est besoin ni de les désigner, ni de les nommer; on attend la fin de l'observation pour en exposer l'espèce. On se conduira d'après ces données pour les alimens et le régime, et toute considération accessoire. A l'aide de cet artifice, on atteindra ce but, de faire connaître dans tous leurs détails la méthode curative et les remèdes, sans aucunement préjudicier à l'ensemble du narré morbide. La difficulté est grande; et l'on ne s'en doute seulement pas!

« Je lui faisais avaler tous les jours, vers les
» trois heures du soir, un parégorique composé
» de trois onces d'eau distillée de coquelicots,
» deux grains d'opium, six gouttes d'esprit de
» souffre et quatre gros de syrop violat; ce qui n'a
» cependant point empêché qu'il ne survînt des
» délires furieux, des convulsions et la perte de
» la parole. » Il devait s'y attendre; ce sont là les effets naturels de l'opium, dans les maladies inflammatoires.

« Le cinquième jour de la maladie étant passé,
» je lui fis prendre tous les jours, jusqu'au
» quatorzième, une dose de la poudre suivante: prenez, cinnabre natif de Hongrie, six

» grains ; fleur de soufre, deux gros ; antimoine
» diaphorétique non lavé, c'est-à-dire, conservé
» avec son nitre surabondant, demi gros ; fai-
» tes du tout une poudre très-subtile que vous
» partagerez en douze doses égales. Pour adou-
» cir l'apreté du gosier douloureux, je lui faisois
» souvent user d'une potion composée avec les
» quatre semences froides majeures, et les aman-
» des douces, qu'on édulcorait avec une quan-
» tité suffisante de syrop d'althéa de Fernel. »

Quelle polypharmacie ! et que l'on remarque
bien que Boërhaave, qui s'est appliqué à décrire, avec des détails si minutieux, tous les
remèdes qu'il a prescrits, ne dit pas, dans ces
trois longs et très-longs paragraphes, à l'exep-
tion toutefois des accidens que lui même avait
provoqués, un seul mot des symtômes de la maladie ni de l'état du malade : de telle sorte que,
quelque application qu'on mette à le suivre, on
ne peut reconnaître ni l'invasion, ni la marche,
ni les progrès de la maladie, ni même en découvrir
l'espèce. Or quel fruit retirer de l'énumération de
cette foule de remèdes, administrés sans qu'on
puisse juger des circonstances et des motifs qui les
ont fait donner, et où l'on ne saurait apercevoir les
effets et les suites qu'ils ont eus? De plus, qu'on
ne manque pas d'observer que ces remèdes sont
ordonnés au jour le jour, et comme au hasard,

sans suite, sans ordre, sans plan arrêté, sans
méthode : et cependant c'est la science prévoyante de l'ensemble et du tout, la connaissance
des intervalles et des mesures à garder, l'intelligence des périodes, du tems du repos et de
l'instant d'agir, la méthode, enfin, et non la
multiplicité des remèdes, qui guérissent les malades et constituent le médecin. « Je lui recom-
» mandais de gargariser continuellement sa bou-
» che avec une décoction de figues ; car il n'y
» avait par tout le corps que boutons et excoria-
» tions, au point que toute la peau ne paraissait
» être qu'une seule croute et un seul ulcère ».
Il y a du moins de l'éxagération ; un ulcère de
toute la peau ne se guérit pas en quelques jours.

« Tout étant devenu sec et aride après le on-
» zième jour, je lui fis faire, sur la peau, des
» linimens de quatre en quatre heures, avec de
» l'huile d'amandes douces, tirée sans feu. Dès
» lors je commençai à lui donner du vin, du riz
» et de bons bouillons de viande, pour rétablir
» ses forces ; après quoi il ne tarda pas à entrer
» dans une parfaite convalescence ». Le malade
heureusement s'est trouvé jeune et robuste ; et
la nature l'a guéri, bon gré, malgré le médecin.
Il ne manquerait pas d'autres objections à faire
sur cette observation de Boërhaave, et qui n'auraient pas précisément des fautes pour objet,

mais l'absence d'une certaine perfection ; c'est ce qu'apercevra de lui-même le lecteur qui aura senti les beautés de l'histoire de Cléonacte.

Eh bien ! qui le croirait? cette observation de Boërshaave a été proposée comme un modèle, et placée sur la même ligne que celle d'Hippocrate ! influence d'un nom célèbre, quel est donc ton prestige ! et cependant cette observation offre elle seule un exemple de tous les défauts réunis : on sait à peine quelle maladie elle représente, et l'on ne s'en doute, que parce que l'auteur dit qu'il s'agissait d'une petite vérole confluente; il n'existe aucune mesure dans les termes, aucune précision et aucune suite dans l'exposition des symptômes ; on ne peut distinguer ni le début, ni l'augment, ni le déclin de la maladie ; les progrès du mal et les efforts de la nature ne sont sensibles en aucun lieu; partout on voit le médecin, et presque jamais le malade ; la plupart des détails sont sans intérêt; on ne conçoit dans aucun cas pourquoi les remèdes ont été administrés, et l'on ne possède nulle donnée pour en apprécier les suites et les effets : telle bonne que puisse être, par le fait, la conduite de l'auteur, on ne saurait donc ni la juger ni l'imiter, puisque la circonstance et le moment d'agir ne sont pas décrits ; or, l'unique objet d'une observation , n'est-il pas d'offrir un exemple à juger et à suivre ? Les remèdes sont multipliés sans raison, et plusieurs , d'espèce différente, sont unis sans qu'on en puisse deviner la cause, ou plutôt sont unis mal à propos : tels sont la rhubarbe et le tamarin, le nitre et le roob de sureau, le suc de limon et le vin de Moselle , quand il se proposait de rafraîchir. Enfin , cette observation est d'une longueur intolérable : trois longues pages pour une maladie de trois semaines ! Qu'eût-ce été, si la maladie eût duré quatre-vingt jours, comme celle de Cléonacte !

L'observation de Boërrhaave n'est pas longue , toutefois, par cette seule cause qu'elle a trois pages d'étendue ; mais parce que ces trois pages manquent de détails intéressants , et qu'elles sont consacrées, dans leur presque totalité , à des hors-d'œuvres. L'observation aurait pu être longue de six pages , et cependant être courte. Car , la concision , dans les narrés morbides , qu'on l'entende bien , ne consiste pas à rien retrancher ; mais à exprimer les phénomènes, et tous les phénomènes de la maladie avec le plus de justesse , de précision, de brièveté qu'il se peut en disant tout. On peut donc être bref et complet, très-long et très-incomplet. L'essentiel est d'être complet, sans doute ; mais le beau, le parfait, et l'utile, sans lequel on ne saurait concevoir dans les sciences le parfait ni le beau, c'est de l'être avec concision. Comme une observation laconiquement exposée satisfait le lecteur ! Avec quelle aisance il en suit les symptômes, les périodes, l'ensemble ! et comme les inductions qui en dérivent, se présentent plus nettement à son esprit !

Voilà les idées et les exemples que j'offre à méditer sur la première partie de la méthode, l'art de décrire les faits. Ces idées et ces exemples doivent suffire à toute personne intelligente. On est libre d'employer telle autre forme dans la rédaction des observations, et je suis loin de prétendre asservir à une seule manière de procéder ; mais quelque forme ou quelque plan que l'on adopte ou que l'on suive, les pensées qui viennent d'être émises y seront toujours applicables, et serviront dans tous les tems de boussole et de règle, à quiconque voudra peindre la nature avec art et la représenter dignement. Je le répète : les observations bien rédigées sont le fondement de toute bonne méthode ; et elles sont de plus, aujourd'hui, au milieu du déluge d'écrits qui submerge la médecine, l'unique planche sur laquelle elle puisse se sauver du naufrage.

II.

De l'art de monter des faits aux principes.

TOUT est encore imparfait dans la médecine ; les erreurs des premiers tems subsistent dans toute leur force ; elles se sont grossies de celles des siècles qu'elles ont traversés, et toutes ensemble pèsent sur nous. L'autorité des âges, le suffrage de quelques grands hommes, l'approbation des écoles, l'habitude et l'exemple ont imprimé à ces erreurs un caractère imposant ; et tel est le prestige aujourd'hui, que le doute seul semble un outrage, et le désir de mieux faire une offensante témérité. Cependant, les observations sur les maladies demeurent incomplètes, et la plupart des axiômes sans preuves ; les règles de pratique varient au gré de chaque auteur ; et chacun affecte des manières de voir différentes, parce qu'il n'en existe pas d'assez positives, pour servir de frein aux opinions divergentes, et leur offrir un point de ralliement. Tout peut néanmoins s'ordonner encore, pourvu qu'on prenne le tems et qu'on emploie les moyens. Les moyens sont encore plus précieux que le tems ; et ce ne sera jamais qu'à la faveur d'une méthode, que l'on purifiera l'entendement des fausses no-

tions qui le préoccupent et qui l'offusquent,
qu'on trouvera la vraie nature des maladies, qu'on
sondera la position actuelle de l'art, et que l'on
fixera celle qui lui est propre.

Or, vous venez d'entendre de quelle manière
les faits doivent être observés et décrits. Passons
à l'art d'en extraire des principes. Mais pour
atteindre à ce but, un travail préalable est nécessaire ; et je vais en développer toutes les
parties, depuis le commencement jusqu'à la fin.
Ce travail est important, et je vous demande
d'y prêter votre attention.

Si j'avais à traiter d'une maladie que je voulusse bien connaître, ou bien faire connaître,
je ne rechercherais point ce qu'en ont dit Hippocrate et Galien : mais je tâcherais première-
ment d'en voir des exemples moi-même, et, en
second lieu, d'en trouver dans les auteurs de médecine clinique. Je comparerais les exemples
des auteurs avec les miens ; je jugerais qui, d'eux
ou de moi, ont le mieux décrit la maladie ; et
si je ne découvrais pas une supériorité marquée
de leur côté, j'inclinerais à mes propres exemples, parce qu'on est toujours plus sûr de ce
qu'on a vu, que de ce que les autres ont vu.
Mais dans la supposition où les leurs fussent
plus savamment ou plus correctement exposés,
je ne balancerais point à leur donner la pré-

férence ; car, que les exemples viennent d'une source ou de l'autre, cela est absolument indifférent pour la science ; et il reste toujours, en faveur de celui qui l'a su faire, le mérite d'un bon choix.

Les exemples réunis en nombre suffisant, ou du moins, ayant rassemblé tous les exemples que j'aurais pu recueillir, je bornerais là mon érudition et mes recherches. Je ferais de ces exemples l'objet de mes méditations assidues, auxquelles je donnerais cette direction, pour les rendre fructueuses.

Sachant combien l'esprit humain est sujet à se prévenir, et à voir ensuite les objets par l'œil de sa prévention, je commencerais par écarter, comme non avenues, les opinions qu'on m'aurait apprises ou que j'aurais pu moi-même concevoir sur la maladie dont je voudrais approfondir l'étude. L'esprit dégagé de toute préoccupation, sain et libre, j'essayerais de l'exercer.

Je l'appliquerais à scruter les faits que j'aurais recueillis jusqu'à ce que j'eusse acquis sur eux des idées positives. Mais, que de ressorts mûs à la fois dans la plus simple des affections ! quelle multiplicité, quelle intrication de symptômes ! au milieu de ce trouble universel, où sont les premières parties offensées ? Comment le mal s'est-il étendu de celles-ci à celles-là ? et quels rouages ont été tour-à-tour mis en jeu, depuis la première lésion jusqu'au dernier phénomène? Que d'obscurités, de difficultés pour percer le mystère de cette mutuelle génération d'effets et de causes! Ainsi, dès l'abord, je me sentirais empêché, arrêté par l'absolue impossibilité d'embrasser d'un seul et même coup-d'œil l'ordre, la succession et l'ensemble des symptômes. Or, cette impossibilité, reconnue, est déjà une notion acquise; et elle me suggérerait cet expédient. Ne pouvant concevoir l'ensemble de prime abord, dirais-je, étudions séparément les parties; nous rechercherons ensuite de quelle manière elles s'unissent et se combinent dans le tout. Je passerais donc immédiatement à un examen partiel de la maladie.

Cet examen partiel doit lui-même être fait dans un certain ordre. Les objets extérieurs, ou qui tombent sous les sens, comme les symptômes et les causes prochaines, y seront soumis les premiers; ensuite ceux qui se soustraient à nos regards, comme les causes internes ou immédiates: et, enfin, l'action médicamentaire. Descendons à des détails, car cet examen partiel est le foyer de toute vraie lumière.

Les symptômes s'offrent les premiers parmi les objets extérieurs et qui frappent nos sens. Je dénombrerais les symptômes, je les distinguerais entre eux, je rechercherais à quel organe ou système d'organes chacun individuellement se rapporte : j'examinerais comment ils se forment, comment ils se combinent, et comment ils se succèdent depuis le premier jusqu'au dernier de tous. A la faveur de ces opérations successives, la symptomatologie sera investie et parcourue dans tous les sens, et son ensemble, son être en ressortira nécessairement.

Pour dénombrer les symptômes, et n'en omettre aucun, je procéderais à leur énumération toujours de la même manière selon l'ordre que j'aurais adopté. En général, l'exploration doit passer des masses aux détails : habitude du corps, systèmes organiques, régions, appareils d'organes, organes, parties de l'organe. Chacun peut se former un ordre qui lui soit propre ; l'essentiel, c'est, après avoir une fois arrêté celui qu'on estime le plus favorable, de l'appliquer strictement à tous les cas. Le dénombrement doit être complet, voilà le but ; or, quiconque suit une marche uniforme dans ses recherches, court moins de risque de commettre des omissions, l'habitude le soutenant où l'attention pourrait faillir.

Les symptômes, quoique dénombrés, ne s'offrent encore à l'esprit que sous un aspect confus, qui ne lui permet pas d'opérer sur eux dans cet état : il les faut distinguer, séparer les dissemblables, réunir les analogues. De cette première opération, résultent des masses de symptômes qui, sitôt qu'elles sont formées, provoquent l'idée de les comparer entre elles, afin de juger plus pertinemment des différences, que le seul fait de leur collection en masses distinctes laisse entrevoir. On découvrira bientôt que, parmi ces symptômes, les uns appartiennent à telle maladie et la caractérisent, et que d'autres sont communs à plusieurs, sans en signaler aucune. On pourra même rencontrer les symptômes d'une seconde maladie, coexistante, peut-être les symptômes de plusieurs ; et c'est ce qui ne saurait échapper à l'aide de cet arrangement par affinité des signes. Or, la seule distinction des symptômes, procure deux avantages sans lesquels il est impossible d'avancer qu'on ne tombe incontinent dans la confusion et les ténèbres : le premier, de discerner les maladies simples des compliquées : et le second, implicitement compris dans celui-ci, de séparer une maladie de ses analogues, et par là même de la spécifier. Les plus grands obstacles qui se soient opposés jamais aux progrès de la médecine, se trouvent donc levés par ce seul bienfait de la distinction des symptômes. Qu'on jette l'œil sur les causes qui ont entravé les progrès de l'art ; et l'on verra que les controverses, les écrits polémiques, la fluctuation, l'opposition, l'incertitude des avis, la confusion et l'obscurité parconséquent, sont toujours nés de la difficulté de s'entendre, faute d'une part de spécifier les maladies, et de l'autre, de les décrire séparément dans leur état simple et compliqué. Mais que d'affections différentes sont confondues encore aujourd'hui sous un même nom appellatif! Quel sujet de gloire, pour qui saura les distinguer, et leur donner une existence individuelle! Et qu'est-ce précisément que complication, et que doit-on entendre par ce mot? Et pris dans le sens actuel, quelles sont les maladies qui peuvent ou non se compliquer avec d'autres? A quelle période de leur cours la complication arrive-t-elle le plus communément? Dans quelles espèces est-elle avantageuse ou nuisible, et dès lors à prévenir ou à provoquer? Quelles sont les circonstances de l'athmosphère, du tempérament, du climat, de la méthode curative, qui font naître celle-ci plutôt que celle-là? Pourquoi ne voit-on jamais certaines affections se compliquer avec certaines autres? Quel vaste horizon se découvre! Quelle éclatante lumière, lorsque ces questions seront résolues à l'égard de chaque maladie en particulier!

Les symptômes, comptés et distingués, on recherche à quel système d'organes chacun d'eux se rapporte. Ainsi donc , reprenant de nouveau tous les symptômes , abstraction faite des collections homogènes précédemment établies , je les rattacherais chacun individuellement aux organes dont ils émanent : ceux-ci au cerveau , aux nerfs , aux muscles ; ceux-là aux gros vaisseaux ou aux capillaires ; les autres au foie , au ventricule , à la vessie ; et ainsi de suite jusqu'à la fin et sans exception pour tous les symptômes. Magnifique résultat d'humbles recherches ! de cette simple disquisition de l'origine des symptômes, découlent les plus saines notions sur la maladie dont on s'occupe, souvent sur la pluralité , et quelquefois sur le corps entier de la théorie de l'art. Par elle , on démêle , on sépare les symptômes , on en met à nu la trame ; on les suit , dans le trajet qu'ils parcourent, du lieu où ils se terminent jusqu'au point d'où ils partent ; et l'on découvre ainsi la lésion première , découverte majeure et fondamentale , sans laquelle la maladie ne saurait être réputée connue, nécessaire , par conséquent , et qui nous manque encore dans une foule d'espèces. Or d'immenses clartés symptomatologiques résultent de cette seule découverte , et qui se manifestent dans cet ordre : d'abord, par la lésion première reconnue , se discerne la succession des symptômes ; c'est-à-dire qu'on distingue les symptômes qui procèdent immédiatement de cette lésion première, de ceux qui naissent secondairement des premiers symptômes qu'elle engendre, et à plus forte raison de ceux qui ne se développent qu'en troisième et quatrième ligne, lesquels cependant offusquent quelquefois tellement les primitifs, que, sans cet art de distinguer ceux-là, il deviendrait impossible de reconnaître ceux-ci. En second lieu, et par une suite de la succession connue des symptômes, s'acquiert l'importante faculté de les unir en groupes homogènes, marquant leur ordre de succession : radicaux, élémentaires, constitutifs, consécutifs, secondaires, accidentels : autant de synthèses partielles, faites dans le cours d'une sévère analyse, et qui, loin de l'interrompre, la complètent et la précisent. Et enfin, à la faveur de ces synthèses partielles, subordonnées à la succession connue des symptômes, elle-même subordonnée à la notion de la lésion première, on lève le masque aux symptômes secondaires, lorsqu'ils ont été faussement constitués en affections primitives : mélancolie, hypocondrie, fièvre, asthme, coqueluche et tant d'autres ; tous symptômes secondaires, pris ou donnés ou classés pour des maladies : maladies de déception et de méprise, que la lumière du point de départ des symptômes, sitôt qu'elle

viendra paraître, fera rentrer dans le néant.
Si nous approfondissions davantage la théorie
de l'art, que d'ombres de cette espèce nous
trouverions parmi les corps que nous croyons
toucher à pleines mains ! elle est donc évidente,
toute puissante sur notre intelligence médicale,
l'influence de la disquisition originaire des symptômes.

Leur origine étant connue, il faut démêler
comment se forment les symptômes ; et nul objet,
sans contredit, n'offrirait un tableau plus pitto-
resque et plus animé, plus instructif et plus curieux que l'explication de la formation des symptômes morbides. Par exemple, que se passe-t-il
dans le tissu de la peau, dans l'érysipèle, les
dartres, la teigne, la rougeole et la petite vérole ? Pourquoi certaines de ces éruptions se
terminent-elles par une desquammation de l'é-
piderme, les autres par des croûtes et des écailles,
et quelques-unes par des ulcérations plus ou moins
profondes ? Un accès de fièvre se développe :
comment se produisent ce froid glacial et subit,
ce tremblement, cette convulsion générale de
la fibre musculaire soumise à l'empire de la volonté ? Déjà la chaleur embrâse les parties les
plus refroidies, et une sueur abonbante et chaude
baigne la surface du derme : comment ce changement s'est-il opéré, et par quels vaisseaux

fait ce flux et reflux du sang et de la chaleur animale ? Des urines sont rendues limpides comme de
l'eau de roche, à l'approche d'une crise nerveuse:
quel mouvement organique antérieur des reins,
du cerveau, des nerfs ou autres organes, ont produit ce singulier phénomène ? la goutte fait pousser des cris de douleur à ce malade, qu'elle saisit
à l'orteil; elle disparaît, et incontinent l'épaule
est en proie à d'atroces douleurs : ne sentez-vous
pas, combien il importe à l'art, d'arracher à la
nature le secret de tels mouvemens? On peut,
on doit, il le lui faut dérober; et ne pas tenter
c'est échouer volontairement. Qui donc a exilé
l'audace du champ des sciences? La défiance qui
interdit les recherches, est la fille stérile de l'orgueil et de la timidité. L'incapacité, je le sais,
à qui cette défiance s'offre sous les apparences
de la réserve et de la modestie, et avec le ton
mesuré de la sagesse et de la raison, séduite,
par ces faux dehors, la décore du nom de
prudence; mais la capacité, qui la reconnaît
sous le voile, et la voit précédée d'un débile
orgueil qui se dissimule et n'ose s'avouer,
ayant pour cortège la langueur, le découragement et l'apathie, et ce doute, prétendu philo-
sophique, et qui n'est qu'une résignation à ignorer : la capacité se rit de cette dénomination.
L'extrême circonspection traîne après soi l'in-

curiosité, et sa compagne inséparable, l'ignorance ; l'activité des recherches, un zèle auda-
cieux enfantent les découvertes. C'est des premières erreurs, et les premières erreurs sont
de l'invention, que jaillissent d'ordinaire les
premières vérités. Qu'ils demeurent donc dans leur
sphère, les sentiers battus, les faibles qui redou-
tent les écarts et les chutes ; et qu'il soit permis
aux forts de gravir les monts et les lieux escarpés.
De ces hauteurs, un jour, ils feront signe aux
autres de monter.

Le comment les symptômes se forment étant
découvert, on s'attache à trouver le comment
ils se combinent. Un exanthême aigu est précédé
pendant plusieurs jours de mal-aise et de fièvre :
est-ce le transport des fluides à la périphérie qui
produit la fièvre, ou la fièvre qui pousse les fluides
à la périphérie du corps ? ou bien, ne seraient-ils
causatifs ni l'un ni l'autre, ces deux phénomènes
si apparens et si considérables ? et seraient-ils
aucontraire, comme je le pense, le produit d'une
affection interne, qui opère sourdement et dans
le silence, cachée, qu'elle est, sous le voile de
ses propres effets ? quelle est enfin l'espèce quelconque de corrélation, de génération, de succession ou de dépendance qui lient ensemble
l'exanthême et la fièvre ? cet exanthême est accompagné d'une rougeur manifeste des yeux et

d'une toux remarquable : par quel rapport se trouvent unies l'affection de la peau, et celle des membranes muqueuses des yeux et des poumons? dans quel tems se fait cette coexistence d'affection, quelle est sa durée, l'époque où elle se termine? et lorsqu'elle se termine, que se passe-t-il alors, et quelle liaison subsiste entre la cessation de la toux et de la rougeur des yeux, et la série des symtômes qui se développent après que cette cessation s'est faite? Recordez-vous. N'avez-vous pas vu généralement dans les phlegmasies avec éruption cutanée, se déclarer, dans le principe, par une cause qu'il vous faudra découvrir, des frissons, des douleurs lombaires, des maux de tête ou éclampsies? ensuite, après ces nerveux symtômes, une action convulsive du système artériel battant, qu'alors, bien ou mal, nous appelons fièvre? quelques jours écoulés, le système capillaire artériel ne reçoit-il pas, par voie de transmission, la suraction des artères vibrantes; et n'est-ce pas de l'érection qui s'empare en ce moment de ce système capillaire, que naissent les éruptions de la peau, taches ou plaques ou boutons, la phlogose des membranes muqueuses, et les éruptions qui s'y font aussi quelquefois; et, consécutivement, l'extravasion des liquides dans le tissu réticulaire de ces deux membranes, la peau et les muqueuses, et souvent même dans le tissu cellulaire sous-jacent ? les grosses et capillaires artères venant à s'appaiser, le système lymphatique, dont les extrémités baignent dans le fluide extravasé, ne devient-il pas à son tour le nouveau centre d'une exaltation vitale, dont l'effet est d'absorber le fluide épanché, et le but d'opérer la déssication des éruptions de la peau, et la résolution des muqueuses? subséquemment le système veineux lui-même n'est-il pas pris d'un surcroit de contractilité organique, par le stimulus qu'il reçoit des liquides viciés qu'il absorbe, et celui de la masse du sang, gonflée, souillée par le dégorgement dans la veine cave des vaisseaux lymphatiques? et enfin ce sang souillé, versé dans les artères, ne produit-il pas fréquemment à cette époque un nouveau mouvement fébrile, accompagné ou suivi de métastase funeste; mais le plus souvent, par l'heureuse irritation que ce fluide alors impur détermine sur les organes excréteurs des reins, du foie ou autres congénères, ne provoque-t-il pas lui-même le travail nécessaire pour l'épurer, comme l'attestent les dépôts dans les urines, les déjections bilieuses, ou autres évacuations critiques? Quelle admirable suite de phénomènes ! quelle délectable étude ! poursuivons, c'en est assez pour un exemple. Des escharres, des bubons, des parotides, des taches exanthématiques se manifestent durant le cours d'une fièvre : dans quelles circonstances ces phénomènes doivent-ils être envisagés comme une complication, un symptôme, une crise, ou simplement comme coexistans avec une maladie sur laquelle ils n'exercent aucune sorte d'influence ? par quel enchaînement de causes et d'effets, la peau, les vaisseaux capillaires, le tissu celullaire ou les glandes se trouvent-ils plutôt attaqués dans telle affection que dans telle autre, plutôt au commencement, au milieu, à la fin, ou plutôt avant ou après tel ou tel autre système organique ? Je n'ignore pas combien il est difficile de trouver le nœud par lequel se tiennent et s'enlacent ces divers événemens des maladies; mais quelle clarté s'en suivrait, si la recherche en était faite heureusement ! et, d'après la précédente explication sur les maladies éruptives, qui déjà ne conçoit pas qu'elle se peut faire avec succès.

Enfin, comment se succèdent les symptômes depuis le premier jusqu'au dernier de tous ? ou, du moins, comment depuis les derniers de tous remonter jusqu'au premier ? car souvent on ne peut arriver à celui-ci, que par ceux-là, et quelquefois même est il impossible de l'atteindre. Non que j'entende parler d'une impossibilité absolue, je n'en connais point de cette espèce à l'égard de la médecine ; mais de cette impossibilité relative où nous sommes en-

core par l'absence d'une méthode qui règle le
le travail de nos sens, et appelle l'intelligence
sur les objets les plus dignes de l'occuper. Or,
une maladie se développe, s'accroît, décline, et
se termine après les révolutions plus ou moins
violentes ou prolongées : comment les symtômes
se sont-ils succédés pendant ses diverses périodes?
quels systèmes organiques ont été les premiers
atteints, quels autres l'ont été après eux, quels
ensemble, quels séparément ? Car, de la lésion première, comme d'une racine, partent diverses tiges,
lesquelles, offusquées par la multiplicité des branches et des rameaux qui en naissent à leur tour,
ne sont pas toujours faciles à distinguer. Or qu'on
tienne pour certain que, de même que telle plante
développe sa tige d'une manière conforme à son
espèce, *simple, composée, rameuse*, de même se
développe, d'une manière conforme à l'espèce de
la lésion radicale, la première tige de symptômes,
laquelle se divise et se subdivise ensuite en branches
et rameaux dont le type originaire s'affaiblit à mesure qu'on s'éloigne davantage du tronc générateur.
Ces considérations, qui regardent les solides, s'appliquent également aux liquides, au fluide nerveux,
au sang, à la lymphe; car les symptômes qui proviennent des unes ou des autres de ces humeurs, conservent long-tems des traits relatifs à leur première
origine. Eh bien ! cette forme native, ce mode

originaire suivant lequel les tiges et les branches symptomatiques naissent, croissent, se multiplient et se succédent, ou, si l'on aime mieux, les principes et les lois de leur formation et de leur développement selon l'humeur, l'organe, le tissu ou la portion de tissu où le mal a son germe, est-ce qu'il s'agit d'établir fermement; ayant toutes fois la soigneuse attention de marquer les branches de symptômes qui, naissant à cause du tronc, ne proviennent de lui cependant par aucune voie directe ou de continuité, phénomène qui n'a jamais lieu dans les végétaux, et qui se remarque incessamment dans le corps humain malade. Or lorsqu'une fois à l'aide de ces recherches tout l'espace intermédiaire entre le commencement et la fin de chaque maladie sera rempli, sitôt qu'il n'existera plus de vide entre le dernier symptôme et le premier d'aucune, et que, de plus, les lois de succession des symptômes, selon chaque racine morbide, seront assignées exactement : alors la notion de la maladie sera pleine et entière, juste et parfaite; alors et seulement alors, on la pourra définir, systématiser sur elle; mais assurément jusque là toute définition de la maladie est prématurée, téméraire. Lorsque le mal commence par les organes de la vie organique, par quelle voie, quels conducteurs unitifs secrets, quel consentement, non découvert, gagne-t-il ceux

de la vie animale et réciproquement? car il existe
entre les organes soumis à la volonté et ceux qui
opèrent sans elle, entre les émanations du grand
sympatique et celles de l'épine et du cerveau, des
anastomoses ou communications nerveuses qui
nous sont échappées jusqu'à présent, et qu'il est
indispensable d'atteindre. Lorsqu'un système organique est affecté après un autre, est-ce par une
suite de l'excitation de celui-ci qu'il est mis en
jeu, ou par une cause plus universelle, et qui
comprend en soi la succession et l'ensemble de ces
excitations partielles et successives? existe-t-il enfin un être morbide, ou seulement une succession
de phénomènes morbides? et qu'est-ce que précisément que périodes? est-ce une suite de mêmes
choses à des degrés divers d'intensité, ou une
succession de choses différentes? une maladie
s'est terminée par des sueurs, des hémorragies, des crachats ou des urines critiques: est-on
bien sûr de la valeur de ce mot critique? les
urines, les sueurs et autres humeurs, qui portent
en effet sur la fin des maladies des caractères
autres que les naturels, sont-elles ainsi par l'effet
d'une élaboration spécifique, d'une coction, que
l'on suppose, et que l'on exprime par le nom
de crise; ou l'altération de ces fluides provient-
elle de ce que les organes qui les sécrètent, étant
affectés à leur tour, changent alors de mode de

sécrétion, ce mode changé n'étant qu'une suite de l'affection antérieure des organes? Enfin le principe des maladies, quelqu'il soit, s'épuise-t-il peu à peu en parcourant et excitant tous les systèmes, se détruit-il par une sorte de digestion ou décomposition opérée par le bouleversement successif de chacun d'eux, ou de toute autre manière encore inconnue? Existe-t-il des affections où l'on observe tel plutôt que tel autre mode d'épuisement de ce principe? Que de vérités restent enfouies ! O que nous sommes loin de savoir ce que nous croyons savoir si bien ! Mais qu'elle est considérable, la connaissance de la filiation des symptômes : la complète notion d'une maladie n'est probablement que cette connaissance, que l'assignation des degrés intermédiaires entre le premier et le dernier phénomène. Eh bien! c'est sur ce terrain : origine, formation, succession et combinaison des symptômes, lois physiologiques ou pathologiques selon lesquelles ils se meuvent, terrain que les modernes trouvent trop élevé, et qui toujours a paru trop bas aux spéculatifs de tous les âges, que l'art doit trouver ses véritables fondemens.

Telle est l'investigation propre à la symptomatologie. Au résumé, le point, c'est de trouver l'origine des symptômes ; origine qu'ils nous cachent souvent eux-mêmes, au lieu de l'indiquer.

Ces tremblements, en effet, ces convulsions, ces violents accès en chaud et en froid, ces agitations du tronc et des membres, et les autres grands et apparents symptômes, offusquent nos sens et par eux notre entendement; ils y couvrent de leur rumeur et de leur ombre, et la cause qui les produit et le lieu d'où ils partent : tout cet ouragan symptomatique, ne provenant, dans son principe, que d'un point noir fixé en quelque partie du corps et qui gagne et soulève par degrés toute l'économie.

Or, la précédente investigation sur la symptomatologie, s'applique particulièrement à ces symptômes grands et apparens, bruyans et forts, sensibles à la vue, et remplissant nos sens, qu'ils offusquent : symptômes les seuls comptés jusqu'à ce jour, et symptômes pourtant les moins essentiels. Et à proprement parler ce ne sont pas même des symptômes, car ils n'annoncent rien de précis, ayant lieu et se présentant sous une forme pareille dans la presque totalité des affections. Ces prétendus symptômes ne sont effectivement que des effets, et des effets, pour la plupart, si éloignés de la cause ou maladie, qu'ils ne proviennent point d'elle directement, et qu'ils sont dès-lors incapables de la faire reconnaître ou de la dévoiler. Mais une bien étonnante conséquence résulte de ces remarques, c'est que, plus les symptômes occupent de place dans nos sens, moins ils en doivent occuper dans l'esprit ; plus ils sont apparens et moins ils ont d'importance ; plus nous les touchons et les voyons , plus loin ils sont de l'origine et de la cause. Aussi existe-t-il un ordre de symptômes différens de ceux-ci , moins sensibles et plus importans, plus loin de nos sens et plus près de la cause morbide , médiats et éloignés pour nous , prochains et immédiats pour elle , qui lui adhèrent et la suivent comme l'ombre fait le corps , mais qui nous sont dérobés par leur situation profonde , et plus encore par le voile épais des grands et apparens symptômes qui en naissent simultanément et consécutivement. Ces symptômes adhérens à la cause, symptômes qu'il importe le plus d'atteindre et de connaître , qui occupent le profond des organes, symptômes intimes , ne sauraient être appréciés par la simple vue physique ; ils ne sont susceptibles d'être atteints que par la vue intellectuelle , le raisonnement. Ces symptômes qu'on ne voit point , qui ne tombent point sous les sens , qui ne peuvent être explorés que par l'œil de la raison ; ces symptômes qu'il est nécessaire de distinguer des symptômes apparens , de traiter et de considérer à part , et qu'à cette fin je désignerai sous un nom propre , *adélides*, les nommerai-je , à cause qu'ils échappent à la vue , et pour les isoler des symptômes apparens ou *délides* dans l'esprit, comme ils le sont dans la nature : ces symptômes, dis-je, sont de tous les plus essentiels à scruter et à méditer. Ces symptômes adélides, symptômes importans, mais sourds et voilés, se passent dans les fluides et dans la tissure des organes, dans les capillaires nerveux, sanguins, lymphatiques, exhalans et inhalans, sécréteurs et excréteurs, et d'autres sortes de capillaires sans doute, car plusieurs des phénomènes morbides annoncent l'existence de quelque ordre de vaisseaux qui nous échappent. Eh bien ! ces divers capillaires et les fluides qu'ils contiennent (vrai siége primordial des maladies) lésés diversement par les causes, mais toujours dans un mode formel qui répond à la spécialité causale, reçoivent primitivement l'impulsion morbifique ; et de leur réaction sur la cause, et de l'action de la cause sur eux, résulte enfin une fonte commune, un ensemble, un homogénéité, un noyau duquel tout le reste éclate. Et qu'on l'entende bien ; les symptômes essentiels, primitifs, constitutifs sont là, dans ces tissus intimes, tous-là, et là seulement : tous émanent prochainement ou immédiatement de la cause ; et c'est sur eux, sur ces symptômes méconnus et délaissés, que la vue intellectuelle doit pénétrer et se fixer. Cependant il s'élève à la surface du corps des frissons, des convulsions, des tremblemens des membres et autres symptômes larges et apparents, considérables, qui arrêtent les regards, absorbent les sens, les troublent et les remplissent, déçoivent, préoccupent et fascinent l'entendement. Et c'est sur ces larges, mais indifférens symptômes, sur ces symptômes apparens mais éloignés, sensibles mais inertes, qu'on a bâti, qu'on a construit l'art et ses méthodes ! O illusion ! et les signes, cependant, et de quelque espèce qu'ils se montrent, ne sont point la maladie ou chose signifiée ; la maladie ou chose signifiée, c'est la cause morbide, cause ou raison suffisante des signes. Or, la théorie des causes, théorie dans laquelle nous allons pénétrer, va davantage éclairer celle des symptômes de toute espèce. Car, et il importe grandement de le comprendre, la fin des symptômes n'est point la connaissance des symptômes, pas même celle du siège qui les projète, siége qui, encore qu'essentiel à savoir, n'est lui-même qu'un objet secondaire : la fin théorique des symptômes c'est la cause morbide, cause, qui seule mène à la curation, laquelle à son tour est la fin de la théorie causale. Et de plus il se faut bien rendre compte que jusqu'à cette heure, les symptômes n'ont été atteints que comme signes ou indices, c'est-à-dire, comme donnant à présumer ou faisant

connaître quelque chose de moins apparent qu'eux ;
mais, dans la nature, les signes n'ont point pour
objet de donner rien à connaître ; ce sont seulement de sa part des actes organiques, qui, les
uns, sont les effets immédiats de la cause, les
autres, des moyens concertés pour la détruire, et,
quelques-uns, de simples accidens nés du mouvement communiqué aux parties par le frottement
de ces premiers actes organiques. Cependant,
nous ne possédons qu'un mot, que le mot symptômes, pour exprimer des phénomènes si divers
dans leur origine et dans leur fin ; et cette pé-
nurie d'expression seule, annonce l'imbécillité
de l'actuelle théorie de l'art.

Les symptômes adélides, on vient de s'en
convaincre, touchent dans la nature immédiatement aux causes morbides ; passons, par imitation, des symptômes adélides aux causes ; et
d'abord aux causes externes, lesquelles, avons
nous dit, composent avec les symptômes les
objets qui frappent nos sens dans l'investigation des maladies.

Que le climat, les saisons, le régime, le
tempérament et le sexe, que l'influence d'une
violence extérieure, d'une vive émotion de l'âme,
de la suppression d'une évacuation habituelle
quelconque, que des principes morbifiques, épidémiques ou contagieux, causent des maladies ;

c'est ce que personne ne conteste. Mais dans quelles circonstances ces causes agissent-elles intrinsèquement, et dans quelles autres la prédisposition leur est-elle nécessaire? N'existe-t-il pas des affections où une même circonstance joue, alternativement, le rôle de cause et d'effet? Les antécédents sont trop légèrement reputés causes. Dans nos livres, la presque totalité des maladies reconnaît les mêmes agents causatifs; cependant, des maladies différentes ne sauraient être produites par des causes identiques; ou, si des causes identiques produisaient des maladies différentes, il s'en suivrait qu'il serait superflu de relater les causes. Il importe de les relater, assure-t-on, et toutefois l'observation signale pour la plupart des maladies le même genre de causes. Il existe donc nécessairement, doit-on conclure, dans le mode selon lequel les causes se forment, s'alternent et se suivent, une sorte de combinaison d'où elles tirent leur principale influence. Or cette combinaison, la causalité, est le point de la question à résoudre. Et ce point, si négligé, et presque interdit se trouve d'une capitale considération; car l'origine causale des maladies est autant et plus importante à savoir que leur origine organique. Pour la complète théorie, ces deux origines doivent marcher de front. Des affections toutes semblables par la symptomatologie, à nos sens du moins demeurés obtus faute d'une méthode, ne sont-elles pas toutes différentes à traiter selon l'origine causale ? C'est sur cette double origine, qu'on s'en souvienne, que s'appuyeront, au jour de la théorie complète, la curation et la dénomination des maladies.

Voici donc dans quel esprit doit être scrutée la première partie de l'examen partiel ; savoir, les symptômes et les causes externes, objets extérieurs et qui tombent sous les sens : passons à la seconde partie de cet examen, aux causes internes, qui se soustraient à nos regards.

Mais revenons un instant sur nos pas. Quelle est précisément la maladie dont je parle ? Elle avait une dénomination quand vous avez choisi les exemples. Soit : j'ai pris cette dénomination telle quelle, subissant la science de mon siècle, et je l'ai acceptée et approuvée selon la mesure des connaissances que j'avais moi-même alors. Mais à présent que j'en possède de plus vastes et de plus étendues, de plus précises et de plus profondes, je dois revenir sur mes premières décisions, les revoir, les vérifier, et estimer, peser, par ce que je sais de plus, si mon premier jugement ou assentiment n'est point défectueux. Le souverain objet, dans l'art, c'est d'isoler, de distinguer, de séparer tellement une maladie de celles qui lui ressemblent, qu'il ne soit plus

possible de les confondre entre elles. On se fie,
à cet égard, aux caractères spécifiques donnés
par les nosologues : moi, je m'en méfie ; et, à
l'heure même, je regarderais comme une faveur
digne d'Esculape le don de spécifier les maladies. Oui, maître, spécifie une maladie ! et
j'appelerai cela une découverte. Les faits donc
passés à cette nouvelle épreuve, assuré, par
cette révision, de leur vraie nature et de leur
espèce, je m'occuperais de les assortir entre
eux, les graduant depuis le plus faible jusqu'au
plus intense, le plus chronique jusqu'au plus
aigu, le plus simple jusqu'au plus composé.
Cela entendu, abordons les causes internes,
en les renouant aux externes instantanément.

Comme un même corps, appliqué sur divers
instrumens, produit des sons qui varient selon
l'espèce de chacun d'eux, de même, les causes
externes produisent des maladies diverses, selon
l'état où se trouve le corps humain lorsqu'elles
agissent sur lui. L'effet des causes externes, sur
le corps humain, n'est donc pas positif, il est
relatif au mode de réaction : c'est l'espèce du
son rendu, qui appartient plus à l'instrument
qu'à la percussion qui le provoque. Or l'état
du corps, qui existe lorsqu'une cause externe l'ag-
grave et en fait une maladie, ou ce même état,
lorsqu'il produit la maladie spontanément, est

ce que j'entends par cause interne. Cette cause est le voile à lever pour saisir le secret de la nature dans la formation des maladies ; et il n'est que de gaze, ce voile qu'on dit d'airain et de plomb. La recherche de la cause interne, s'empresse-t-on d'objecter, n'a fourni, jusqu'à cette heure, qu'à de vaines hypothèses, et elle a failli perdre la médecine. D'accord, et elle aura sûrement cet effet, si, sur de simples présomptions, l'on se hâte de composer des doctrines. Mais l'étude de cette cause n'oblige pas un esprit sain à se faire des chimères et à les ordonner en système. Elle est, dit-on, surnaturelle? Il n'est rien de surnaturel dans l'espèce d'altération des solides ou des fluides, qui produit une maladie. Elle est inaccessible à nos sens? Eh! qui donc en a mesuré l'étendue, pour en assigner les limites? L'analyse des humeurs dans les maladies est à peine commencée ; l'anatomie pathologique, flambeau qui luit de nos restes, est loin de briller de tout son éclat ; et l'exploration des symptômes, selon le mode que je viens d'enseigner, est un nouveau sens dont on n'a point encore fait usage. Or, si l'on n'a pas mis les moyens en œuvre, de quel droit assurer l'impossibilité du succès? Quiconque est doué de quelque pénétration, avouera, au contraire, que la moindre découverte dans la nature de la cause interne, peut conduire soudainement à d'étonnants résultats ; résultats, que la simple observation des phénomènes, fût-elle poursuivie des siècles durant, ne saurait jamais procurer. La cause interne offre donc une carrière brillante à parcourir, épineuse, sans doute, mais où le génie doit s'essayer. Les symptômes et les causes externes, sont le point d'appui d'où il doit prendre son essor, et l'anatomie pathologique, l'analyse chimique des humeurs, pourront dans quelques cas le soutenir et le diriger.

Nous-mêmes, cependant, aggrandissons la voie causale ; et afin d'en montrer l'importance et l'étendue, les tenants et les aboutissants avec les parties fondamentales de l'art, reprenons les causes de plus bas.

L'école admet, entre les causes, d'autres distinctions que celles d'internes et d'externes ; empruntons un moment son langage. L'école reconnaît : une cause *procatarctique* ou *prochaine*, celle qui est la plus importante, qui touche de plus près à l'invasion de la maladie ; une *proégumène* ou *éloignée*, qui comprend toutes les circonstances capables d'engendrer la cause prochaine, soit que ces circonstances émanent de l'intérieur du corps, ou pèsent du dehors sur lui ; une *prédisposante*, qui est la cause éloignée pré-

senté sous un nom différent, pure superfétation ;
et une cause *occasionnelle* ou *efficiente*, laquelle
est censée donner l'impulsion aux précédentes,
et les mettre en action. Cet échafaudage de causes
est abusif. Il n'a pas toujours lieu, et lors même
qu'il existe, il est inerte. Qu'indique-t-il ? une
progression de choses, non la nature des choses.
Or telle est la question : cette progression de
choses a produit une cause matérielle morbide,
ou n'a point produit de cause matérielle morbide.
S'il ne s'est pas formé de cause matérielle, la progression est inutile à connaître ; et s'il s'est formé
une cause matérielle, c'est cette cause qu'il faut
découvrir, dans sa nature, et non dans les circonstances qui l'ont engendrée. Si ces circonstances
intéressent, ce n'est plus comme cause, c'est
simplement comme signes commémoratifs : qu'importe en effet que des circonstances, qui s'évanouissent devant la cause qu'elles ont produite,
touchent à l'invasion morbide d'une façon plus ou
moins immédiate ? Il est manifeste, à qui les scrute,
que les causes ont été faites de toute pièce, de
tout esprit, chacun ayant composé la sienne, sans
embrasser l'ensemble, et sans se coordonner avec
ce qui précédait. Aussi le mouvement causal, ou
le jeu des causes les unes à l'égard des autres,
et à l'égard des symptômes ou effets organiques
qu'elles produisent, la causalité, offre un sujet

qui n'est pas même encore effleuré. Mais voici une omission bien plus considérable. Une maladie se développe spontanément, nulle cause, efficiente ou occasionnelle, n'est intervenue : quelle puissance, étrangère à votre levier causatif, la cause occasionnelle, a donc imprimé le mouvement morbide ? quelle puissance ! c'est le moi matériel humain, semi-intelligence, principe vital organique commun à tout ce qui vit et végète , lequel soutient, ordonne , prévoit et provoque les actes nécessaires à l'élimination des causes capables de compromettre l'économie. Et ce principe n'opère pas seulement comme cause efficiente ; son influence se prolonge après l'invasion de la maladie, elle l'accompagne et la suit , la dirige et l'ordonne jusqu'à sa période dernière. Les autres causes demeurent subordonnées dans leur mode d'action à ce principe intelligent et réparateur ; et lors même que ces causes ont excité le premier mouvement morbide , celui-ci s'en empare aussitôt pour le conduire et pour le gouverner. Or cette cause par dessus toutes les causes, ordonnatrice , suprême, vraiment procatarctique , et cependant omise et méconnue , est le nœud de la causalité.

Les causes externes se montrent à découvert ; la cause interne est donc la seule à chercher. Cette cause est la matière pathologique, et, pro-

prement, la maladie. Les actes morbides qu'elle
provoque ou que le moi matériel humain provoque à son occasion, ne sont qu'une conséquence de cette cause. Que ces actes émanent
d'elle directement et comme simple effet, ou
qu'ils soient excités et concertés par le moi organique pour la détruire : toujours effectivement
demeure-t-elle comme le pivot sur lequel ces
actes roulent et s'appuyent. Cette cause est le
but de la symptomatologie, l'objet de la thérapeutique. Sitôt qu'on la possède, on touche au
positif. Fin théorique des signes et base de la
curation, centre et nœud des principaux phénomènes, placée entre la symptomatologie et la
thérapeutique, et leur servant tour à tour et
réciproquement de point de départ et d'appui,
la cause interne est incontestablement la pierre
angulaire de la pathologie. Seule, elle formera
le support de l'art, lors de la théorie complète.
C'est sur elle, sur elle uniquement que seront
fondées les nosologies. Vainement objecterait-on
de nouveau que la cause interne est inaccessible.
J'ai long-tems songé au grand œuvre d'une nosologie définitive; et plus je l'ai médité, scruté et
sondé, et plus je suis demeuré convaincu que les
nosologies doivent être construites sur la cause
matérielle interne. Vainement encore objecterait-
on la méthode contraire des nosologies des tems

antérieurs : que sont-elles devenues, ces nosologies ?
mais je les ai pesées ; et j'ai reconnu qu'elles avaient
été faites comme par instinct, par réfléchissement
de la science de l'époque où elles ont paru. Nul
nosologue ne s'est au préalable assuré d'un terrain
solide, pas même de la nature du terrain sur
lequel il opérait : aussi est-il ordinaire de les voir
bâtir à la fois sur des bases différentes. A la vérité,
d'un concert unanime ils ont proscrit la cause
interne. Eh ! je le conçois ! il faut la chercher,
cette cause ! mais les symptômes sont là jetés en
abondance ; il n'y a qu'à ramasser et à prendre ; et
la matière en est si ductile et si malléable, qu'elle
fournit incessamment et à chacun la figure nosologique qui lui plaît. Cependant, la seule force
des choses a poussé les nosologues vers la cause
interne. Je dis, la force des choses ; car ils s'en
sont rapprochés sans le vouloir, sans le savoir,
sans le chercher ni s'en rendre compte, et ils s'en
sont éloignés tout aussi insciemment. De cette
absence de plan combiné, il résulte que les nosologies des tems antérieurs offrent une fluctuation,
du bien au mal, qui exclut à leur égard tout ordre
chronologique progressif. Pour s'en former donc
une idée nette, il faut considérer, abstraction faite
de l'époque, sur quelles sortes de bases elles ont
été dressées. Voici les plus saillantes, dans un
ordre de progression que du moins on eut dû

suivre. On a construit sur les effets de la cause
les plus éloignés et les plus vagues, sur des altérations, non définies, des propriétés vitales :
un excès ou un défaut de ressort et de ton,
dans la fibre, a servi de base au système
nosologique de Thémison. Les mots Sthénie et
Asthénie, et leurs analogues, calqués sur ceux
de contraction et de relâchement, nous ont appris que vingt siècles pouvaient s'écouler sans
donner à l'art plus d'aplomb, et aux médecins plus
de perspicacité. Les actes organiques, effets de la
cause, les signes ou symptômes, ont à leur tour
été choisis pour l'édification des nosologies : et
comme si c'était le sort de l'espèce humaine de
commencer toujours le plus loin possible de la
vérité, on s'est d'abord adressé aux symptômes
les plus distants de la cause et les plus variables,
mais toutefois les plus grands et les plus apparents, frissons, sueurs, chaleurs, tremblements,
par exemple, d'où l'on a fait ressortir toute une
légion de maladies factices, les fièvres, qui n'ont
pour étai que ces extrêmes symptômes ou derniers effets de la cause. De ces symptômes ano-
maux et flottans, on a passé à d'autres symptômes moins vagues, et adhérents à la région,
puis à l'organe : de là les classifications des maladies en celles de la tête, du ventre, de la poitrine, des hypocondres; en celles du cerveau,

des poumons, du foie, de l'utérus, de l'estomac, des intestins. Dans la suite, des symptômes moins médiats à la cause, et plus précis, ont été atteints : ceux qui surgissent des systèmes organiques, ou tissus divers qui composent les organes. Dès lors on a cessé de construire sur les symptômes provenant des organes considérés collectivement, pour bâtir sur ceux qui naissent de tel ou tel des tissus constitutifs des organes : non plus sur les signes provenant des poumons, par exemple, mais sur ceux émanant des membranes muqueuse, séreuse, et du parenchyme des ces viscères. Or la distance théorique qui sépare les symptômes provenant de l'organe, de ceux qui appartiennent à tel de ses tissus, est immense ; elle a été franchie dans notre siècle ; et un nosologue, parmi les contemporains, en a seul toute la gloire. Déjà l'on commence à pénétrer plus avant, on s'essaye à tirer des signes des divers systèmes capillaires qui servent de trame à la chaîne des tissus; on tente les symptômes adélides : et déjà l'inévitable illusion de prendre des effets pour des causes, et d'asseoir l'art sur ces effets, nous possède et nous arrête. Voici comment : la cause, qui opère sur la trame de la chaîne des tissus, les réseaux capillaires divers, quelle que soit cette cause, et quel que soit le réseau capillaire atteint, nerveux, sanguin ou lympatique ; cette cause,

dis-je, se résout communément en un phénomène complexe, dans la composition duquel
nous distinguons de l'irritation et de la douleur,
un accroissement de chaleur et d'oscillation, un
afflux d'humeur et de l'engorgement, et un changement de la couleur naturelle de la partie en
un rouge plus ou moins vif, phénomène complexe
que nous nommons du nom d'inflammation. Cependant, ce phénomène, en apparence le même,
est dans le fond très-variable : il l'est dans sa cause,
dans l'origine capillaire, dans la lésion des propriétés vitales qui le précèdent, dans la génération successive des quatre élémens qui le composent, dans la progression réciproque et totale
de ces élémens, dans leur terminaison commune, dans le traitement ; et toutes ces différences sont si tranchées, qu'elles font de chaque inflammation autant de maladies, non-seulement diverses, mais opposées. Toutefois le commun phénomène absorbe ; et comme nous n'apprécions
pas les signes qui constituent ses différences, que
nous ne faisons pas même d'efforts pour les trouver, supposant le phénomène identique, nous
ne possédons qu'un nom pour exprimer ce phénomène en effet divers et multiple ; et un nom ne
représente à l'esprit qu'une chose. Que résulte-t-il
de cette confusion ? Que l'on construit maintenant sur ce premier effet, sensible à nos sens, de

la cause, faisant abstraction et de la cause et des autres effets qu'elle produit avant et avec celui-ci. Nous voici donc aujourd'hui parvenus plus près de la cause, et cependant construisant toujours sur des effets. Mais les constructions, établies sur l'effet qui nous occupe, ne sauraient abuser plusieurs générations ; elles sont de nature à conduire promptement à l'absurde. Et effectivement, cet effet étant un résultat presque universel de toutes les causes, il envahira l'empire de la pathologie ; bientôt les nombreuses affections du corps humain seront réduites à plusieurs, à quelques unes, à une seule ; cet effet, le phénomène d'irritation ou d'inflammation, sera proclamé causatif, primordial, prototype ; à lui seul il embrassera l'espace, et composera le commencement, le milieu et la fin de la doctrine. Alors et dèslors l'absurde deviendra pour tous apparent et palpable ; car dès l'instant qu'un mot dira tout, on comprendra qu'évidemment il ne dit rien. On se rendra donc compte alors que dans le phénomène de l'inflammation on ne tient qu'un effet ; et désabusés encore et tant de fois avertis, touchant de près aux symptômes adélides qui, eux-mêmes, touchent immédiatement à la cause, s'enlacent et se nouent avec elle ; enfin nous prendrons la ferme résolution de ne plus être le jouet des effets, d'aborder la cause et de bâtir sur elle.

Telle est donc la progression qui se remarque dans les classifications qui ont été faites des maladies : les effets ont incessamment prévalu sur la cause, et des derniers, on s'est graduellement avancé vers les premiers. Aussi, la progression nosologique a-t-elle été inverse à la progression effective et naturelle de la maladie, qu'il importe singulièrement de connaître, et qui se développe dans cet ordre. La cause : la causalité, ou le comment cette cause est mise en action : la matière du corps sur laquelle elle opère, fluides ou solides, et l'espèce de ceux-ci, c'est-à-dire, le siége : les altérations adélides ou cachées produites, dans ce siége, par la cause, telle que la lésion des tissus et des fluides capillaires, celle des propriétés vitales ; propriétés et tissus dont les unes ou les autres souffrent davantage, et d'où il résulte que tels ou tels réseaux capillaires se trouvent particulièrement atteints, et que telle espèce de phénomène complexe, de noyau morbide en surgit : les symptômes adélides ou actes organiques apparents qui dérivent, soit de la cause, soit du noyau morbide ; car la cause peut encore opérer séparément ; et quant au noyau morbide, deux ordres de symptômes en émanent, savoir : d'abord des symptômes généraux, procréés par le système nerveux, qui soulève tout

le corps sitôt qu'il perçoit ce noyau morbide ;
et en second lieu, d'autres symptômes qui partent de ce noyau immédiatement, et qui gagnent
par degrés les diverses parties de l'organe affecté,
puis la région, et successivement la superficie
du corps où ils se rencontrent et se croisent
avec les premiers projetés par le système nerveux : et enfin, la progression morbide présente
à considérer, le dernier résultat des actes antécédents et de la cause sur toute l'économie ;
excitation générale ou érétisme, débilité ou ady-
namie, ataxie, et autres extrêmes effets, sortes
de brouillards en lesquels se fondent et se ré-
solvent toutes les maladies ou causes. Or, considérable acquisition ! Il résulte de la graduation
indiquée de la cause aux effets, un *morbimètre*
qui donne l'exacte mesure du degré de connaissance pathologique où l'on se trouve parvenu.
En est-on, je suppose, à recueillir les effets
extrêmes, l'ataxie, la putridité, l'état général
de force ou de faiblesse ? On ne touche qu'au
plus bas degré, au degré le plus éloigné de la
cause. En est-on à recueillir les symptômes délides généraux, frissons, chaleurs et sueurs, tremblemens ? On est monté d'un degré : aux symptômes indicatifs de la région, à ceux de l'organe, à ceux du tissu malades ? On s'est élevé
successivement de trois degrés : et ainsi de suite

en abordant les propriétés organiques lésées, les fluides et les solides capillaires atteints, la forme morbide immédiate ou locale qui s'en suit, les symptômes adélides et enfin, la causalité, la cause. Rendons plus sensible par un exemple l'effet métrique du morbimètre. Un malade s'offre sous cet aspect : faiblesse universelle ; abattement moral ; chaleur de la peau âcre au toucher, et se renforçant par accès ou paroxismes ; pouls faible et déprimé ; langue aride, noire, fuligineuse. Nous nommons cet ensemble de symptômes, fièvre putride adynamique. Prenez, vous et vos descendans, ce nom pour représentatif d'une chose finie et démontrée : l'art, touchant cette maladie, demeurera à perpétuité au même point. Mais vérifiez ; appliquez le morbimètre. Eh bien ? il marque le degré un, degré le plus bas, celui où l'on ne possède que les derniers et extrêmes effets de la cause. Concluez donc, et hardiment, que nulle maladie ne peut être plus ignorée que celle que vous nommez fièvre putride adynamique. En marquant cette maladie au degré un, le morbimètre enseigne qu'il reste à la faire monter successivement : aux symptômes qui se rattachent à la région, à la partie, à l'organe, au tissu malade ; à l'espèce d'altération organique de ce tissu, à celle de ses propriétés vitales atteintes, à l'effet local ou immédiat qui en résulte, à la causalité, et, enfin, à la cause. Telle est donc l'importance véritablement prodigieuse de la graduation progressive de la maladie, qu'à l'aide du morbimètre, qui en est le fruit, il n'est plus possible d'ignorer que volontairement. Si l'on ignore, en effet, le morbimètre apprend qu'on ignore; et de plus il montre pertinemment ce qu'on ignore. Il atteint les auteurs; on reconnaît par lui s'ils sont au-dessus, au niveau, ou au dessous de leur siècle; et s'il plaisait d'appliquer cet instrument à la marche totale de la science, il en marquerait tout aussi nettement les phases.

Mais reprenons les causes. Sur elles doivent être fondées les nosologies; et les auteurs systématiques, qui nous ont abusés, en se trompant eux-mêmes, en avaient la présomption. Les médecins appelés chimistes, animistes, mécaniciens et physiciens, ont en effet tenté la voie causale. Thémison et Brown eux-mêmes l'ont prise, sous ce rapport que leur intention était de fonder sur la cause. S'ils se fussent doutés qu'ils n'opéraient que sur des effets, des effets qu'ils prenaient pour des causes, jamais ils n'eussent consenti à paraître devant la postérité couverts d'une telle confusion. Et aujourd'hui, que font encore ceux qui bâtissent sur les symptômes, sur le siége? Ils croyent édifier sur une base primor-

diale, causative. Mais quant aux auteurs à systèmes, il est une raison qui devait les empêcher
de réussir, encore qu'ils eussent trouvé une cause.
C'est l'aveuglement qui les a tous possédés de
prétendre asservir l'universalité des individus morbides, à une cause unique. O déception! une
cause unique n'existe point dans la pathologie!
Au contraire, des causes fondamentales, distinctes, se font remarquer à l'observateur et
nettement. Ainsi, les systématiques ont de tout
temps travaillé contre ce qui est. De plus, ils
travaillaient contre la science, et le seul raisonnement aurait dû le leur faire comprendre.
Qu'est-ce, en effet, que rapporter tout à une
cause unique? C'est brouiller et resserrer l'horison
de l'art ; opération inverse au but véritable,
qui est de l'éclaircir et de l'étendre, jusqu'à ce
qu'on en aperçoive et touche les limites. Le
point, pour l'art, c'est donc que toutes les causes
soient montrées et constatées individuellement ;
et, pour l'artiste, d'en trouver et d'en constater une. Car la nosologie causale ne sera point
jetée au moule par un seul, comme les nosologies symptomatiques ; elle sera composée pièce
à pièce, seulement : on ne jette au moule et
l'on n'improvise que des redites. Cette progression d'une à une peut être longue, mais elle
est immuable ; la loi peut paraître dure, mais

I.

elle est irrévocable. Les auteurs de nos traités dits complets des maladies, vont donc se trouver contraints de renoncer à leur marotte, ou plutôt à leur manie. Un seul, traiter de toutes les maladies, quand pas une, une seule n'est pleinement connue ! Quel fond d'ignorance pour se résoudre à de pareils traités ! Cependant, indiquons, sans prétendre les constater ni les nombrer, quelques-unes de ces causes, dont la future ordonnance doit constituer la dernière et suprême nosologie. Parmi les causes venant du dehors ? Les qualités vicieuses, habituelles ou spontanées de l'athmosphère ; les gaz délétères ; les miasmes, flottants ou adhérents aux corps ; les virus ; l'introduction de quelque corps étranger, et, toutes les causes extérieures, touchent de plus ou moins près celle-là. Les causes internes ? proviennent de la pléthore, sanguine, lymphatique, nerveuse ; d'un vice de la faculté digestive, et par suite d'assimilation ; de dégénérescences humorales diverses ou cachexies ; d'un concept animal spontané, bien ou mal entendu ; d'affections morales ; d'actes vitaux exagérés, pervertis ; de l'excessive réaction de l'organe, avec lequel sympathise l'organe primitivement atteint ; de la génération d'insectes ; d'étranglement, déplacement, extravasation ; de perversions, déflagrations nerveuses ; du défaut d'équipollence

entre un système organique et un autre système ,
entre une partie et une autre partie ; et d'autres
causes ou types morbides sans doute, me bor-
nant, en ce lieu, à énoncer des espèces dans l'intention seulement de faciliter l'intelligence du
grand œuvre , de l'œuvre définitif , de la nosologie causale.

Or, le complément de la nosologie causale,
est de trouver tous les types morbides ou causes ; et plusieurs de ces types viennent d'être
énumérés, qui ne se rencontrent dans aucune pathologie , et qui en feront trouver d'autres , qui
ne se fussent jamais découverts , tant que l'art
n'eût roulé que sur des effets ou symptômes :
et le complément de l'art, c'est de suivre et poursuivre séparément ces causes ou types morbides
en tous les lieux de l'économie , et d'assigner
la forme particulière , que chaque type revêt en
chaque lieu. Ainsi , la cause est la racine ou type
morbide ; ses divisions principales ou branches,
les systèmes organiques divers où elle s'exerce ;
ses soudivisions et intrications, les nœuds des
systèmes ou organes ; ses divisions dernières ,
feuillage ou rameaux , les capillaires circonscrits
de chaque localité. Voilà les classe , ordre , genre
et espèces de la nosologie causale. Et ceux-ci n'offrent rien de fictif ni d'arbitraire ; car rien n'est
plus positif que la classe , ou cause matérielle ;

et que les ordre, genre et espèces, le siège, ou
parties du corps humain sur lesquelles cette cause
opère. Prenons au hasard une des causes énumérées précédemment, la pléthore sanguine.
Supposons la cause et la causalité connues, et
considérons de suite cette cause en action. Dans
les grosses artères ? fièvre inflammatoire : dans les
artères capillaires ? quelle foule de phlegmasies,
avec des noms différens selon les lieux ! dans
le cerveau, par exemple ? étourdissemens, encé-
phalite, hémiplégie, apopléxie : dans les nerfs ?
douleurs, tremblemens, convulsions, paralysie locale : dans un organe, le foie ? points dans l'hypocondre droit, hépatite, sécrétion augmentée de
la bile, jaunisse, fièvre bilieuse, obstructions :
sur les capillaires superficiels de la peau intérieure
ou extérieure ? hémorragie : les toiles séreuses ?
hydropisie : et ainsi de tous les autres systèmes,
ou organes ou lieux, et dont il est superflu que
je fasse mention en cet exemple, mais qu'il est
de rigueur de parcourir, et scrupuleusement,
pour le complet et parfait établissement de la
théorie de l'art. Or possédant la cause, dans le
cas supposé, la pléthore sanguine, et s'appuyant
sur elle, on la suit dans les divers systèmes,
dans les divers organes, dans les divers tissus :
successivement on la considère produisant la fièvre
inflammatoire et des phlegmasies, la paralysie et

des convulsions, des douleurs, la jaunisse, des obstructions, des hémorragies, des hydropisies. Les effets de la cause, la forme qu'elle revêt selon les lieux ou siége, les signes ou symptômes n'abusent plus : ce n'est plus dans les effets, dans la forme ou le siége, dans les symptômes qu'on voit la maladie ; on la voit dans la cause, et c'est la cause qu'on poursuit et qu'on attaque. Dans l'espèce désignée, par exemple, quels sont les nervins convenables pour la paralysie, les calmans et les anti-spasmodiques pour la douleur et les convulsions, les apéritifs pour la jaunisse, les fondans pour l'obstruction, les astringens pour l'hémorragie, les diurétiques pour l'hydropisie, les fébrifuges pour la fièvre inflammatoire ou bilieuse, et les résolutifs pour les inflammations locales ? c'est la saignée. Comprend-on maintenant dans quelle épouvantable confusion nosologique et thérapeutique nous sommes plongés, pour prendre l'effet pour la cause, la forme pour le fond, les symptômes pour la maladie ! qui rend si précaire la thérapeutique ? le tems perdu à combattre des effets au lieu de la cause, des symptômes, tems perdu pendant lequel la cause ronge et entame les solides, épaissit les liquides et obstrue les organes, et rend enfin le mal irrémédiable. Conçoit-on des maladies incurables par d'autres causes que celle-là ? non ! c'est donc avec une profonde raison que j'en appèle aux nosologies causales. Avec elles et par elles, on bâtit sur le corps, non sur l'apparence, sur le fond et non sur la forme : tout porte sur le solide, à plein, symptômes, différences, traitement. L'ère pathologique définitive datera de la première nosologie causale. Comme vont s'évanouir devant-elle les thérapeutiques et les nosologies symptomatiques, œuvres de ténèbres, de déception et de méprise, dans lesquelles les effets absorbent la cause, et où les symptômes sont pris et encadrés pour des maladies ! symptômes, terrein mouvant, postiche, sur lequel on se confie ; symptômes, espèces impresses, ombres variables selon les lieux où se présente le corps, c'est-à-dire la cause ; symptômes, effets innombrables de la cause, effets flottans, se remplaçant et se croisant sans cesse, mer d'actions et de réactions secondaires où nous nous sommes successivement tous engloutis. Supposez un instant la cause de la syphillis ignorée : on bâtirait sur ses signes. Chacune de ses formes serait érigée en une classe particulière, avec ses ordres, ses genres, ses espèces : et au lieu d'une maladie et d'un remède, que de maladies et de remèdes ! quelle richesse apparente, et quelle effective pauvreté ! Ces vérités, vérités grandes, fondamentales, et à l'égard de la pratique et à celui de la théorie, apparaîtront brillantes d'un nouvel éclat à mesure que nous avancerons davantage. Abordons la dernière fraction de l'examen partiel des maladies, l'action médicamentaire.

L'art n'offre pas d'examen plus délicat, d'analyse plus périlleuse que celle de l'action médicamentaire. Que de sagacité pour n'être pas dupe des apparences ! Il n'existe qu'un moyen d'estimation de l'action des remèdes : la science de la marche, des progrès, des redoublemens et des terminaisons de la maladie ; et par maladie soit pour toujours entendu la cause morbide en action. Sans la notion préalable de la maladie, tout s'interprète faussement : la chute des paroxismes, le déclin des périodes, les guérisons spontanées sont attribuées aux remèdes, comme l'invasion des redoublemens, l'accroissement progressif et naturel des symptômes, peuvent leur être imputés. De cette confusion, croît et s'élève une fausse expérience, d'autant plus dangereuse, qu'elle semble avoir pour elle tous les caractères de la vraie. Fatal aveuglement ! il n'y a pas de fait qu'on doive vérifier avec plus de scrupule que l'action des remèdes, et il n'en est point qu'on admette plus aisément sur parole. Qu'il plaise au dernier observateur d'avancer qu'il a guéri telle maladie par tel médicament: On répètera que le médicament a guéri la maladie, fut-elle du nombre de celles qui ne guérissent pas, ou qui guérissent spontanément. Tel remède a guéri telle maladie : quelle indéfinie assertion! Existe-t-il un remède propre à une maladie dans tous ses stades, indifféremment? Indiquez-donc la période, le moment de son application : opère-t-il de même à toutes les doses, sous toutes les formes? Marquez-donc et la dose et la forme. C'est la honte de l'art que ce que l'on dit de l'action des remèdes: l'auteur se glorifie de succès qu'il interprète faussement; le lecteur se laisse leurrer; et toute la thérapeutique consiste en assertions vagues, contradictoires, mensongères. Il le faut proclamer hautement : on ignore l'action des remèdes, et cette partie de l'art a besoin d'être refaite en entier. Elle-même alors deviendrait un nouvel instrument pour l'investigation des maladies.

La disquisition médicamentaire serait imparfaite, souverainement imparfaite, si elle était bornée au dernier effet des remèdes, à la guérison : elle doit remonter aux effets antérieurs produits par les remèdes dans les organes, et au moyen desquels la guérison a lieu, à la médication. Car, le point, c'est d'assigner les actes médicamentaires dans tout leur trajet : le premier, les moyens, et surtout de préciser et de déterminer le dernier, l'action immédiate contre la maladie, action curative ou mode d'action du remède. Ce sont effectivement là les parties fondamentales de la question médicamentaire. Or, ces parties ne sauraient être éclairées du jour qui leur est propre, que par des détails et des exemples : l'ouvrier doit ici succéder au philosophe. Eh bien ! un patient offre tous les signes pathognomoniques de saburres dans l'estomac. On administre l'ipécacuanha. Cette administration du remède résulte de calculs antécédents, qui se sont combinés dans cet ordre : méthode ou principe universel, détruire les causes ; principe secondaire ou spécial, évacuer les saburres ; médication, procurer le vomissement : remède pour opérer la médication, ipécacuanha. Le problême thérapeutique, en ce cas, se suit et se juge dans toutes ses parties, il est complet. Il ne manque absolument que de savoir en vertu de quelle propriété l'ipécacuanha détermine des convulsions de l'estomac dans la direction du pylore au cardia, plutôt que dans la direction opposée, ou toute autre action. Or, le problême thérapeutique n'est complet en cet exemple, qu'on l'entende bien, que parce que la maladie est connue à fond, dans sa cause matérielle. Car si la maladie ou cause, contre laquelle opère le remède, nous échappait, né-

cessairement aussi nous échapperait l'action médicamentaire , ou , du moins, l'interpréterions-
nous arbitrairement. Je reviens au cas thérapeutique cité ; il est complètement connu : mais
qu'il s'en faut que nous soyons aussi avancés pour
la plupart des autres.

Quelquefois , non-seulement la méthode ou
principe universel échappe , mais le principe
spécial, mais l'action médicamentaire ; en sorte
qu'il ne reste que le remède. L'art est réduit
alors au plus honteux empirisme. Le kina coupe
les fièvres intermittentes malignes ; que savons-
nous davantage? en ces espèces, se remarquent
deux inconnues : la maladie , qui n'est aper-
cevable que par ses dehors et point par le fond ,
c'est-à-dire par ses symptômes et non par sa
cause ; et le remède , dont l'action médicamentaire demeure nécessairement inconnue, puisque
l'espèce d'action morbide , que cette action médicamentaire détruit , est ignorée. Et, dans ces
cas ignorés, qu'on le remarque encore, le remède ne cause pas d'actes organiques saillants,
de médication évidente. Car , si , en ces espèces
ignorées, le remède offrait une médication manifeste , depuis long-tems ont eût découvert l'action morbide par l'action médicamentaire.

La ligne de l'action médicamentaire , au travers
des organes , est délicate et chanceuse à pour-

suivre ; et c'est pour cette cause, qu'il est besoin
d'une méthode pour l'exploiter. Cette ligne **va**
nous sembler impossible à parcourir dans toute
son étendue, à nous qui n'avons rien fait encore pour cela ; mais elle peut se parcourir,
et dans tous ses points, et rien n'est plus sûr
que cela. Or, pour avancer sur cette ligne, on
se sert de deux contre-poids : la physiologie et
la pathologie. On s'assure, d'abord, si les lois
physiologiques ordinaires se conservent dans l'état
pathologique dont on s'occupe, ou, si cet état
pathologique, en intervertit l'ordre et les rapports. On considère ensuite si les actes organiques que l'on produit par les remèdes, se
répondent entre eux selon les lois communes
de la physiologie ; ou, si ces lois, qui déjà
peuvent être modifiées par la maladie ou état
pathologique, le sont encore par l'action des
remèdes ou état thérapeutique : et lorsqu'une
fois ces questions sont résolues, soit pour l'affirmative ou pour la négative, on suit la ligne
d'action du remède en toute sûreté, parce qu'on
s'est d'abord assuré de la valeur intrinsèque de
chacun des contre-poids au moyen desquels
on doit garder l'équilibre. Telle est la voie, par
laquelle devient résoluble, le problème de l'action médicamentaire.

De l'exploration de la ligne médicamentaire

doivent jaillir les plus curieuses notions. L'entreprise est nouvelle, par conséquent glorieuse. Réfléchissez que deux choses seulement ont fixé l'œil des praticiens, le remède et son action définitive contre la maladie ; et qu'ils ont envisagé, l'un comme la cause, et l'autre comme l'effet immédiat, ce qui est erroné. L'action définitive contre la maladie, résulte des mouvemens organiques produits par le remède, et non du remède immédiatement. Entre le remède et la guérison, se trouve donc à parcourir cette importante ligne des actes successifs excités par le remède dans l'organisme. En sorte que, la guérison procurée par l'art, doit être ainsi conçue : mouvemens organiques produits par le remède, détruisant les mouvemens organiques engendrés par la maladie, et ramenant, par ce double effet, les mouvemens organiques naturels. Et c'est un pas immense, dans l'art, seulement que cette manière de sentir : le remède a guéri par telle action médicamentaire. Cette appréhension pousse invinciblement à se rendre compte des actes organiques thérapeutiques, et du comment ils opèrent. En effet, cette seule manière d'entendre la question, excite et provoque la pensée ; au lieu que ces mots, *vertu des remèdes*, *guérison de la maladie*, sont des expressions mystérieuses et qui la paralysent ; expressions populaires et indignes de l'art.

Cependant, quelle voie suivre dans la recherche de cette action médicamentaire ? La même que pour les symptômes morbides. Toutes, absolument toutes les précédentes considérations sur les symptômes délides et adélides, sur leur origine, leur marche, leur filiation et progression, leur complication ou intrication s'appliquent rigoureusement aux actes organiques produits par le remède, *aux symptômes thérapeutiques*. Le remède opère effectivement sur le corps humain à la manière d'une contre-maladie ; c'est une action opposée à une action, une cause à une cause, des actes organiques à des actes organiques. Il est donc possible de graduer à l'égard du remède une progression d'action analogue à celle de la cause morbide. Par exemple, le remède : son impression première sur la surface où il est déposé, impression qui se fait ressentir sur toute l'économie, soudainement, soit que l'économie la reçoive ou se soulève contre elle ; son action locale sur les réseaux et les capillaires intimes des tissus : l'aberration subséquente des propriétés vitales de ces tissus : la lésion locale, enfin, ou le noyau des symptômes thérapeutiques qui résulte du concours ou du conflit de ces aberrations. Lésion locale, du reste, plus ou

moins simple, érétisme, astriction, relâchement,
étranglement, flux, reflux, ou perversion des
humeurs ; ou plus ou moins composée, érétisme
et afflux des liquides, astriction et reflux, relâchement de la fibre et perversion des humeurs,
ou toutes autres sortes encore d'aberrations, différentes de celles-ci, soit simples, soit complèxes,
car nous n'avons malheureusement, dans notre
étroit esprit, que le seul type d'irritation inflammatoire. Or, de cette première lésion organique, ou action locale du remède, quelle
qu'elle soit, lésion artificielle et factice, s'élève
une série d'actes organiques secondaires, qui se
multiplient et se propagent, s'étendent et se
croisent de mille manières, sous la double influence causative de l'espèce du remède et du
siége qui l'a reçu. Eh bien, ce sont les actes
organiques provenant de cette double cause,
qu'il faut suivre dans tout leur trajet, dans les
lieux où ils s'évanouissent, dans ceux où ils se
concentrent en une médication apparente, les
poursuivre, enfin, jusqu'à leur rencontre avec
les actes organiques produits par la cause morbide, afin de déterminer comment ces deux ordres différens d'actes se balancent et se con-
trepèsent, comment ils se heurtent et se choquent,
comment ils se neutralisent ou se paralysent,

comment ils se détruisent les uns les autres, ou les uns par les autres.

On s'applique donc à constater en premier lieu, quelle est la sorte d'action locale et immédiate du remède : on l'explique, on la détermine. De cette action locale, on passe aux actes organiques secondaires qui en émanent, lesquels s'apprécient bien plus aisément quand leur cause génératrice, ou lésion thérapeutique locale, a d'abord été définie. Or, l'action locale est propre au remède ; mais les actes organiques qui procèdent de cette action, ne lui appartiennent point aussi rigoureusement. Ceux-ci sont susceptibles d'être modifiés, d'être courbés et dirigés vers tel ou tel organe : soit d'abord par les combinaisons de l'art, et c'est ainsi que, d'un même tonique, on fait tour-à-tour un expectorant, un diurétique ou un sudorifique, en l'appelant par des accessoires convenables sur les poumons, les reins ou la peau ; soit, en second lieu, par l'action de la cause morbide, qui repousse ces actes secondaires du remède ou les attire à soi. Et quant à l'action locale, cependant, elle n'appartient plus exclusivement au remède, lorsque celui-ci est immédiatement appliqué sur la partie souffrante. Cette action devient alors un composé résultant et du remède, et de la sorte de réaction de cette partie

malade sur lui. Or, cette réaction est d'une espèce et d'une intensité fort différentes, selon que
la partie souffrante est chargée ou dénuée de ca-
lorique, de fluide nerveux, d'idées animales ;
qu'elle est épanouie ou contractée, molle ou
dense, abreuvée ou desséchée ; gorgée de sang
ou de lymphe, en affaissement ou en érection,
en tel ou tel autre état. Aussi est-il souverainement inexact et illusoire, de conclure de l'effet
des remèdes dans l'état sain à leur vertu dans
l'état malade. Du reste, les actes organiques
secondaires qui naissent de l'action locale du
remède, croissent et s'étendent de la même
manière et par les mêmes voies que ceux de la
cause morbide. Tantôt par contiguité, ou contact immédiat des parties ; tantôt par continuité,
ou filiation à l'aide des systèmes unitifs des nerfs,
des vaisseaux et des humeurs ; par synergie, ou
subordination d'organes qui se continuent ; par
sympathie, ou consentement réciproque d'organes éloignés et sans liens apparens ; par absorption, ou circulation veineuse ou lymphatique ;
et de plus, enfin, par rapport aux remèdes,
des actes organiques en procèdent par une cause
étrangère à leur action locale, et provenant de
la perméabilité de nos parties à leurs principes
odorans ; et c'est de cette sorte qu'opèrent plusieurs d'entr'eux qui sont censés agir par absor-

ption lymphatique, faute d'avoir songé encore à ce mode particulier que je signale. Mais le plus communément, les remèdes opèrent sur et par les surfaces, leur action ne se conservant pas permanente, et leur lésion locale étant peu intense et peu profonde : en sorte que c'est plutôt par synergie ou sympathie que se transmet leur action, que par filiation ou continuité ; ce qui signifie, en d'autres termes, que les remèdes opèrent principalement par l'influence du système nerveux.

Cependant, chaque système, organe, partie; chaque paire nerveuse, chaque nerf; chaque humeur et chaque cause morbide reconnaissent dans telle substance médicamenteuse une puissance qui les meut et les ordonne, les change et les altère, les dompte et les surmonte. Comme l'opium manie les nerfs! Les os reçoivent en masse l'impression de la garance, les artères, de la digitale. Les reins sont personnellement atteints par la scille et les térébentines, les glandes salivaires par la pyrèthre. La gorge se montre sensible à l'euphorbe, la luette au poivre noir et au gingembre. La huitième paire nerveuse reçoit de la jusquiame une action plus sédative que de l'opium; et les nerfs ciliaires ressentent l'impression d'une solution de suc épaissi de belladonne, appliqué sur l'œil ou simplement sur les tempes,

à ce point que la pupille s'en dilate brusquement. Le nitre appaise l'ardeur du sang, les car-
bonates alcalins lui ôtent sa force plastique et
la faculté de se concréfier ; le fer en accroît
la couleur et la consistance. Le savon, uni à
la poudre de semences de lin, dépouille les urines
de la propriété d'engendrer des graviers. Le soufre
et le mercure anéantissent chacun une cause
morbide. Le vaccin fait plus ; il rend l'organisme
impassible à telle cause. Mais voici un autre
phénomène médicamentaire : un même remède
agit à la fois d'une manière opposée, inverse,
sur divers organes ! l'alun, l'acide sulfurique,
par exemple, suppriment les sueurs et accroissent les urines : l'opium, diminue les secrétions
muqueuses des voies digestives et provoque les
sueurs ; et ainsi d'une foule d'autres. Pour débrouiller cette intrication médicamentaire, il faut
distinguer : les actions simultanées, et les actions
successives du remède ; et ensuite ceux de ses
principes médicamenteux qui agissent actuellement. La première impression du remède s'accompagne d'actions simultanées : une action
locale, qui est encore peu intense ; une action
synergique ou sympathique, qui peut l'être davantage ; et le réfléchissement sur tout le corps
de cette action locale, effet souvent le plus remarquable, et qui a lieu par l'entremise du

système nerveux, qui se dresse sitôt qu'il perçoit la sensation du remède. Ce premier et rapide effet du remède passé, cette subite action locale finie, commence une autre action locale, moins immédiate à la première impression du remède et plus intense, moins nerveuse et plus organique, et de laquelle découle une succession d'actions qui naissent et s'étendent par voie de contiguité organique : en même tems le remède traverse les parties qui lui sont perméables, et court, au loin, voguant et ondulant avec la circulation, chercher et choisir un organe qui soit propre à le ressentir. Un même remède, enfin, offre des actions différentes ou opposées selon celui de ses principes médicamenteux qui agit actuellement : les parties volatiles opèrent les premières, et principalement sur les nerfs ; le tannin, les substances gommeuses et résineuses les dernières, et davantage sur le parenchyme des organes, la chair ; et chaque principe médicamenteux, en particulier, a son temps, son moment de se développer et d'agir. Or, ces diverses parties constitutives du remède, et qui opèrent en des tems différents, peuvent être douées chacune de propriétés différentes, et agir successivement d'une façon diverse ou inverse sur les divers tissus, soit nerveux, soit vasculaires, soit charnus de l'organe qui les reçoit immédiatement

ou sur lequel la circulation les transporte. Voilà
le fil du labyrinthe médicamentaire. Selon le
nombre des parties constituantes du remède, on
le déroule plus ou moins ; car, les remèdes,
n'offrant pas tous les mêmes principes constitutifs, ne sont pas tous passibles de la totalité
de ces remarques ; mais tous et chacun, et selon les
principes qu'ils contiennent, le sont de quelques-
unes. Cependant c'est assez de détails et d'exemples, pour un lieu où ils ne sont offerts, qu'afin
de faciliter l'intelligence des généralités et des
préceptes.

A présent on est à même d'apprécier ce langage médicamentaire : tel remède est propre à
tel organe. Ce langage, par son indécision, répond à celui-ci de l'ancienne pathologie : tel organe est enflammé ; au lieu d'expliquer et de
dire : telle membrane, tel tissu, telle des parties intégrantes de tel organe est enflammé.
Or, à l'égard des remèdes, la recherche du
tissu des organes sur lequel ils opèrent, recherche à laquelle je provoque et j'appèle, va jeter
sur leur action médicamentaire un jour aussi puissant que la distinction des tissus en a fait jaillir
sur la pathologie. Et, par exemple, l'armoise
et l'absinthe, la rhue puante et la sabine, le
nénuphar et l'assafétida, le musc, le stramoine,
la matricaire et l'aristoloche ronde, opèrent,

dit-on, sur la matrice ? mais l'armoise et l'ab-
synthe excitent particulièrement son système sanguin ; la rhue puante et la sabine son système
musculaire ; le nénuphar et l'assafétida calment ceux de ses nerfs qui sont destinés à l'or-
gasme vénérien et le musc, au contraire, ir-
rite ces mêmes nerfs ; le stramoine engourdit
ses nerfs nutritifs ; et la matricaire et l'aristoloche ronde excitent davantage sa membrane
muqueuse que ses autres parties constituantes.
C'est donc une énorme confusion, quant à l'action médicamentaire, que d'envisager tel remède
simplement comme agissant sur tel organe, ou
comme produisant en général telle médication :
il faut assigner le tissu, l'humeur, l'ordre des
vaisseaux sur lesquels il opère, les propriétés vitales diverses qui sont accrues, diminuées ou modifiées par son usage, et embrasser enfin, avec
son action principale, toutes les autres actions antécédentes, simultanées ou successives qui éclatent dans l'économie à son occasion et sous son
influence. Or, toutes les vérités se tiennent par
la main, un immense résultat peut suivre la notion de l'action médicamentaire : celui de trouver des espèces morbides ignorées. Un remède
opère davantage sur telle des propriétés de tel
organe ? c'est qu'il agit davantage sur tel de ses
tissus intégrans. Ce remède, qui opère sur tel

des tissus de l'organe, et qui a exalté telle propriété vitale de cet organe, a procuré la guérison ? donc la maladie résidait dans une altération de la propriété vitale contraire à celle qu'à
développée le remède. Par l'action médicamentaire précisée, il devient donc manifestement possible, dans les maladies ignorées, de dégager
l'inconnue ; car il est sûr que l'action qui a guéri
est d'une nature inverse à celle qui rendoit malade.

Enfin, nous touchons au point capital de la
question médicamentaire : à l'action définitive du
remède, à sa vertu curative, à son mode d'action.
Par mode d'action, j'entends la sorte d'action du
remède qui guérit la sorte d'action de la cause
morbide. Il importe de distinguer ce trait final
du remède, de ses actes antécédens. Il importe
de déterminer par quel contre-mouvement le remède atteint et anéantit le mouvement morbide.
Et l'on sent si bien, sans toutefois s'en rendre
un compte explicite, que c'est là le nœud de
la question, qu'il est ordinaire qu'on fasse abstraction de tous les autres actes antécédens que
les remèdes produisent, pour ne les envisager
que sous ce dernier et unique rapport, le mode
d'action, lequel, réel ou supposé, a servi dans
tous les tems en effet à dénommer les remèdes
et à les classer. Par exemple les remèdes ap-

pelés incrassans, fondans, antiphlogistiques, ir-
ritans et contre-irritans, calmans, relâchans, dé-
bilitans, se trouvent ainsi dénommés d'après le
mode d'action qu'on leur prète, supposant qu'ils
guérissent en épaississant ou liquéfiant les humeurs, en éteignant le feu qui les échauffe, en irri-
tant ou adoucissant, en appaisant, relâchant ou
affaiblissant la fibre; et de la sorte pour tous
les autres remèdes, auxquels ont été imposés des
noms significatifs d'action. Or, la dénomination des remèdes, d'après le mode d'action,
est fautive et abusive toutes les fois que l'on ne
possède pas la cause morbide. Une telle dénomination, de rigueur, ne peut être exacte qu'autant que l'on connaît pertinemment cette cause.
Et comme l'art n'est fondé encore que sur des
effets, que sur des signes ou symptômes que
l'on prend, il est vrai, pour des causes ou maladies; il s'en suit que les dénominations actuelles des remèdes, fondées sur le mode d'action, sont souverainement erronées et illusoires.
Aussi ne se fait-on nul scrupule de changer ou
laisser changer les noms qualificatifs des remèdes; et voit-on une même substance être tour-
à-tour revêtue de noms qui lui attribuent des
modes d'action différens, selon les versatiles
théories du jour. Mais comme ces théories sont
vaines, parce qu'elles ne sont pas causales, ou

qu'elles assignent de fausses causes, il en est
résulté que toutes les nomenclatures créées sur
le mode d'action des remèdes n'ont encore abouti
qu'à une substitution de mots à des mots, qu'à
une pure logomachie. Les anti-spasmodiques guérissent les spasmes ou convulsions : ne voilà-t-il
pas un de nos adages thérapeutiques ? en regard
de l'art, placez la nature ? et vous trouverez
que tout aussi fréquemment qu'ils sont utiles,
tout aussi fréquemment les anti-spasmodiques
sont inutiles dans les spasmes et les convulsions,
et que d'autres remèdes différens, la saignée, et
d'autres opposés, les toniques, réussissent pleinement. Sentez-vous l'abus ? en touchez-vous du
doigt la cause ? c'est de prendre des symptômes
pour des maladies, des effets pour des causes,
des mots indéfinis pour des choses, et d'asseoir
sur ce mouvant argile la dénomination médicamentaire. Car le mot spasme ou convulsion,
symptôme, n'a nulle valeur intrinsèque ; les spasmes ou convulsions ne sont qu'un effet, un effet
d'une foule de causes diverses, et ce sont ces
causes qui sont la chose ou maladie. Y êtes-vous ?
et retenez-vous de rire sur vos classifications médicamentaires et vos thérapeutiques ! Or, maintenant, concevez-vous combien ce mot tétanos,
et que je choisis entre mille autres, mot venant
des signes et faisant oublier les causes, est abusif

et décevant ? Combien il est abusif et décevant,
et sous le rapport pathologique, et sous le rapport de la dénomination médicamentaire qui s'en
suit ? Et si cependant telle est votre situation
pathologique pour la généralité des cas, quelle
confusion est la vôtre ! Non, jamais, jamais sans
les nosologies causales l'art ne sera constitué.
Jamais sans elles les artistes n'auront d'assiette :
nous continuerons d'errer, de tomber d'effets
en effets, de symptômes en symptômes, de mots
en mots à perpétuité : à perpétuité nous continuerons de prêter aux remèdes un mode d'action imaginaire, comme sont imaginaires nos
maladies et nos nosologies symptomatiques. Ainsi
le vice d'une théorie perpétue le vice de l'autre :
on ignore l'action médicamentaire parce qu'on
ignore la maladie, et la maladie à cause de
l'action médicamentaire ignorée. Eh ! comment
la science médicamentaire aurait-elle fait des
progrès ! Quelle tête médicale a jamais versé sur
elle un rayon suffisant de lumière pour l'éclairer,
quelle bouche un souffle assez fécondant pour
la tirer du câhos ! Elle languissait, froide et ina-
nimée, entre les bras étrangers des chimistes et des
botanistes. C'étaient d'autres hommes dont elle
avait besoin pour la réchauffer ! C'était une autre
voie, que celle des synonymies et des creusets, qu'il

lui fallait ouvrir ! cette voie est ouverte, et il est tems de la pratiquer.

Enfin, le voilà terminé, ce travail préparatoire aux axiômes et pour lequel j'ai d'abord réclamé votre attention : le voilà dans toutes ses parties, cet examen partiel à l'aide duquel seul on peut juger de l'ensemble. C'était là la filière où passer les faits avant que d'en rien inférer : et l'on n'y a jamais songé ! Extrayez des inductions des faits simples, recommande-t-on magistralement, et élevez-vous par gradation aux plus compliqués. Quel vague précepte ! ce précepte de Descartes (car au lieu de créer des méthodes sur le propre fond de leur art, les médecins ont toujours emprunté celle des philosophes) ce précepte de Descartes est de toute nullité en médecine, où il n'y a point de faits simples. On appelle, il est vrai, de ce nom, quelques maladies ; mais c'est comparativement à d'autres et non essentiellement. La maladie la plus simple est un objet toujours complèxe, tel, par essence. Et qu'est-ce en effet qu'une maladie ? une cause en action. Mais d'abord et dans l'état présent de la science le plus souvent nous ignorons la cause ; et, pour nous, la maladie, sont les actes provoqués par cette cause. Et quant ensuite à ces actes, le plus communément les premiers nous échappent, souvent les seconds, nous ne recueillons que les troisièmes, et quelquefois que les derniers. Et ce sont ces actes, dont la plupart nous échappent, ces actes si multipliés, si complèxes, et qui émanent de mille ressorts divers mis en jeu par la cause; ce sont ces actes qu'on nous offre pêle-mêle comme la matière aux inductions! Quoi! d'un nombre si prodigieux de détails et d'objets, qui s'engendrent et se succèdent, se brisent et se croisent incessamment, nous prétendons constituer un trait unique, un fait simple! Et c'est de tels faits, considérés en masse, qu'on propose de tirer des axiomes! quelle absurdité! la lumière, disent les physiciens, se réfléchit dans un angle égal à celui d'incidence. voilà un fait simple; et dans les sciences physiques, les faits étant de cette sorte, on peut conclure sur la totalité du fait. Mais en médecine il n'existe pas de maladie, la plus simple imaginable, qu'on puisse assimiler à des faits pareils. C'est donc par la plus fausse des analogies qu'on a comparé les faits morbides avec les faits physiques, et qu'on s'est jeté dans la stupidité d'appliquer aux uns la méthode de philosopher propre aux autres. La médecine reconnaît sa méthode d'axiomes spéciale; et cette méthode consiste à conclure, non de la totalité du fait, mais seulement de ses parties constituantes; et encore n'est-il possible de conclure des parties constituantes, que sous leur raison de succession ou d'ensemble, et rien de plus. La condition préalable pour conclure en médecine, la condition rigoureuse, c'est donc de passer les faits aux épreuves de l'examen partiel qui vient d'être révélé. Or, par la lumière qui jaillit de cet examen partiel, on doit comprendre que jusqu'à ce jour on ne connaissait qu'une obscure et grossière analyse, qui ne s'appliquait qu'aux faits pris en totalité, et comparativement à d'autres, qu'une analyse extérieure, précaire, et au moyen de laquelle il était possible seulement de distinguer ceux de ces faits où la maladie est dite simple, de ceux où elle est dite compliquée. Mais l'examen partiel, tel qu'il est dévoilé, offre une sorte d'analyse bien autrement délicate : celle-ci ne se borne point à différencier en masse un fait d'un autre fait ; elle les pénètre tous, individuellement, jusqu'au cœur, et sans que leurs parties les plus secrètes et les plus intimes lui puissent échapper. Or la destinée de cette nouvelle analyse, *analyse intime*, est d'assurer enfin la voie des axiomes, et par eux les fondemens de la science.

Tel était donc l'instrument, que dis-je ! tel était le sens qu'il fallait découvrir pour marcher à la conquête des axiomes. Et maintenant, qu'est-ce qu'extraire des axiomes ? Qu'il s'en faut que l'on s'entende sur cette opération ! je n'en veux d'autre preuve que les termes dont on se sert pour en exprimer le résultat, lesquels, d'une part, sont si divers, que l'on voit clairement qu'ils ne procédent pas d'une même idée radicale, et, de l'autre, si hauts et si peu définis, qu'il est manifeste que les auteurs qui les employent ne s'entendent pas eux-mêmes. Voici d'où naît la confusion. Les auteurs se servent de mots qui ont une signification arrêtée dans d'autres sciences, qu'ils supposent telle, en médecine, faute d'y avoir réflechi, et où cependant elle n'est point telle, ce qui les abuse et les rend le jouet de ces mots toutes les fois qu'ils les employent. *Axiomes*, *lois*, *principes*, *notions générales*, *faits-principes*, *causes expérimentales*, sont, en médecine, des mots vides de sens, et qui n'expriment rien précisément par eux-mêmes. Cependant ces mots circulent; et ils circulent, sans explication nette et précise, parce que l'on ne s'est point encore avisé de se rendre compte de l'opération qu'on prétend désigner par eux. Singulier dédommagement que se donne l'intelligence; des mots, à la place des choses qu'elle ne peut appréhender ! Cette opération encore indéfinie, si importante à définir, se réduit à ceci : déterminer *quand telle chose existe*, *quelle chose succède*; et l'habileté de l'opérateur consiste à si bien établir dans sa base, dans ses développemens et toutes ses dépendances le *quand telle chose existe*, que le *telle chose succède* ne manque jamais. Car le *quand telle chose existe* se compose d'une cathégorie de symptômes qui ont entre eux des rapports de dépendance ; de succession , de réciprocité et d'ensemble : et l'art consiste à embrasser toute cette cathégorie, et que cette cathégorie seulement, afin que le résultat, *telle chose succède*, soit constant, inévitable, infaillible. Observant donc une de ces cathégories composant un *quand telle chose existe*, et appercevant que *telle chose succède*, je note le fait ; et j'attends l'occasion de le vérifier. Le fait vérifié, je présente l'induction déduite du *quand telle chose existe*, et cette induction ou *telle chose succède*, est ce qu'on doit entendre en médecine par ces mots indéfinis *fait général, loi , principe, axiome*. Or en traduisant mentalement axiome ou loi par telle chose succède , non-seulement on évite toute déception dans le terme ; mais au lieu de recevoir le terme gratuitement, on est encore invinciblement conduit par cette traduction mentale à le vérifier dans le fait.

Cette définition de l'opération au moyen de laquelle on obtient des axiomes, renferme à elle seule les principes de l'art de les extraire ; lesquels se réduisent , en effet, à cette unique condition : rigoureusement définir le *quand telle chose existe*, afin d'obtenir sûrement le *telle chose succède*.

La voilà donc connue, la voie des axiomes !

car, à nos entendemens, si diffus et si divers, qui s'appliquent aux objets si inégalement et inéxactement, il fallait une matrice commune qui configurât les inductions, les revêtit d'une forme en quelque sorte matérielle, en frappât l'empreinte, et leur imposât des bornes à la fois complettes et circonscrites. Cela posé, sur la facture des axiomes, tout consiste : à les ordonner méthodiquement, à les éprouver et à les vérifier, et à les multiplier autant que la perspicacité naturelle le permet.

L'ordonnance la plus naturelle des axiomes est celle qui répond au développement progressif des choses. En première ligne se présente donc la cause ; et, au besoin, la commémoration pour trouver cette cause. En seconde ligne la cause en action : et d'abord cette cause se consumant par ses propres actes, et dès-lors l'invasion de ces actes, leur progression et leur fin ; et ensuite cette cause aux prises avec une seconde cause, avec l'action médicamentaire ou curation. Mais au lieu de suivre l'ordre des choses, nous sommes réduits le plus souvent à ne suivre que l'ordre des phénomènes apparents, parce que le véritable ordre nous échappe. Nous observons alors tout simplement le développement progressif des actes morbides : leur début, leur marche, leurs terminaisons, soit naturelles, soit provoquées par l'art. Or que l'on suive l'ordre effectif ou apparent, les axiomes doivent rester à côté des observations génératrices, pour qu'on en voye l'origine et qu'on la puisse vérifier. De plus, toutefois, il est ensuite nécessaire de les séparer des observations et de les tous transcrire à part, dans l'ordre effectif, si on le possède, et dans l'ordre apparent si l'on n'a pû pénétrer l'ordre véritable, afin de présenter d'un seul trait le tableau total de la maladie, la vue de l'ensemble. Dans les maladies, cependant, où l'on n'a pû suivre que l'ordre apparent des phénomènes, l'ensemble offert est incomplet, puisqu'il ne renferme pas le fond des choses. Or il serait curieux, en cette espèce, de savoir si l'on pourrait obtenir des axiomes en sens inverse de la formule antécédente, par exemple : *telle chose existe*, donc *telle chose a précédé* ; car on parviendrait de cette sorte à dégager l'inconnue, l'ordre effectif. Cette dernière espèce d'axiomes ne saurait du reste que succéder à la première, et quand déjà celle-ci aurait été assez avancée, pour en fournir les éléments.

Lorsque les axiomes ont été recueillis e tdisposés, le travail ultérieur consiste, a-t-il été dit, à les vérifier et à les multiplier. La vérification des axiomes est ceci : remettre le *telle chose succède* sur le *quand telle chose existe* ; considérer de nouveau les rapports respectifs de l'un et de l'autre ; et les éprouver l'un par l'autre réciproquement, jusqu'à ce qu'ils sortent de cette nouvelle épreuve avec toute la justesse et la précision requises pour être constitués inattaquables.

Et enfin, multiplier les axiomes selon sa perspicacité naturelle, c'est appliquer, à une maladie, toutes les combinaisons à soi possibles du *quand telle chose existe*; car, on multiplie nécessairement, dans la même proportion, son produit, *telle chose succède*.

Or, lorsqu'une fois j'aurais rassemblé les plus importantes observations sur cette maladie dont je m'occupe; une fois que je les aurais passées au prisme de l'analyse intime; une fois que je leur aurais appliqué, selon ma portée, la matrice aux axiomes: je bornerais là mes recherches et publierais mon travail. Je présenterais ce travail, non comme un œuvre accomplie, l'homme individuel ne peut rien accomplir, l'homme collectif seul le peut; mais comme une œuvre bien commencée, et à laquelle mes contemporains et la postérité, l'homme collectif, doivent ajouter ce qui manque, pour la conduire à sa fin. Or, c'est l'important objet que je vais maintenant développer.

De la nécessité , ignorée jusqu'à ce jour, que tous et chacun continuent à perpétuité le premier travail commencé sur ce double support , des faits bien rédigés et des axiomes bien déduits : ou, des méthodes progressive et d'association.

Et qu'on prenne garde à cette obligation, imposée aux contemporains et à la postérité, à tous et à chacun, de continuer à perpétuité le premier travail ainsi commencé ; car cette condition négligée, les travaux et les siècles s'accumuleraient vainement : jamais on ne parviendrait à conduire l'art à sa fin. Or, continuer un ouvrage, c'est le poursuivre sur le plan qu'il est commencé ; en suivant un plan différent, on ferait un nouvel ouvrage sur le premier, on ne le continuerait pas. C'est partir du point où il finit pour aller plus avant ; et non recommencer le tout, ce qui serait substituer un ouvrage à un autre, et non le continuer. Et enfin continuer à perpétuité un même et unique ouvrage, c'est appliquer à un sujet, au lieu de travaux isolés des travaux concertés ; au lieu du travail de quelque tems le travail de toujours ; au lieu du travail de chacun le travail de tous ; et enfin, au lieu de l'intelligence d'un individu, toute celle de l'espèce. Ces diverses propositions vont incessamment ressortir dans tout leur jour.

Quel est donc ce travail subséquent imposé par vous aux contemporains et à la postérité ? le voici :

Poursuivre ce premier ouvrage ;

Vérifier les observations et les inductions qui le composent ;

Multiplier, redresser, ou rejeter les unes et les autres, selon le cas ;

Et, faute d'observations ou d'inductions nouvelles, s'abstenir et se taire.

De quel droit exigez-vous que l'on suive l'ouvrage que vous avez commencé ? — du droit que je me suis acquis en prouvant qu'on ne pouvait le commencer sur un plan plus sûr et plus méthodique. — Nous voulons le refaire à neuf. — Vous encombrerez l'art d'un ouvrage superflu. — Encore sera-ce notre œuvre. — Soit : et la science ! Vous ne voulez donc pas comprendre que si toujours vous recommencez ce qui est bien entrepris, toujours vous resterez au même point ? Que vous dévorez vous-mêmes incessamment vos travaux, au lieu de les fortifier les uns par les autres, de les unir, de les fondre ensemble pour offrir un tout qui résiste ? Étonnez-vous que vingt siècles de travaux ayent profité si peu à la médecine ! A la façon dont on procède, n'est-ce pas comme si elle datait d'hier, et qu'un seul homme y eût travaillé ? Vous réunirez donc vos efforts, vous opérerez en commun, vous multiplierez vos forces en les unissant, ou vos travaux demeureront éternellement stériles et vains.

Si nous suivons l'ouvrage qu'un autre a commencé, nous travaillerons pour sa gloire : notre labeur serait absorbé par le sien! nullement : loin de vous la prendre, il vous fournit au contraire l'occasion de vous distinguer. Car les observations et les conséquences que vous ajouterez à ses observations et à ses conséquences, seront connues pour vous appartenir : que dis-je? elles porteront votre nom! et comme vous avez remarqué, dans l'ancienne législation romaine, qu'une loi faite en quelque grave circonstance est désignée sous le nom de son auteur, la loi de Quintus Voconius, de Sempronius, de Valérius Publicola, par exemple; de même, désormais, vous entendrez dire en médecine : selon l'observation ou l'axiome d'Hérophon, de Xénophane, de Philiste. Ainsi vous avez cru d'abord que ce serait vous offrir en holocauste à la science que de suivre un ouvrage commencé; et vous concevez à présent, que bien loin de vous immoler, vous y trouvez des facilités à vous illustrer personnellement. Eussiez-vous entrepris de composer un ouvrage pour une seule observation nouvelle, pour un seul axiome inconnu que vous possédiez? Non, sans doute; et cette observation, cet axiome, eussent été perdus

pour l'art et pour vous. Mais peut-être sans cette
obligation de poursuivre, qui vous a fait considérer la situation précise de l'art, eussiez-vous
vous-même ignoré le prix de cette observation
et de cet axiome que vous possédiez, et regardé ,
comme étant connu de tous, ce qui ne l'était
que de vous seul. Les plus habiles d'entre nous ,
en effet, savent seuls pertinemment ce qu'on
sait et ce qu'on ignore, ce qui est certain et
ce qui est douteux ; mais lorsqu'une fois on sera
muni de ce premier travail sur toutes les maladies, on verra nettement par lui ce qui est connu,
et par ce qui est connu ce qui ne l'est pas : alors
les médecins les moins éclairés jugeront aussi de
ce qu'on sait et de ce qu'on ignore ; et avec quel
empressement ne viendront-ils pas sur l'autel,
déposer leur offrande, s'ils s'en connaissent le
moyen ! Or, sentez-vous cet avantage, d'une méthode, de ne laisser échapper nul objet inconnu ,
de recevoir de toutes mains et au besoin des moins
habiles ? Il est immense ! et par un effet qui est
l'opposite de celui-ci, combien de personnages,
sortis du temple de la science par ce noble sentiment
de ne se point compromettre avec les revendeurs
qui l'occupent, vont se presser d'y rentrer, le
voyant fermé désormais à cette foule de ravau-
deurs mercenaires, archivistes éhontés des baga-
telles du jour ! Et sera-t-il moins considérable

que l'autre, cet avantage, de rappeler dans le temple ceux dont la présence en est à la fois le plus bel ornement et le plus solide appui?

Déalque vient de publier un ouvrage selon la méthode que vous enseignez; et déjà plus de vingt auteurs s'en sont emparés furtivement. — Ont-ils avancé l'œuvre? ces auteurs. — Bien loin de là, dans le livre qu'ils ont publié se trouve en moins, pour toute différence, ce qu'ils ont soustrait pour que le plagiat ne fût pas trop évident. Ils ont d'ailleurs uni l'ouvrage de Déalque à celui de plusieurs autres, qu'ils ont aussi dépouillés, et ils ont composé de ces diverses rapines un amalgame qu'ils ont intitulé, ceux-ci : *description générale des affections du corps humain*, ceux là: *pathologie universelle*, *nosologie*, *traité complet des maladies*, *etc.* ; et il résulte enfin de ces pillages réitérés que l'ouvrage de Déalque est oublié maintenant, et se trouve perdu pour la science et pour lui. — Vous l'avez dit : pour la science et pour lui. Eh bien! supposez vingt siècles encore employés de cette sorte ; la médecine aura-t-elle fait des progrès? non : ce sera toujours la médecine d'un jour. Vous sentez donc enfin et vous confessez l'indispensable nécessité de poursuivre ce qui a été bien commencé. Or la suite à donner au premier ouvrage bien commencé, consiste: à vérifier les observations et les inductions qui le composent ; à multiplier, redresser ou rejeter les unes et les autres ; et , faute d'observations ou d'inductions nouvelles , à s'abstenir et se taire.

Lors donc qu'un ouvrage paraîtra selon la méthode enseignée, vérifiez les observations et les inductions qui le composent. La vérification faite, trouvez-vous vraies et justes les observations et les inductions de l'auteur? Votre silence tient lieu de confirmation.

Avez-vous au contraire des inductions contradictoires ou insolites, des observations ou rares ou plus exactes ou nouvelles? Publiez-les aussitôt, afin qu'elles soient adaptées au nouvel ouvrage, et placées chacune en son lieu. Et que le peu de valeur apparente des choses que vous avez à dire, ne vous retienne pas ; assurez-vous seulement si ce peu que vous avez n'est pas connu, ou ne se trouve pas dans le travail commencé ; et n'hésitez pas à le communiquer : nul objet neuf n'est petit ou peu important. Les objets petits et peu importants, ce sont ces gros traités dits complets des maladies lorsqu'ils ne contiennent aucune idée nouvelle. Mille traités de cette espèce ou rien, absolument rien, profitent de même sorte à l'art : tandis qu'une seule observation nouvelle ou mieux exposée, une seule induction neuve ou plus précise, sont un trésor pour lui. Mais à cette occasion d'objets à ajouter à ce premier travail ou à retrancher, considérez combien la spécification de la maladie ayant été faite et vérifiée selon le mode que j'ai enseigné, considérez, dis-je, combien la simple analogie des faits ou des préceptes en détermine aisément la place ; avec quelle palpable évidence elle la précise ; et avec quelle facilité, sans porter dommage à l'ensemble et sans en arrêter les progrès, on remplace tel ou tel fait, on substitue tel à tel autre précepte, et de quelque tems et de quelque nature que soit le fait ou le précepte : alors vous comprendrez ce qu'est une méthode qui se prête à toutes les époques au changement des parties, ou à des additions nouvelles, sans que le corps principal en souffre ou en reçoive la plus légère atteinte.

Enfin, ne possédez-vous aucune observation nouvelle, ou plus exacte ou plus complette, ou qui infirme les observations reçues ? aucune induction qui redresse ou modifie celles du premier travail ? abstenez-vous et taisez-vous. Eh ! de quel droit écrire alors ! tout ce que vous avez à dire est dit. Voulez-vous encombrer l'art de travaux stériles ? Voudriez-vous aussi compiler, composer, avec des mémoires dérobés, des traités prétendus complets des maladies ? Vous voulez sérieusement traiter de toutes les maladies : eh ! qui que vous soyez, pouvez-vous bien être assez ignorant pour vous en croire capable! Renoncez à vos projets, qui ne sont que des projets de spoliation; cessez de croire que vous pourrez désormais vous emparer impunément du travail d'autrui : les pirateries exercées sur Déalque, nous ont appris à surveiller vos travaux. Rentrez-donc avec nous dans le chantier, et taillez y quelque pièce à placer dans l'un de ces vides que vous apercevez à l'édifice commun.

Car maintenant nous savons tous qu'il existe un premier ouvrage, ouvrage fondamental, régulier, bien ordonné sur telle maladie. Nous savons tous que le salut de l'art consiste à le poursuivre, et à le conduire à sa fin. A quoi bon le nouvel ouvrage que vous présentez? A nous prendre du tems et nous détourner du but. Quoi! la base du commun édifice existe, et au lieu de placer vos matériaux dessus, vous les posez à côté! est-ce étourderie? Non, cette sorte d'étourderie, qui a duré vingt siècles, et qui consiste à perpétuellement remplacer le travail de chacun, par celui de chacun, au lieu de réduire les travaux isolés de chacun en un seul et commun travail, qui deviendrait celui de tous épurant celui de chacun, est actuellement signalée, et vous le savez. C'est donc évidemment de votre part le projet anti-social d'opérer séparément, soit dans la puérile intention d'attirer les regards, soit dans la frauduleuse espérance d'absorber à votre profit le travail commencé. Nous, nous formons obstacle à votre travail isolé, l'ennemi ou plutôt le parasite du travail commun; parce que l'expérience des tems nous a appris que c'est en substituant toujours une œuvre à une autre œuvre, qu'on empêche que rien n'avance et se finisse.

Cette aveugle habitude des travaux isolés, substitués sans relâche les uns aux autres, outre qu'elle perd l'art, vous rend incessamment la dupe et la proie du plagiaire quelconque qui s'avise de dépecer quelques livres et de les coudre ensemble sous son nom. Tous les temps offrent des exemples d'auteurs devenus célèbres par cette triste voie. Le peuple médical est là toujours qui admire; et ce peuple, qui accueille tout nouveau livre comme une nouveauté, pèse sur vous et vous fait la loi, à vous, habiles; car si vous ne les partagez pas, du moins faut-il que vous supportiez ses suffrages et ses décisions. Vos voix peu nombreuses sont sans cesse étouffées par les siennes. Jusqu'à ce jour, cependant, vous avez porté son joug patiemment et sans murmures; et aucun de vous n'a tenté encore de le secouer, et d'en affranchir la postérité. Mais, que vois-je? Vous le portez sans le sentir! ainsi la multitude règne, et l'art vieillit et n'avance pas.

En un tel état de choses, en effet, l'art n'est

point et ne peut pas être l'objet capital ; il n'est
que secondaire, et suit l'intérêt des artistes. Ren-
trez en vous-mêmes, auteurs : vous travaillez à
vous surpasser, ou plutôt à vous culbuter les
uns les autres. Car ce n'est réellement pas l'a-
mour de la vérité qui vous touche le plus, mais
l'ambition d'être ou de paraître le premier. Et
comme pour la fin que vous vous proposez, vous
sentez vous-mêmes que le vrai souvent vous pro-
fiterait moins que la répétition des erreurs du
jour, ou qu'une certaine singularité, qui passe
pour du génie, vous abandonnez la suite des
ouvrages, qui est la voie directe, pour en suivre
une, oblique ou rétrograde, et dont tout l'effet
est de placer votre nom à la tête d'un livre.

Songez cependant que vous perdez l'art faute
de vous concerter, et de faire en sa faveur
une généreuse abnégation de vous-mêmes. Comment avancerez-vous, si vous vous opposez sans
cesse les uns aux autres ? Et que conclurez-vous,
avec des préceptes admis par ceux-ci et rejetés
par ceux-là ? rien de précis et de cathégorique ;
vous transigerez, vous adopterez des principes
moyens, principes équivoques et louches, qui
deviennent indifféremment les auxiliaires du pour
et du contre, et qui sont en effet le produit
inévitable de la méthode à travaux isolés, dans
laquelle vous vous obstinez. Surviendront jour-

nellement , dans le cours de vos travaux , des
instants où vous voudriez de cœur la vérité ;
mais alors , entre elle et vous , s'interposeront ,
comme des voiles épais, ces demi-principes dont
votre nonchalance habituelle s'accommode. Je
vous le dis : vous vous concerterez , vous opérerez, les uns les autres, sur votre commun travail,
jusqu'à ce que la croûte terreuse qui enveloppe
le diamant soit toute enlevée , et qu'il vous ap-
paraisse compact, brillant, dans toute sa pureté ;
ou long-tems encore vous verrez circuler pêle-
mêle avec lui des parcelles de la terre d'ocre
qui le couvre , et que la multitude ne distin-
guera pas du bon grain.

Qu'il serait temps de faire ensemble et de bonne
foi des efforts pour sortir du demi-jour où nous
sommes , demi-jour aussi dangereux que les té-
nébres ! Marchons donc une fois de concert
et d'un pas soutenu vers la clarté du grand jour.
Séparés , faibles , les temps le disent, nous échoue-
rons , et par nous nos descendans : unis , forts
par conséquent , la raison l'annonce , nous at-
teindrons le but , et par nous nos neveux. Tel
est donc notre sort et celui de la postérité :
nous franchirons, en nous concertant, le sombre
intervalle qui nous sépare de la lumière , ou ,
nos descendans , y demeurant plongés comme
nous , resteront dans l'athmosphère équivoque

d'une obscure science, que les siècles n'éclair-
ciront pas, et, après deux mille ans, écoulés
de nouveau, ils s'écrieront avec amertume,
comme nous-mêmes aujourd'hui : en savons-
nous plus qu'il y a deux mille ans.

Quelle affligeante lenteur dans nos progrès !
Peut-être l'intelligence de l'homme est-elle bornée
à des facultés d'instinct, et son auteur en a-t-il
marqué du doigt les limites. Car dans la médecine,
la philosophie, la politique, la morale et les
arts, il est manifeste qu'anciennement le seul
petit peuple de la Grèce nous égalait au moins.
Et doutez-vous que les Égyptiens, les Chal-
déens, les Brames, plusieurs mille ans avant
les Grecs, n'en sussent autant qu'eux ? Consultez
ce qui reste des bas-reliefs, vases, hiéroglyphes
égyptiens pour les arts ; de Confutzée pour la
philosophie ; de Zoroastre pour la religion et
la morale : et jugez de votre perfectibilité ! et
encore, avez-vous des fastes assez fidèles pour
connaître les productions du temps et du génie ?
Borneriez-vous l'histoire du monde et des siècles
aux limites resserrées de notre histoire ? Qu'est-
ce, en effet, que les livres qui nous sont parvenus, pour nous instruire de l'état des sciences
chez les anciens peuples de l'Orient ? Fort peu,
certainement ; et nous n'en possédons pas la
portion la plus importante. Les livres, d'ailleurs,

suffisent-ils pour donner l'exacte idée d'un peuple ? De la partie musculeuse et grossière de la nation, peut-être ; de la partie nerveuse ou pensante, non sans doute. Et c'est un préjugé de croire que le meilleur ouvrage d'une nation représente le plus grand homme de cette nation. Communément les grands hommes répugnent à écrire ; un ascendant plus puissant qu'eux les attire vers la suprême intelligence par une habituelle contemplation ; et lorsque leurs grandes âmes s'ouvrent aux hommes, c'est bien plutôt dans les épanchemens de l'amitié, que dans les livres, qu'elles versent leurs trésors.

Qu'il serait dur d'avouer que l'espèce humaine ne possède que des facultés d'instinct, et qu'elle est incapable d'un esprit de suite et d'ensemble dans les travaux de la pensée ! Mais aucune méthode, embrassant les temps, tous et chacun, comme celle qu'on propose, n'avait encore été offerte aux savants. L'évènement apprendra s'ils peuvent se maintenir sur cette ligne de progression jetée par nous à travers les siècles. S'ils ne peuvent la garder, qu'ils s'en écartent ou en dévient, la question est jugée : les humains sont destinés à flotter à jamais entre d'obscures notions, toutes voisines de la complette ignorance. Mais la nature se soulève contre cette idée : il existe donc quelque route secrète qui mène au vrai ; poursuivons nos recherches.

Quelle est plus prochainement cette cause qui retarde sans cesse nos progrès ? c'est la pernicieuse influence du grand nombre désorganisé, la fatale action de chacun contre tous. Le grand nombre en effet perpétue la médiocrité, accueille le mauvais et le pire, soutient et prône l'un et l'autre à l'égal de l'utile et du beau, encombre les voies, défigure, décolore les meilleures productions, les couvre et les masque des siennes ; il est de plus revêtu de la funeste propriété de produire sur les habiles l'effet stupéfiant de la tête de Méduse, il les pétrifie par son regard, les déconcerte par ses stupides jugemens : c'est là l'être qui entrave nos progrès, le monstre qui met en pièces et dévore les travaux du génie, la bête qu'il faut enfin museler pour la conduire. Voici précisément une faculté du grand nombre : seul, il ne sait juger ni se conduire ; il voit et marche quand il est gouverné. Considérez la progression régulière de ces soldats, le chef étant présent ; en son absence, voyez-les débandés çà et là. Il vous semblait qu'ils marchaient tous sciemment au but, tant ils gardaient le chemin ; et cependant ils n'allaient que parce qu'ils étaient conduits. Sans chef, ils ne suivraient pas dix lieues la droite ligne ; avec un chef, ils feront le tour du globe : c'est que tous alors marchent par la tête du chef. Cette tête, nécessaire à une armée, l'est également dans les sciences, surtout en médecine, et c'est une méthode qui l'y représente. Une méthode, celle qu'on propose, du moins, est là toujours, incessamment, elle assiste aux travaux de tous, fortifie celui d'un chacun, et elle conduit et pousse un chacun et tous vers le but. Elle organise la multitude, le chacun épars et ennemi de tous. Elle dissout les individualités, individualise la multitude ou le grand nombre, et les fond en un corps unique et homogène, dont chacun représente les artères et tous le cœur, chacun les membres et tous la tête, chacun les soldats et tous le chef : et toutefois les membres et la tête ou chacun et tous n'existent plus comme individus ; ils sont résous en une unité morale, d'où résulte une unité d'action ; unité d'action en vertu de laquelle se trouve substituée à l'intelligence inégale et brisée des individus, l'intelligence homogène et compacte de l'espèce. Tous et chacun sont résous en une unité morale ? c'est-à-dire qu'il n'existe plus ni soldats ni chefs, mais une armée à telle fin d'agir ; plus précisément ni lecteurs, ni auteurs, enseignants ni enseignés, mais une milice savante procédant à tel but ; chacun enfin n'enlève et ne meut plus personne par ses idées, mais une idée commune et collective, idée née

de toutes les idées individuelles et différente cependant de chacune en particulier, anime et
embrase tous et chacun, domine et plane sur
eux tous à-la-fois, et les pousse invinciblement
à l'unité d'action par l'unité morale. Or, cette
idée collective, cette unité morale est la seule
arme à l'aide de laquelle le génie de l'espèce
puisse ressaisir le sceptre que l'individuelle médiocrité lui ravit ; la seule force à opposer au grand
nombre désuni, pour paralyser sa meurtrière
influence et diriger ses aveugles efforts ; la seule
loi capable d'ordonner enfin la médecine, et de
la tirer de l'anarchie qui la consume : et cette
triple puissance, qui émane effectivement de l'u-
nité d'action ou méthode indiquée, devient pour
l'art, et les sciences, un immense et éternel
bienfait. Revenons donc, à cette ordonnatrice et
suprême méthode, avec une nouvelle et plus
forte attention.

Or à présent que vous commencez à la concevoir, que vous sentez l'importance de fondre
en un seul travail commun à tous, les travaux
isolés de chacun, et par conséquent la nécessité
de poursuivre à perpétuité le premier travail bien
commencé : faites vous par la pensée le tableau
de la progression d'une maladie dont on a jetté
les fondements sur ce plan nouveau. L'amour
de la science et de la gloire, que tout médecin

porte en son cœur, recevant de cette méthode un nouvel aliment, observez, avec quelle universelle émulation, les axiomes et les faits relatifs à cette maladie naissent et se multiplient, considérez-les s'ordonnant sur la base qui leur est offerte, se plaçant, comme d'eux-mêmes, chacun en son lieu, et avec quelle aisance, au besoin, les uns et les autres sont remplacés sans arrêter les progrès de l'ensemble : apercevez d'un autre côté les erreurs accréditées, les hypothèses, les systèmes, les notions vagues de toute espèce et les descriptions générales qui les entretiennent, ne trouvant point de place, délaissées et rejetées comme superflues et nuisibles ; les travaux isolés, qui consument en pure perte tant d'efforts, abjurés, renoncés, quittés de toutes parts pour le travail commun ; et admirez enfin, en quel court espace de temps, personne ne déviant vers soi, et tous marchant au même but, l'histoire de cette maladie a été conduite à son achèvement. Dix ans de cette méthode ! Et la médecine aura fait plus de progrès que depuis deux mille.

Mais considérez froidement en vous même l'artifice et le mécanisme de cette méthode, la méthode *progressive*. Vous choisissez une maladie ; vous rassemblez les exemples importants publiés sur elle et ceux qui vous sont propres ; vous ap-

pliquez aux uns et aux autres l'analyse intime,
et toutes les combinaisons à vous possibles du
quand telle chose existe, telle chose succède; et,
ayant réuni sur ce plan les matériaux qui la regardent, vous livrez ce premier travail. Voilà le
point de départ. Ce travail étant un assemblage
de faits qui sont les mêmes pour tous, et de conséquences immédiates qui sont aussi les mêmes pour
tous, vous dites aux médecins et vous avez droit
de leur dire : le travail qui vous est offert renferme
les faits et les axiômes connus et ceux qui me
sont propres sur telle maladie ; il est disposé
sur le plan le plus naturel et le plus méthodique, et
votre raison ne peut lui opposer ni préférer un
autre plan : donc vous devez continuer ce travail,
puisque vous ne voudriez et ne pourriez vous-
même le commencer autrement. Voilà la voie.
Ce travail étant continué, au lieu d'être incessamment remplacé par des travaux isolés, d'être
toujours recommencé pour n'être pas porté plus
avant, il se fortifie au contraire par les efforts combinés de chacun et de tous, et s'avance et s'élève
dans une continuelle progression. Voilà la marche. Enfin, par un effet de ce concours unanime,
la révision de chacun étant remplacée par la révision de tous, et celle de quelques époques par celle
de tous les tems, les exemples et les préceptes
nécessairement s'épurent et s'affermissent ; et

d'une autre part, les additions à ce premier travail étant continuelles, sa progression non interrompue, il est infailliblement poussé par degrés à son complément et à sa perfection. Voilà le but.

Or il faut comprendre qu'une méthode doit renfermer ces stades, ces divers degrés de progression dans ses lignes. Car la médecine ne pouvant devoir ses progrès qu'à l'expérience, au tems, et à la combinaison des travaux de tous, une méthode dont la sphère d'action serait bornée à diriger les facultés d'un seul, à coordonner les idées de quelques-uns et de quelques tems, serait incomplette et fort au-dessous de son objet : si elle est bien conçue, elle doit soutenir un chacun, lier les travaux de tous, et embrasser les uns et les autres dans tous les tems, pour les conduire à une fin prévenue et déterminée par elle. Depuis deux mille ans et plus de tradition, qu'il y a long-tems que la médecine devrait toucher à son apogée! Cependant elle en est encore fort distante : et pourquoi? parce que l'expérience, le travail, le tems ont été mal employés. Chacun, durant ce long espace de vingt siècles, a voulu faire un ouvrage, au lieu de se réunir à tous pour en achever un seul. En travaillant séparément, chacun pour soi, et souvent chacun contre les autres, les médecins n'ont rien pû continuer, et par conséquent rien pû finir : et leurs travaux,

nés comme au hasard, s'étant succédés sans se
suivre ni se répondre, sont restés épars, dissé-
minés, perdus, ont produit, non des lumières,
mais de la confusion, pour n'avoir pas été conçus
originairement sur un plan arrêté, et unis entr'eux par un fil ordonnateur. Aussi, en contemplant ces vastes catacombes d'auteurs, qu'on
nomme bibliothèques, en considérant ce nombre
immense des ouvrages publiés par les médecins
jusqu'à ce jour, gardez-vous d'une commune erreur! Vous ne possèdez point le travail de tous,
vous n'avez que celui de chacun. Que mille auteurs effectivement écrivent les uns après les
autres sur un même objet, sans s'être imposé la
loi de suivre un plan convenu ; vous n'aurez
pas sur cet objet le travail de mille, mais seulement mille travaux sur cet objet : que tous les
individus, dans tous les siècles, écrivent chacun
séparément sur la politique et la morale ; vous
n'aurez point sur la politique et la morale le travail du genre humain, mais seulement celui des
individus qui le composent. Or, substituer en médecine le travail de tous à celui de chacun, c'est
appliquer à l'investigation de cette science, à la
place d'un individu ; (car les individus quelqu'en
soit le nombre et la masse, ne représentent, en
effet, lorsqu'ils n'agissent pas de concert, qu'un
seul individu ;) c'est, dis-je, appliquer à l'investi-

gation de cette science, au lieu de l'intelligence
et de la force d'un indĩvidu, toute la force et
l'intelligence de l'espèce. L'invention de cette
force venge l'homme de sa faiblesse individuelle.
Elle vous révèle à tous ce qui vous manquait pour
avancer. Elle vous dévoile aussi comment, faute
d'elle, les médecins ont pû vingt siècles durant
se consumer en efforts sans atteindre le but :
c'est pour avoir, au lieu du travail commun de
tous, employé les travaux isolés de chacun.

L'heure est donc enfin venue de renoncer à
cette confiante sottise d'oser présenter un ouvrage quelconque comme accompli, fini ; à la
décevante espérance de voir l'art s'avancer par
les travaux de chacun ; et à ce perpétuel aveuglement de ne pas concevoir qu'un seul étant
incapable d'effectuer l'œuvre, ni tous dans un
même tems, il est nécessaire que tous y concour-
rent ensemble et successivement. Alors et seulement alors on comprendra que le but actuel
n'est pas de finir, cela serait impossible ; mais de
bien commencer et concevoir son travail, pour
pouvoir finir un jour. Or le travail sera bien
commencé, s'il offre des bases telles que personne
ne puisse les contester ou en souhaiter d'autres,
comme des faits avec leurs conséquences immédiates ; et il sera bien conçu, s'il peut recevoir,
avec la faculté de les changer et de les déplacer
au besoin, comme de fait le peut et s'y prête

l'organisation du travail annoncé précédemment, les découvertes successives des contemporains et de la postérité. Incessamment de cette manière se trouveront fondus en un seul corps dans le travail commun de tous les travaux individuels de chacun; incessamment les travaux de chacun avanceront le travail de tous; et de la sorte enfin s'effectuera ce que nos aînés ont vainement attendu des siècles précédens, ce que nous souhaitons tous avec ardeur aujourd'hui, ce que nous reprocheraient de ne leur avoir pas laissé les générations futures : un phare, à la place de ces lueurs disséminées qui éparpillent nos regards indécis ; au lieu des actuelles sinuosités de la science, une ligne droite et affermie ; un corps de doctrine médicale, enfin. Car c'est là qu'est la consommation de l'œuvre ; et c'est dans ce but final, comme on a dû s'en convaincre, que réside la méthode proposée.

Orateurs, vous le voyez! le champ de la science est déblayé, la place rase, les lignes faites, les matériaux désignés. Vous le voyez! les médecins naguère épars en une multitude indisciplinée, sont ralliés enfin sous une commune bannière et organisés : à l'ouvrage! car c'est sur ce plan, et dans cette entente, que la médecine doit être construite. Je ne crains point de l'affirmer : sans cette commune intelligence de chacun et de tous,

jamais la science ne sera constituée ; jamais elle
n'offrira un corps de doctrine, un ensemble de
lois, un dogme ; mais seulement un amas d'avis
erronés, de sentences sans preuves, de préceptes vagues et flottants, d'idées incohérentes,
confuses, se heurtant, s'entrechoquant les unes
les autres, croulant devant le tems, et s'éva-
nouissant dissoutes sous l'action dévorante de
leur perpétuelle contradiction.

Telle est, cher disciple, aux omissions près que
j'ai pu commettre, la méthode qui fut proposée
par Aristée. Des orateurs qui l'avaient précédé,
Euxène lui seul la jugea, et s'en montra hautement satisfait, la considérant comme un esprit
ordonnateur dissipant à jamais la confusion et le
désordre, une âme unitive entre les médecins
de tous les âges et leurs travaux de tous les tems,
et, disait-il, comme l'avènement de la loi qu'il
attendait sans la connaître. Quant aux autres
orateurs, ils ne pouvaient ni ne voulaient l'entendre ; car chacun d'eux tenait à ses anciens erre-
ments. Déalcis persévérait à croire que l'art réside
dans l'heureux don d'un coup d'œil prompt et
juste. Balès demeurait convaincu que les nosologies ou classifications, étaient seules capables
d'avancer la médecine. Critias, qui trouvait dans
les livres l'origine de toutes les choses, ne voyait
dans la méthode d'Aristée, qu'une imitation de

celle qu'Hippocrate avait suivie dans ses aphorismes, et les philosophes modernes dans leurs
recherches sur l'étude de la nature. Sime, qui ne
croyait à rien, affirmait que s'il lui fallait adopter
une méthode pour une science telle que la médecine, quelque doctrine ou système capable
d'embrasser dans une seule formule l'universalité
des faits, à la manière de Thémison, par exemple, offrirait à ses yeux le plus d'avantages : mais
qu'on devoit se rappeler ce qu'il venait de dire.
Pour Lénon, il gardait un silence méditatif qui
donnait à comprendre que son sentiment pour
ou contre la méthode, n'était pas encore fixé ;
cependant, des descriptions générales des maladies dans le goût de Sydnam, lui semblaient,
pour le moment, ce qu'il y aurait de mieux à
faire et à consulter.

TROISIÈME PARTIE.

COMPARAISON DE LA MÉTHODE D'ARISTÉE
AVEC CELLES QUI ONT ÉTÉ SUIVIES JUS-
QU'A CE JOUR, RÉFUTATION DES OBJEC-
TIONS QU'ON POURRAIT OPPOSER A CETTE
MÉTHODE, SON MÉCANISME, SON APPLICA-
TION A TOUTES LES SCIENCES HUMAINES,
SES AVANTAGES INTRINSÈQUES, NÉCESSITÉ
DE L'ADOPTER ET DE LA METTRE EN VI-
GUEUR.

———

A peine ces médecins eurent-ils fini de s'expliquer entr'eux, qu'Aristée, qui avait repris haleine, continua son discours, en disant : je viens
de tracer à mes auditeurs une méthode que je
crois capable d'opérer une heureuse réforme en
médecine ; mais à l'époque où nous sommes,
c'es-à-dire, dans un tems où chacun a adopté sa
manière et ses principes, il importe que je com-
pare la méthode que je propose avec celles qu'on
a déjà suivies. Et ensuite, comme s'il les eût entendu parler, il ajouta : parmi les médecins, les
uns n'ont de confiance qu'à la première impression de ce qu'ils appelent coup d'œil ; d'autres
s'imposent la loi d'imiter rigoureusement le père
de la médecine ; plusieurs se plaisent à pratiquer

les sentiers où marchait Sydnam ; un assez grand nombre se montre partisan des nosologies ; et il en est enfin qui, à l'exemple des anciens méthodistes, font consister toute leur doctrine dans une ou deux idées systhématiques, qu'ils croyent s'appliquer à toutes les maladies. Je vais examiner successivement ces méthodes diverses, si toutefois on peut donner à des manières différentes de procéder, le nom de méthode.

Coup d'œil.

Qu'est-ce que le coup d'œil ? être imaginaire dans le sens qu'on l'entend, que la présomption et l'ignorance ont enfanté pour se servir de manteau, privilége prétendu gratuit, que la vanité représente comme un don naturel qui supplée le savoir, comme une inspiration divine qui tient lieu de règles et de principes ; mais y a-t-il d'autre coup d'œil en médecine que le savoir, et le talent de choisir, parmi les préceptes que l'art renferme, celui qui regarde la maladie qui se présente ? Rien ne s'inspire, dans les sciences, tout s'apprend ; et si quelquefois un praticien opère sans se rendre compte de la cause qui le détermine, ce n'est point chez lui l'effet d'une inspiration surnaturelle, mais de l'attention passée en habitude. Qu'un ignorant guérisse une maladie sans la connaître : cette guérison n'est qu'un coup du hasard. Eh ! qui ne conçoit en effet qu'une décision prise sans raison connue et comme par instinct, n'est qu'un acte fortuit, un aperçu sans objet, une détermination sans motif, une impulsion irréfléchie et dont le principe, s'il exîtait, ne pourrait se communiquer ni profiter à l'art ? Aucontraire, la juste application des préceptes à une maladie dont on sait la nature, est une action réfléchie, et le fruit d'un talent susceptible de se transmettre, parce que ce talent émane de la science des signes, laquelle peut s'apprendre et s'enseigner à d'autres. Voilà l'unique coup-d'œil que la raison puisse admettre ; et dans cette acception il n'est autre chose que la science, science qui demande, sans contredit, du jugement naturel pour être mise en œuvre à propos ; mais que nulle sorte d'inspiration ne peut suppléer ni remplacer. Il n'existe donc en médecine d'autre coup d'œil que le savoir, et l'heureux don de le bien appliquer.

Systêmes.

Les Systêmes sont des êtres factices, et comme des esprits ou fantômes créés par des imaginations ardentes, poussés par elles et circulant dans le domaine des sciences, où ils fascinent les

simples, et exercent, appuyés sur leur confiante
ignorance, un dur empire sur tous. Expliquons-
nous. Une aveugle précipitation nous porte à
coordonner les objets; si peu que nous sachions,
nous voulons l'arranger; nous nous pressons d'en
composer un ensemble, un tout, un système.
Sans nous en apercevoir, nous faisons ainsi du
cercle étroit de nos lumières la mesure de celles
qu'on peut acquérir, et sous le prétexte d'une
méthode qui doit faciliter nos progrès, nous nous
créons nous-mêmes des bornes et des entraves.
Dans la chaleur du zèle nous érigeons nos idées
en principes, de ces principes nous faisons des
lois; et de ces lois, conçues à la hâte, nous éle-
vons un corps de doctrine auquel nous prétendons qu'on s'assujétisse. L'enthousiasme avec lequel on le présente séduit d'ordinaire les contemporains, et quelquefois par eux la postérité; et
ce qui d'abord n'était digne que de mépris ou
méritait à peine d'être réfuté, se trouve consa-
cré dans la suite et fait partie de notre éducation.
Nous entrons tous dans la carrière courbés sous
le joug du système régnant; et nous le connaissons à peine, que déjà nous avons juré de l'a-
dopter et de le soutenir. Le moyen que nous
avancions, l'entendement préoccupé dès l'abord!
Le moyen que nous avancions, résolus de ramper
sous un système, et fiers d'y soumettre les autres

et de les rendre esclaves à leur tour! les systèmes se sont multipliés avec l'ambition de paraître. Ils n'ont pas fait la fortune de l'art, mais la réputation des artistes. Si l'on scrute, par leurs bases, ceux qui ont paru jusqu'à ce jour, on trouve que tous portent à faux, et sur l'un ou l'autre de ces deux erremens : effets, envisagés comme causes premières, et auxquels en conséquence on à soumis l'universalité des faits ; Thémison, Brown, par exemple : fausse analogie, au moyen de laquelle on appliquait à la médecine les lois qui régissent d'autres sciences ; mécaniciens et chimistes, Sylvius, Boërrhaave, et tant d'autres. Or, dans le premier cas, les faits, au lieu de servir de base au système sont tordus pour lui servir d'appui ; et dans le second, on impose à un corps gouverné par des lois spécifiques, les lois selon lesquelles se meuvent d'autres corps. Il est donc manifeste, et d'emblée, par cette seule distinction de leurs bases, que les systèmes professés jusqu'à nous sont erronés. Mais ce qu'il est capital de prévoir, et ce qu'on est fort éloigné de comprendre, c'est que, quelsqu'ils puissent être à l'avenir, ils seront erronés également. En voici la raison : tout système repose sur une idée fondamentale exclusive : dèslors tous les sytèmes sont essentiellement défectueux et fautifs ; et ils sont tels, essentiellement, parce qu'un seul moteur, un agent unique, une cause universelle, archétype, n'existe pas dans la pathologie. La fin des systèmes est donc manifestement inverse à celle de la vraie théorie, qui consiste à trouver, à nombrer, à individualiser les causes; tandis que les systèmes tendent à les effacer toutes, et à nous plonger, absorbés et abrutis, dans le lazareth d'une seule. Mais, vaines objections! Les prestiges de l'imagination, l'espoir de réussir où tant d'autres ont échoué, et bien plus, peut-être, la vanité de régner dans les écoles, suggèreront incessamment l'idée de composer de nouveaux systèmes. L'ardent amour de la nouveauté sera toujours prêt à s'en emparer, le prosélitisme à les répandre, et la passion à les soutenir contre la simple vérité. Des sectes rivales s'élèveront du sein de la discorde; on oubliera, dans l'opiniatreté de la dispute, le bien de la science et son avancement, seul but où l'on devrait tendre; le tumulte et le bruit tiendront lieu de preuves et de raison, la confusion et le désordre gagneront de toutes parts, et la vérité n'aura plus où se faire jour. Le mal enfin ira s'empirant, jusqu'à ce que, fortifié par l'assistance d'une méthode, la médecine présente un corps robuste et imposant, et dont l'autorité, bien affermie, ne laisse aucun espoir de succès aux vues ambitieuses de esprits systématiques.

Descriptions générales.

SYDNAM s'est rendu célèbre par ses descriptions générales des maladies ; suivons ce grand homme, dira-t-on, et marchons sur ses traces à l'immortalité. Mais qu'on ne s'y trompe point ; on peut s'illustrer en suivant une fausse voie ; et un ouvrage, digne des regards de la postérité, n'est pas toujours un guide fidèle. Distinguons ce qui appartient au génie de l'auteur, de la méthode qu'il a suivie : or la méthode de Sydnam n'illustrera personne désormais, et ne contribuera plus en aucun temps aux progrès de la science. Les descriptions générales, disent leurs partisans, ont l'avantage de présenter la maladie selon ses phénomenes les plus généraux, de montrer les méthodes curatives qui y répondent le mieux, et d'offrir réunis les caractères communs à plusieurs espèces : ce sont-là des inconvénients et non des avantages. La dificulté n'est pas d'établir entre les maladies des rapports généraux, qui sont toujours vagues, mais de saisir les particularités, qui arrêtent et et fixent l'esprit. Une seule observation bien rédigée donne plus d'idées justes sur la nature et le traitement d'une maladie que la meilleure des descriptions générales. Dans une histoire

particulière, on suit le développement successif
des choses, de la cause et de ses actes ; on
voit distinctement la méthode curative, on la
sent, on la juge, elle s'y trouve avec les détails,
les circonstances et les motifs qui l'ont dirigée
et déterminée : au lieu qu'une description générale, qui comporte aisément le vague et l'arbitraire, laisse toujours à désirer l'exacte filiation
des actes morbides, et le moment d'agir, l'instant
d'appliquer les règles qu'elle renferme ; parties
les plus délicates et sur lesquelles il est le plus
nécessaire d'être éclairé. En effet, après la connaissance de la cause et de la génération progressive des actes morbides, des moyens ou corps
médicamenteux propres à combattre l'une et
les autres, la médecine n'est plus que la science
de l'occasion d'agir ; et c'est précisément cette
occasion qu'il faut que l'auteur montre et que
le lecteur trouve dans un cas particulier. Voilà
pourquoi il est incomparablement plus difficile
de rédiger une observation, où le fil des évènemens est unique et doit être suivi avec rigueur, qu'une histoire générale, dans laquelle
il est fait de toute pièce, et où on le renoue
à volonté. Les histoires générales offrent encore
ce grave inconvénient, que les préceptes ajoutés
à la partie descriptive, sont des abstractions
propres à l'auteur ; et dont aucune preuve res-

tante ne garantit la justesse ou l'authenticité : tandis que dans une histoire particulière la nature parle seule , que tout ce qu'elle dit est réel et effectif , et qu'elle demeure là, présente , et témoigne elle-même pour ou contre les conséquences qui ont été déduites. De plus, il est rare que l'historique d'une description générale ne se trouve plus ou moins altéré par suite des préoccupations de l'auteur ; et lors même que cet historique a été conçu dans les intentions les plus fidelles et la disposition d'esprit la meilleure , encore demeure-t-il arbitraire et hétérogène , puisqu'il est composé de tout malades , choisis au gré de l'auteur et selon son apercevance. Mais dans un fait particulier, l'homogénéité et la fidélité se rencontrent nécessairement ; à des degrés divers d'évidence , sans doute , selon la perspicacité de l'observateur qui relate ; mais enfin tout ce que le fait particulier renferme est positif et cathégorique. Sur un fait particulier , chacun peut donc exercer avec sécurité son jugement , rectifier , resserrer ou étendre les conséquences qu'on en a tirées jusqu'à lui ; c'est une matière sans cesse ouvrable , qui se conserve inaltérable après mille attouchements , et qui dans tous les siècles se prête et s'accommode à des formes et des interprétations nouvelles : mais dans une description générale, nul objet précis ou individuel, et par conséquent nul objet à éprouver, à interpréter de nouveau et à vérifier; il ne reste que l'auteur, et pour preuve de ses assertions que ses assertions elles-mêmes. Pourrait-on appliquer à une description générale la matrice des axiomes? Où, sur quoi, comment établir le *quand telle chose existe, telle chose succède?* Les histoires particulières méritent donc une exclusive préférence. Si l'on extrait des axiomes d'un cas particulier, on sait quelle en est l'origine; et il est aussi raisonnable d'ajouter foi à des conséquences que soi-même on a vu découler des faits, ou à celles qu'un observateur a déduites de ceux qu'il présente, qu'il est inconsidéré d'adopter des principes qu'un auteur donne magistralement, qu'il dit émaner d'observations qu'il allègue, mais qu'il ne montre point, et dont un autre, peut-être, eût tiré des maximes toutes différentes. Si cela est évident, il s'en suit que les descriptions générales doivent enfin être proscrites, comme ne pouvant fournir que des notions approximatives, vagues et douteuses, et comme incapables, par conséquent, de donner à l'art la précision qui lui manque.

Des classifications ou nosologies.

Il est des temps où certaines vérités ne sont pas comprises ; essayons cependant de les faire entendre. Les nosologies médicales actuelles sont des nosologies symptomatiques : elles offrent, distribués en classe, ordre, genre et espèces, des effets à la place des causes. Et comme ces effets, ce qu'on appelle des symptômes, sont divers selon le siége où se fixe la cause, mouvans lorsque le siége est mouvant, et multiples lorsqu'il est multiple, il s'en suit que la classification de ces effets ou symptômes, en qualité de sujets morbides, est illusoire et arbitraire. Elle est illusoire, en ce que les nosologues qui classent les symptômes en qualité de maladies, prennent sérieusement des effets pour des causes : et elle est arbitraire, en ce que ces effets étant tous des effets, et des effets possibles et non nécessaires, il n'existe pas de raison valable pour s'appuyer sur les uns à l'exclusion des autres. Nos nosologies, les nosologies symptomatiques, sont donc illusoires et arbitraires, fondées sur la ressemblance ou l'ombre, au lieu de la chose ou du corps : ce sont de petits systèmes créés sur la superficie de la cause en action. De quelque manière effectivement qu'on s'y prenne pour dresser des classifications symptomatiques, on est toujours réduit à s'attacher à de simples effets : et quand sur plusieurs qui se présentent on choisirait le plus sortable et le plus heureux, encore ne serait-ce qu'un effet, qu'un acte secondaire, qu'un signe, qu'un point extérieur qu'on indiquerait ou ferait saillir, mais rien d'essentiel, d'intime, de fondamental ou de causatif, rien qui pénètre au fond de la chose et la rende meilleure ou plus parfaite, rien enfin qu'on ne pût faire autrement et tout différemment avec un égal ou supérieur avantage. Aussi, les nosologies symptomatiques sont elles essentiellement vaines sous les rapports théorique et pratique : on les a multipliées ; les affections en ont-elles été mieux décrites ? On en a fait de tout opposées les unes aux autres ; la curation des maladies en a-t-elle été changée ou modifiée seulement ? La nature en effet ne présente et l'art ne traite la classe, l'ordre, le genre ni l'espèce des nosologies symptomatiques, ces divisions étant purement abstraites, chimériques : l'art ne traite pas davantage la variété, qui est elle-même une tout aussi fictive abstraction que les classes et les genres ; la nature ne présente et l'art ne traite que l'individu, parce que l'individu seul est réel, matériel, est un être positif. Or, dans la médecine actuelle, incroyable déception des

nosologues, qui ont cru pouvoir imiter les naturalistes ! Les classifications, nos classifications
symptomatiques, portent à vide ; elles n'atteignent pas l'individu, la cause. Souvent même
elles n'atteignent pas le lieu où elle s'exerce,
le siége. Qu'elle est donc excessive, la vanité
des nosologies symptomatiques ! aussi ne sauraient
elles éclairer aucun objet spécialement. Construites sur ce qu'on sait, ces nosologies disposent
ce qu'on sait dans un certain ordre ; voilà leur
fin. Elles viennent après la science ; elles ne
l'aident, l'accompagnent ni ne la précèdent.
Offrent-elles quelque nouveauté dans les observations ou les principes ? Quelque cathégorie ou
quelque corrélation lumineuses de symptômes ?
C'est le fait du nosologue, non de la méthode
nosologique. Du reste, une fois créées, elles demeurent telles quelles, comme une matière morte:
elles ne sont susceptibles ni de s'accroître ni
d'être perfectionnées ; elles ne peuvent que changer, et l'on en voit en effet de nouvelles, à chaque nouvelle révolution de la science. Mais non-
seulement les nosologies symptomatiques sont
inertes, elles deviennent nuisibles. Et d'abord,
elles offrent un facile moyen de partager les
actes organiques délides en cathégories diverses
et propres à des classifications nouvelles, lesquelles préoccupent et détournent du fond,

de la théorie causale, quantité d'esprits simples qui s'absorbent dans les mouvemens communiqués à cette superficie. En second lieu, elles poussent inévitablement à mêler et à confondre les maladies par leurs sommités ou symptômes; au lieu de les signaler et de les différencier par leurs racines ou causes. Elles faussent les symptômes; car le nosologue est obligé de supposer, à ceux qu'il a choisis, plus de force qu'ils n'en ont réellement, afin d'en former les caractères saillants dont il a besoin pour établir ses divisions principales: dès-lors il attire l'attention sur les uns, au préjudice des autres, et par là même il mutile le tout, en mettant en évidence ou dans l'obscurité les parties qu'il lui plaît. Les nosologies contraignent l'esprit et bornent l'horison médical; et en effet, par l'habitude qu'elles donnent de comparer les nombreuses affections du corps humain avec les figures morbides, comptées, de l'espace étroit qu'elles circonscrivent, il arrive que, pour peu qu'il se trouve entre les unes et les autres quelque trait de ressemblance, on croit aussitôt apercevoir une ressemblance parfaite, et qu'on se hâte d'assimiler la maladie qu'on observe aux figures du tableau nosologique: de cette manière on transporte la nosologie dans la nature au lieu de transporter la nature dans la nosologie; les di-

visions imparfaites se perpétuent, le rétrécissement du cadre cause par suite celui des lumières, et finit par accourcir à nos regards le champ
immense de l'observation. Quel praticien oserait
dire n'avoir pas été pris à ce leurre ? Qui, dans
le for intérieur, ne s'accusera pas d'avoir négligé d'observer et de suivre des maladies, uniquement parce que ces maladies, existant dans
la nature, et s'offrant à nos yeux, n'avaient
pas reçu leur brevet d'existence et de vie de
par les nosologues? Enfin, et c'est là leur vice radical, construites et flottantes sur des espèces
impresses, les nosologies symptomatiques laissent le corps sous elles, la cause matérielle, et
même le siége où elle s'exerce ou cause formelle, pour n'opérer que sur des actes organiques secondaires, tertiaires ou quartiaires éma-
nés de la cause ou du siège. Et encore ces actes
secondaires ou symptômes, sont-ils pris et choisis
sans règle fixe et constante ; en sorte que ces
nosologies n'offrent pas même en leur contexture
une unité fondamentale qui du moins puisse
en imposer et séduire. Résumons-nous et con-
cluons : les nosologies symptomatiques ne touchent qu'un côté des actes morbides, elles sont
impropres à en éclairer l'ensemble ; elles ne
viennent qu'après l'art, elles ne sauraient l'a-
vancer ; elles n'en atteignent que la superficie,

elles ne peuvent en améliorer le fond : enfin, elles trompent sur le but final, qui est de trouver la cause, elles qui présentent incessamment des symptômes pour prix de l'étude des symptômes. Car il est aisé de comprendre que les nosologies symptomatiques ne roulent que sur des actes morbides agglomérés arbitrairement, sur des simulacres de maladies, maladies postiches, taillées et figurées à plaisir sur le bloc des symptômes délides. Ainsi donc les nosologies symptomatiques ne se peuvent soutenir davantage ; leur captieux édifice croule devant la présente discussion ; et sur ses ruines vont surgir et se dresser enfin les nosologies définitives, les nosologies causales.

Aphorismes d'Hippocrate.

Il est des monumens consacrés à l'admiration par le suffrage d'une longue postérité, devant lesquels les siècles se sont prosternés, pour ainsi dire, et dont les moindres parties décèlent la sublimité du génie qui les éleva : tels sont, en médecine, les aphorismes d'Hippocrate. Si loin de nous, l'auteur en impose encore par la majesté de ses sentences ; et ce n'est qu'avec une crainte mêlée de respect, qu'on ose porter un œil scrutateur sur un ouvrage de si haute conception. Mais descendons

à un froid examen : l'admiration et l'enthousiasme
ne se concilient guère avec l'état de calme et de
repos qu'exige la recherche de la simple vérité.
Hippocrate trouvait réunies dans les temples les
observations les plus importantes des maladies ;
il les embrassait toutes d'un même coup-d'œil ;
il recueillait et méditait ce qu'elles offraient de
plus saillant ; et lorsqu'il avait plusieurs fois observé dans plusieurs d'entr'elles des mêmes événemens survenir après des mêmes circonstances,
il notait enfin ces circonstances comme le pré-
sage des évènemens. Ces notes ou remarques
furent faites dans un stile concis, mâle, senten-
cieux qui leur a valu le nom d'aphorismes; et elles
ont obtenu l'immortalité, à cause du discernement avec lequel l'auteur a su les choisir. Exa-
minons maintenant si des aphorismes composés
de cette sorte sont par eux-mêmes des vérités
constantes, des principes assurés dans la pratique
de l'art. Tout résultat dans les maladies est la
suite du concours ou du conflit d'une certaine
somme de circonstances ; ce sont ces circonstances réunies qui le produisent ; par conséquent,
pour le prévoir ou l'annoncer, il faut connaître
préalablement la totalité des circonstances. Mais
les aphorismes d'Hippocrate n'en présentent jamais qu'une très-petite partie : or des aphorismes
qui ne présentent qu'une partie des circons-

tances, ne peuvent donner à juger de ce qui
résulte de leur ensemble : donc les aphorismes
d'Hippocrate n'indiquent pas sûrement les évé-
nements des maladies. Un aphorisme qui ne renferme qu'une très-petite partie des circonstances,
et qui consiste uniquement dans l'expression de
la plus saillante d'entr'elles, peut et doit tromper
fréquemment ; car ce n'est jamais un seul signe
qui décide d'un évènement, mais un ensemble ,
une cathégorie de signes. Un tel aphorisme fut-il
vrai le plus souvent, qu'il ne le sera pas toujours;
et cela suffit pour qu'on ne doive pas s'y fier ;
cela suffit même pour le rendre nuisible , car on
en fera nécessairement de fausses applications.
Il est donc de toute évidence que les aphorismes
d'Hippocrate , qui n'embrassent qu'une très-petite partie des circonstances dont l'ensemble
produit un effet, ne peuvent annoncer sûrement
cet effet ; que cependant , comme ils consistent
dans l'expression de la plus saillante d'entr'elles,
ils doivent se trouver justes dans un bon nombre
de cas , encore qu'ils ne le soient pas dans tous ; et
que dès-là , s'ils peuvent être envisagés comme la
règle de ce qui arrive communément , ils ne peuvent l'être de ce qui arrive constamment. D'où
il résulte en dernière analyse que les aphorismes
d'Hippocrate ne sont pas des vérités sûres , constantes , universelles , mais possibles , relatives ,

fréquentes ; qu'ils n'ont pas une valeur intrinsèque, positive, mais variable, conditionnelle ;
et par conséquent qu'ils ne suffisent pas par eux-
mêmes, et qu'ils ont besoin d'interprétation, de
modification, de discernement et d'habileté dans
leur application à la pratique. Or le talent de
les appliquer suppose une science autre que la
leur, et existante, hors d'eux, dans les cas particuliers. Il faut effectivement de toute nécessité
connaître d'abord la maladie et les circonstances
de la maladie où l'aphorisme d'Hippocrate se
rapporte, pour être à même de le bien appliquer.
Il faut avoir par conséquent soi-même observé
déjà ce que l'aphorisme indique, il faut même
en avoir fait un tout pareil, pour pouvoir s'en
servir avec sûreté : c'est-à-dire, en d'autres termes,
que pour faire un bon usage des aphorismes d'Hippocrate, il en faut savoir plus qu'ils n'en peuvent
appprendre. Il est donc manifeste que de tels
aphorismes sont de toute nullité dans la pratique.
Et quel est donc le vice des aphorismes d'Hippocrate, qui les rend dans la pratique inutiles
ou dangereux ? C'est d'offrir le *telle chose succède,*
avant d'avoir suffisamment défini le *quand telle
chose existe.* Otez-leur ce défaut, et ils seront
parfaits. Si donc au lieu d'embrasser d'un seul
coup-d'œil l'universalité des affections, Hippocrate
les eût considérées successivement les unes après

les autres ; qu'il se fût appliqué à chacune d'elles séparément ; qu'il eût étudié les particularités de leurs diverses périodes ; qu'il en eût noté les signes, et fondé sur eux et leur ensemble des maximes semblables à celles qu'il a faites pour les maladies en général, d'après quelques symptômes saillants, mais isolés, il eût atteint le but qu'il a manqué ; et le praticien, au lieu d'être borné à une admiration stérile pour l'auteur des aphorismes, aurait de plus cet avantage, que seul on doit priser dans les sciences, de tenir de lui des règles constantes et invariables dans la pratique. Supposez donc des aphorismes sur une seule maladie ; supposez-les séparés pour ce qui concerne chaque objet important : la cause, le siège, l'invasion des actes organiques morbides, leurs progrès et leurs terminaisons, enfin, le traitement. Supposez-les fondés sur l'ensemble cathégorique des signes qui se développent dans les différentes périodes, sur des signes, groupés habilement selon leur concordance, afin que le générateur et le produit, ce qui suit et précède, soient évidents et distincts, et qu'on les puisse juger et apprécier l'un par l'autre ; supposez-les enfin dans le stile simple, clair et laconique d'Hippocrate : et vous aurez des aphorismes précis, immédiats, et applicables, non point vaguement à telle maladie, mais rigoureusement à telle circonstance explicite de chaque phase, période ou révolution de cette maladie. Or, maintenant, réfléchissez ; et vous vous convaincrez que de tels aphorismes sont, en effet, le but et la fin de l'art. Mais considérez qu'alors ils reposent sur le principe défini du quand telle chose existe, telle chose succède ; et qu'ils diffèrent, par ce point capital, de ceux d'Hippocrate, qui, n'ayant pas conçu sur quelle base il les fallait établir et par quelle méthode il les fallait créer, n'avait pour appui, dans ce grand œuvre, que sa perspicacité et son génie.

Enfin, voici pesées, au poids de leur vraie valeur, les méthodes suivies jusqu'à ce jour : systèmes, descriptions générales, nosologies symptomatiques, et aphorismes, selon Hippocrate ; et l'infirmité de ces méthodes est signalée, prouvée, démontrée. Et voilà, médecins, les instrumens avec lesquels vous avez poursuivi la vérité jusqu'à cette heure ! par eux, jugez de vos œuvres. Emploîrez-vous à jamais les mêmes intrumens ? à jamais vous resterez au même point. Telle est donc la condition actuelle : continuer les mêmes moyens, et demeurer stationnaires ; en inventer de nouveaux et avancer. Vainement compteriez-vous chacun sur vos forces individuelles : elles sont impuissantes. Individuellement, vous ne pouvez fournir qu'à des découvertes partielles : découvertes utiles et profitables, possibles, sans doute, mais à leur tour inefficaces ; car vous ne sauriez par elles atteindre à rien de fixe et de permanent. En effet, bien qu'utiles et nécessaires, seules, elles ne peuvent s'ordonner, elles ne peuvent même se conserver, elles se repoussent, se combattent, se ruinent mutuellement les unes les autres ; elles sont prisées diversement et contradictoirement; et elles introduisent, dans la science, avec la richesse qu'elles y apportent, de la confusion et du désordre, faute d'une puissance capable et reconnue de tous qui les pèse, les éprouve, et les marque toutes chacune à son titre et les place chacune en son lieu. Du reste, si vous n'inventez pas un nouvel instrument, les découvertes partielles touchent elles-mêmes à leur fin. Ces sortes de découvertes sont le produit de l'instinct ; et après un si long espace de tems que celui qui s'est écoulé depuis l'origine de l'art, la simple expérience est épuisée, et l'instinct a fait ce qu'il peut faire. Ce n'est plus que de la raison, que des efforts combinés de la pensée, que d'un instrument intellectuel, d'une méthode enfin que l'on doit attendre la faculté de multiplier les découvertes partielles, de les conserver, de les éprouver, et de les ordonner entr'elles pour la confection et la consolidation de l'art. Notre salut consiste donc à trouver une méthode. Cependant nous demeurons à cet égard indifférens et apathiques, et quelqu'expérience, ou remède, ou proposition hasardée nous touche plus sensiblement. Nous sassons et ressassons les mêmes misères ; et notre esprit, restreint aux détails, s'est resserré sur lui-même, et n'est plus assez large pour embrasser des vues d'ensemble et concevoir l'importance d'une méthode. Oisive, depuis si long-tems, notre intelligence sommeille, nos sens hébétés vacillent, et ne peuvent s'appliquer à aucun objet fermement. Mais aussi, qu'est-ce, que nos ouvrages ? quel manège : ô honte ! sacrifier aux noms en crédit ; séduire la jeunesse par une vaine faconde et l'éloge outré du tems présent, défigurer les productions d'autrui dans l'intention de se les approprier ; composer des volumes avec des thèses, des mémoires avec des volumes ; arguer précipitamment de faits ou expériences vagues, de prétendues découvertes ; éviter les questions épineuses, multiplier les distinctions frivoles ; discuter sans résoudre, affirmer sans prouver ; entasser pêle-mêle des opinions ; s'emparer, pour faire parler de soi, de certains sujets dont il devient parfois dans l'art une mode ou manie de s'occuper ; ne point sortir du cercle des opinions reçues, tourner et retourner les mêmes pensées, ne les changer, les rectifier ni ne les accroître, mais les revêtir de la livrée du

tems pour leur donner un air de nouveauté , que
faisons-nous d'autre en effet? et l'on ose se dire
habile, curieux de l'utile et du bon, jaloux de
hâter les progrès de la science! non; nous ne
voulons que paraître et capter les suffrages : mais
parce que nos travaux ne sont pas faits pour la
science, la science à son tour les désavoue ; et
la postérité se venge , par un juste mépris, de la
frivolité de nos entreprises. Une méthode est le
seul frein capable de retenir et fixer les auteurs
dans la bonne voie. Sans ce soutien , sans ce
support tutélaire , on continuera de marcher
isolés, à tâtons ; à aller et revenir sur les pas les
uns des autres ; à se croiser, se heurter, et se
servir réciproquement d'obstacle au lieu d'aide
et d'appui.

Qu'une méthode soit nécesssaire ou non, répliquez-vous, celle que vous proposez nous est
connue : c'est celle de Descartes, de Bacon et
des philosophes modernes : c'est celle qu'Hippocrate mettait en pratique. — Si cette méthode
était connue en effet, pourquoi donc n'a-t-on pas
atteint le but où elle mène directement? des principes fixes. C'est la méthode d'Hippocrate? la
discussion précédente , sur les aphorismes, met
dans tout son jour la différence de la méthode
que je propose , avec celle que suivait ce grand
homme. C'est celle des philosophes modernes?

I.   14

Eh! bien loin que je voulusse les imiter, depuis long-tems je m'étais aperçu que la médecine avait ses lois spéciales, absolues, isolées, distinctes de celles des autres sciences : depuis long-tems j'attendais qu'il parût quelque génie assez puissant pour opérer par lui-même, et sur le propre fond de l'art, rigoureuse abstraction faite de l'espèce des principes et des lois qui règlent les autres sciences : depuis long-tems, enfin, désabusé des livres, je m'étais interdit de fouiller ailleurs que dans la nature et dans ma propre raison. Appliquant autrefois à la médecine les qualités élémentaires de la philosophie péripatéticienne, Galien, le subtil Galien, a donné un funeste exemple d'imitation et d'emprunt, et depuis ce Grec jusqu'à nous, en effet, on a tour à tour emprunté des philosophes, des botanistes, des chimistes, des hydrauliciens et des physiciens des méthodes et des lois qui répugnent à la médecine. Qu'on sonde donc l'espèce! et enfin on se convaincra que la médecine n'est pas susceptible, comme les sciences mécaniques et physiques, de lois premières ou générales qui embrassent toutes les autres comme subséquentes; même d'une loi qui en embrasse d'autres ou plusieurs, qui même ait des dépendances. Les lois en médecine ne sont que l'expression de ce qui arrive en telle circonstance, tel moment, telle occasion : elles sont circons-

crites, partielles, locales ; ne roulant que sur
elles-mêmes, chacune sur soi séparément. Produits spéciaux d'une cathégorie de symptômes,
vainement en concevrait-on d'une autre espèce.
La formule des axiomes en exprime la teneur et
le type, et cette formule en est comme l'instrument et la matrice. Ainsi toute loi médicale doit
être conçue et recherchée, isolée et distincte,
dans sa cathégorie génératrice. Mais si l'on ne
savait pas même ce qu'est et doit être une loi
dans l'art, hélas ! qui donc en pouvait faire ? personne, évidemment. Aussi depuis deux mille ans
qu'on s'y essaye, n'en possède-t-on pas une seule
avérée ; et à l'heure même, sans la lumière des
axiomes, nul n'en pourrait construire de nettes
et d'irrévocables ; et l'art, incertain, continuerait
de flotter entre des probabilités et des conjectures, jusqu'à ce que cette lumière, découverte
par d'autres, vînt le créer et le consolider. L'art,
en effet, n'est point encore sur son terrain définitif. La partie descriptive, l'historique des maladies, qui fait toute notre science actuelle, n'est
que préparatoire ; et cette science est inerte, tant
qu'elle ne mène pas aux cathégories d'axiomes.
Et les axiomes eux-mêmes, les lois médicales,
demeureraient inertes et précaires, si l'on bornait
à elles ses efforts ; car elles ne sont point le but,
mais un degré, un moyen d'arriver à l'interpré-

tation, qui est le but. En effet, les axiomes roulent sur les diverses parties constituantes d'un fait, qu'ils servent à montrer et à faire concevoir dans leur privée cathégorie ; mais voilà leur sphère, et intrinséquement toute leur portée. A la vérité, par la réunion de ces cathégories privées, de ces notions partielles, on arrive, comme par autant de degrés, à la notion complète du fait, à son interprétation totale, interprétation qui est le terme et la fin de la science ; mais enfin les cathégories privées ne sont pas cette interprétation, le but final, elles sont seulement un moyen de l'atteindre. Or, lorsqu'une fois le terme est atteint, l'interprétation du fait, l'interprétation complète, toutes ses parties constituantes apparaissent d'emblée dans leur subordination naturelle, depuis la racine jusqu'aux dernières sommités ; et dès lors la subordination des cathégories privées, les axiomes, n'offrent plus aucune importance et aucun intérêt. Découvrir une racine ou type morbide, c'est enjamber des milliers d'axiomes. Et cette assertion est tellement exacte que, si, je suppose, l'on venait à découvrir la racine des fièvres putride et maligne, les aphorismes d'Hippocrate, nos seuls axiomes, et qui reposent presque en totalité sur les cathégories privées de ces deux maladies, s'évanouiraient, superflus et infirmes, à la première apparition de

ces deux types morbides. Les axiomes, ou notions
partielles, sont donc un moyen d'arriver à l'interprétation, ou notion complète. Or, l'interprétation étant le but, les axiomes, le moyen,
il s'en suit que, la voie des axiomes étant ouverte,
l'art se trouve maintenant placé sur son assiette,
et que son complément devient désormais con-
cevable, possible, facile. Mais enfin quelle sorte d'analogie de principes, la méthode que je
propose, offre-t-elle donc avec la philosophie
moderne? Les philosophes modernes ont dit
qu'il fallait observer : mais comment observer en
médecine? c'était là le nœud de la difficulté :
qu'il fallait extraire des inductions des faits simples. Il n'y a point de faits simples en médecine,
je l'ai démontré ; et où pourraient conduire des
inductions extraites des faits les plus simples,
avant le travail préalable et générateur dont j'ai
développé les parties? Confessez donc que re-
commander à un médecin d'observer, et de tirer
des inductions des faits simples, pour s'élever
ensuite aux plus compliqués, c'est lui donner un
conseil et bien vague et bien stérile. Le difficile
et l'important, c'était de lui apprendre à relater
les faits ; c'était de l'initier au mystère des axiomes, à celui de l'analyse intime, voies de l'interprétation ; c'était de lui enseigner la juste valeur
des aphorismes, des nosologies, des descriptions

générales et des systèmes, c'est-à-dire, des instrumens avec lesquels il opère ; c'était enfin de
lui faire comprendre que, quelque fût sa capacité,
ne pouvant seul conduire à sa fin l'histoire d'un
type morbide, le moindre d'entr'eux exigeant,
pour être approfondi, le concours de chacun et
de tous : il en devait poser les bases sur un plan
non seulement régulier, mais vaste, embrassant
les tems, et capable de recevoir dans ses lignes
les travaux des ancêtres, des contemporains et
de la postérité. Or certainement Hippocrate n'a
pas fait cela ; et ni Bacon, ni Descartes ni les
philosophes modernes, ni qui que ce pût être,
n'ayant pas formé de la médecine sa spéciale
étude, ne pouvait le faire. Mais si vous connaissez un philosophe qui ait brisé les efforts discor-
dans de chacun, soumis l'anarchie des siècles à
l'harmonie des tems, qui ait enfin appelé les médecins de chaque âge à opérer comme un seul qui
les embrasserait tous : nommez-le !

Votre méthode, objectez-vous, offre de grands
obstacles dans l'exécution. Les faits et les conséquences à l'appui, avec le travail préalable
que vous exigez sur chacun d'eux, supposent,
quand il est question de traiter sur ce plan
toutes les maladies, des ouvrages d'une longueur
considérable : comment les mettre entre les mains
des élèves ? Au lieu que les descriptions géné-

rales ou traités élémentaires..... J'entends : les
traités élémentaires sont plus expéditifs. Mais
importe-t-il d'instruire les élèves, ou de les ex-
pédier ? De former leur jugement à la vue des
inductions tirées des faits, ou de les habituer
à une aveugle subordination aux principes reçus ?
De leur apprendre enfin à révérer le maître,
ou la nature ? Et qu'entendez-vous quand vous
dites que les traités élémentaires sont plus faciles
et plus prompts ? Qu'est-ce qu'une instruction
qui n'est d'usage qu'à l'école, et dont il faut
faire abstraction dans la pratique ? Que sert
qu'elle soit expéditive, si elle est insuffisante,
nulle, et s'il faut recommencer sur nouveaux
frais lorsqu'on veut approcher des malades ?
Que dis-je ! quelle amertume alors et quels
regrets sur le temps passé ! Mais encore votre
objection est-elle vaine. La transcription à
part des axiomes, dans l'ordre qui répond au
développement réel ou apparent des choses,
transcription recommandée, dans le but d'offrir
à la méditation le tableau morbide total ou vue
de l'ensemble ; cette transcription constitue une
description générale, sommaire, de l'espèce de
celle que vous souhaitez. Qui donc empêche,
à qui le considère comme un avantage, de faire
débuter les élèves par ce tableau général ? De
ce tableau général ou sommaire, ils reviendraient

ensuite aux pièces dont il émane. Qu'on se garde
toutefois de séparer celles-ci de celui-là , les
preuves d'avec le thème ; car beaucoup s'en tien-
draient aux unes et négligeraient l'autre ; et beaucoup conséquemment prendraient l'idée de l'ensemble , et resteraient privés de la connaissance des particularités , laquelle seule donne la
science de l'occasion , qui fait tout le médecin :
tandis que, l'ouvrage étant complet , et le possédant sous ses yeux , un incroyable excès d'insou-
ciance et d'apathie pourrait seul empêcher qu'on
en profitât. Or , de tels caractères sont censés ne
pas exister dans une profession qui surpasse une
capacité ordinaire , comme l'a dit Sydnam , et
dans laquelle , pour y être à sa place , il faut ,
selon Hippocrate , avoir infus dans l'âme quelque
chose de divin.

Un autre inconvénient de votre méthode, ré-
pétez-vous encore, c'est d'exiger que l'on se serve
des faits et des axiomes connus , et par conséquent du travail d'autrui ; cependant , ajoutez-
vous , chacun aime et se plaît à travailler sur
son propre fond. — Il est faux qu'un chacun
travaille sur son propre fond. Jusqu'à présent
on a travaillé sur un fond commun, les livres,
avec lesquels on a fait d'autres livres , qui dif-
féraient peu des premiers : au lieu qu'en continuant un recueil d'observations et d'inductions ,

comme l'exige la méthode proposée , on opère incessamment sur la nature elle-même, unique fond de l'art ; et en ajoutant à ce recueil des observations et des inductions nouvelles , c'est encore la nature que l'on est obligé de mettre à contribution , et qui , à force d'être ainsi vue et revue par un chacun et par tous , d'être examinée , vérifiée , éprouvée et interprêtée diversement et dans des tems différens , s'explique et se dévoile enfin. Je le demande ! de quelle manière composerez-vous un corps de doctrine , si chacun de vous renverse ou fait abstraction de ce qu'on a fait avant lui ? Comment acquerrez-vous des principes nouveaux , si vous les cherchez dans les livres , qui se répètent tous ? Où en trouverez-vous d'irrévocables , si vous les tirez de quelques faits seulement , et si , au lieu de les soumettre à la perpétuelle , ferme et infaillible vérification de tous , vous ne leur appliquez que la passagère , contradictoire et versatile révision de chacun ? Et comment enfin en obtiendrez-vous d'unanimes , si vous ne recueillez pas tous les suffrages , si vous ne pesez pas à une balance tenue par tous les estimations individuelles , afin d'obtenir et de constater l'estimation générale , et de faire taire ainsi devant la commune voix , les voix particulières ? Pitoyable aveuglement , que de rassembler à la

hâte quelques observations éparses, disparates
et non vérifiées, et de fonder sur une expérience si précaire, une classification, des inductions, une méthode curative! est-ce de la sorte
qu'on se propose d'en faire usage? L'observation
à son tour perdra la médecine. Qu'on ne s'i-
magine donc plus que quelques faits suffisent,
que les premières inductions soient valables, et
qu'un seul puisse achever l'histoire d'un type
morbide : l'expérience trompe, lorsqu'elle est
isolée ; et tous, en particulier, doivent s'attendre
à prendre l'apparence pour la réalité, de fausses
lueurs pour une clarté pure, tant le sens individuel est prompt à se fourvoyer et à faillir.
Ce n'est donc que du concours intellectuel de
tous et de tous les temps, que de l'intelligence
de tous, pressée sur une même ligne et fondue
en un même corps, que l'on peut espérer d'atteindre en médecine à la certitude requise. Voilà
pourquoi les médecins se prêteront sucessive-
ment et mutuellement leur appui, ils continue-
ront l'édifice commencé par leurs contemporains
ou leurs ayeux, et ils l'élèveront jusqu'au faîte ;
mais s'ils s'obstinent à opérer isolés, à bâtir
séparément, au lieu de parachever un monument
qui résiste, ils ne construiront que des cabanes
et des masures, que la moindre attaque ou le

moindre choc fera crouler, et avant même qu'elles ne soient au comble.

Votre méthode, répliquez-vous encore, ne nous est d'aucun secours pour résoudre les questions qui nous sont le plus à cœur. Qu'est-ce que la maladie ? un être, une chose ? cet être, simple, ou complexe ? cette chose une altération physique : et, primordialement, qu'est-elle, cette altération ? une perversion de la sensibilité : de la sensibilité animale, ou organique ? et cette perversion affecte-t-elle immédiatement la fibre, ou les humeurs ? La maladie a-t-elle une existence virtuelle, avant que d'exister actuellement ? Quand précisément commence-t-elle ? est-elle toujours identique dans sa nature ; l'est-elle dans son mode d'envahissement des organes, s'étend-elle toujours de ceux-ci à ceux-là, ou suit-elle une marche variable ? peut-elle dès le principe embrasser à la fois tous les organes ? Si d'une partie elle s'étend à toutes, de toutes se peut-elle concentrer sur une seule ? de quel point partir pour assigner l'origine du mal ? de la lésion de la sensibilité, ou de l'effet de cette lésion sur les parties ? et lequel de ces effets choisir alors, celui sur les solides, ou les fluides ? et cette origine, offre-t-elle un simple point de départ, d'où les symptômes naissent par voie organique successive, et selon des voies matérielles et susceptibles de démonstration ; ou est-ce un germe qui en contienne en soi les rudimens ? Quelqu'il soit, parlez ; définissez l'être morbide ! — Que vous me semblez jeunes ! Si, faute de constituer un être unique et distinct, la maladie manquait d'attributs, quel nom donner à vos recherches ! Vous courez tous de ce côté, cependant ; et, sur le moindre aperçu, vous construisez des doctrines, des théories, des systèmes. C'est la vanité qui vous jette dans ces voies excentriques. La soif d'une précoce célébrité vous dévore et vous fascine ; insensés, par ambition, vous consumez vos forces, hors de la ligne, en vaines et folles tentatives. Avez-vous jamais pesé ce que vous pouvez et ne pouvez pas ? Eh bien ! les vérités moyennes, retenez-le, s'acquièrent par les vérités inférieures ; les plus élevées par les moyennes : le jour de la science, comme celui de l'univers, ne s'étend que par degrés. Mais vinssiez-vous, contre toute attente, à saisir de plein saut une vérité première, que, bien loin d'en tirer tout le fruit que vous imaginez, c'est qu'au contraire vous n'en sauriez ni le prix ni l'emploi. Vous n'en sauriez pas le prix, car on ne sent une vérité qu'autant qu'on la possède dans sa graduation avec les vérités ses plus proches : vous n'en sauriez pas l'emploi, car, faute de savoir ses connexions avec les vérités voisines,

elle se trouverait dans votre esprit sans antécédens ni subséquens, sans application, et par
conséquent sans emploi. Cessez donc de vous
aheurter à une foule de questions qui, fussent-
elles importantes, ne le sont pas pour vous, dans
l'état actuel de la science, à cause de leur pré-
cocité. Le moment de leur maturité viendra, et
alors elles s'offriront à vous d'elles-mêmes. Prenez
donc patience : vous les trouverez, chemin faisant,
dans la méthode. Et en effet, vous êtes condamnés par la situation actuelle des choses, à
chercher sans savoir pertinemment ce que vous
cherchez. Les secrets les plus importants de l'art
sont enfouïs, voilà ce qui est positif : de quelle
espèce sont ces secrets, voilà ce qu'on ignore ;
et ce que la méthode enseignera au fur, et à
mesure de son développement.

Déjà, affirmez-vous, il est pour vous manifeste
que toutes les affections se rattachent originairement à un type identique, l'inflammation. Inflammation à son tour toujours produite par deux
mêmes éléments causatifs : un excès ou un défaut
d'excitabilité. D'où il suit que dans tous les cas
il existe un état primordial de relâchement ou
spasme, d'asthénie ou d'irritation, et que tous
les cas, par conséquent, sont passibles d'une
curation relative à celui de ces deux excès qui
domine. — Quelle médecine ! Quoi ! la nature

confiné dans ces deux excès le type originaire
de toutes les affections! L'essence de tant de
maux, si variés et si divers, s'explique comme
une énigme, par un mot, un seul mot! avec
deux modes thérapeutiques vous suffisez à tout!
Seriez-vous en effet susceptibles d'être pris à
l'amorce d'une telle piperie? Mais peut-être,
et vous-mêmes qui les faites, êtes-vous le jouet
de vos doctrines? Que signifient proprement
vos mots sacrementels: asthénie, irritation, inflammation? proprement? rien. Vous croyez cependant exprimer par eux un phénomène primitif et principal, et vous vous abusez; car ce
sont toujours, toujours et constamment, des
effets secondaires, d'une cause antérieure, qui
est le point. Et encore, en tant que phénomènes résultans d'une cause antérieure, ne sont-
ils spéciaux d'aucune, ils sont communs à toutes.
Ensorte que ces mots sacramentaux par lesquels
vous croyez parler, ne parlent pas; par lesquels
vous croyez spécifier, confondent. Une abyme
de déception est caché sous eux. Et vous bâtissez sur cet abyme! et vous prenez ces mots
pour symbole! descendez de vos hautaines bévues
au terre à terre des phénomènes morbides; au
lieu de prétendre les enjamber, suivez-les pas
à pas; au lieu de systématiser, scrutez; et de
la conscience et de la bonne foi au lieu de jon-

glerie et d'astuce. Recherchez donc avec candeur
la cause, la causalité, le siège des maladies,
le mode natif des symptômes et leur filiation,
leurs cathégories génératrices d'axiomes, et la
méthode curative selon la cause, l'organe, la
période. Ainsi, dites les espèces causatives : les
maladies qui proviennent de la corruption, de
la stagnation, de l'extravasation du sang et des
liquides ; d'un défaut de caloricité ou de nutrition ; d'un vice de la sensibilité, de l'irritabi-
lité, de la contractilité, ou de toute autre propriété vitale, animale ou organique ; des qualités
de la constitution athmosphérique ; d'affections
morales profondes ; de l'érection ou de l'affaissement des nerfs, d'éjections éthérées de leur part
ou délétères, ou surabondantes ; de la prévoyante
intelligence de la nature, qui se blesse elle-
même pour son propre salut. Dites les maladies
qui affectent à la fois plusieurs tissus, et celles
qui ont exclusivement leur germe dans un seul ;
dans la fibre spéciale à chaque organe, ou dans
le parenchyme commun à tous ; celles qui ré-
sident dans le tissu réticulaire des nerfs, dans
les troncs nerveux, tunique, pulpe ou fluide ;
dans les réseaux vasculaires, sécréteurs et excréteurs, artériels, veineux ou lymphatiques. Dites
comment jaillit le premier symptôme, comment
il s'étend, se réfléchit ou se réfracte, se mul-

tiplie et se combine en cathégories, comment
il gagne et embrasse toute l'économie, comment
il décroît, et par quel trait final il s'éteint. Dites
enfin par quelles combinaisons diverses, relatives
à l'origine causale ou organique, aux circonstances des tems et des périodes, à l'espèce in-
cidentelle de quelques symptômes, à l'empire
d'une constitution épidémique, doit s'établir et
se modifier la curation de chacune de ces affections? En toutes ces choses, point de généralités, pures échappatoires à mes yeux; mais
de l'individualité, de la rigueur, de la précision. Car c'est là le terrein de la science : terrein
à fouiller depuis sa surface jusqu'à sa dernière
profondeur. Mais l'unique instrument pour cette
fouille, l'unique sonde pour la diriger, l'unique
ordonnateur des matériaux découverts ; c'est la
méthode.

Enfin, objectez vous, en supposant qu'une méthode soit nécessaire pour ordonner les médecins
et la médecine, et que, pour obtenir un corps
de doctrine, but final en effet où l'on doive
tendre, il faille en user comme vous le pres-
crivez ; qui pensez-vous qui se veuille vouer à
une telle entreprise? Eh ! au lieu de psalmodier
tristement leur/cahiers ou ceux de leurs dévan-
ciers, de quelle plus importante direction que
celle-là, se pourraient charger les professeurs

des universités? Le travail fondamental reconnu, sanctionné par eux ; la suite de ce travail confiée à leurs mains, soutiendrait l'attention de nombre d'esprits ardents et avides de se distinguer, et provoquerait celle de beaucoup d'autres, d'eux-mêmes inhabiles à l'action, mais capables de faire et d'agir, mûs par l'impulsion toujours forte des corps enseignans. D'un autre côté, quel sujet plus glorieux et plus digne d'elles, peut jamais s'offrir aux académies, si nombreuses, de nos jours, et qui s'empressent à l'envi d'exciter l'émulation par les prix qu'elles décernent annuellement, mais pour des sujets quelquefois si inaccessibles, et d'autres fois si frivoles? Les académies pourraient, sinon compléter, du moins avancer le travail en peu d'années. Que chacune d'elles s'empare exclusivement d'une maladie. Qu'elle propose un prix, d'abord sur la meilleure collection des faits publiés sur cette maladie, et ceux qui peuvent être propres aux concurrens ; un second prix pour l'application à ces faits de l'analyse intime ; et un troisième, pour l'application à ces mêmes faits de la matrice aux axiomes : successivement enfin d'autres prix pour la vérification des observations et des inductions, pour la soustraction de celles que l'expérience infirme, et le placement de celles qu'une nouvelle pratique justifie. la progression, par conséquent ; et l'on verra naître comme par enchantement un corps de doctrine médicale dont la génération présente même pourra profiter. Car, sitôt que l'objet des trois premiers prix est rempli, existe ce *travail fondamental* dont il a été parlé, et qu'il n'est plus permis de remplacer, cette base, qu'il faut enfin savoir conserver, et sur laquelle on doit édifier, en y ordonnant les produits de l'expérience et du tems. Alors, s'élève, par voie de progression, le commun édifice, s'aggrandit, par le travail individuel de chacun, le travail commun de tous, croît et se forme le corps de doctrine médicale : alors et dès-lors la méthode est en œuvre. Par le premier des trois prix qui composent le travail fondamental, s'opère le grand objet, de la fusion en un seul corps, de tout ce que renferment d'utile les bibliothèques. Qu'on sera étonné du peu qu'on en tirera ! C'est à cette heure, que ceux qui pourraient tenir encore aux travaux isolés, y renonceront à jamais, considérant leur effroyable inanition après un si long espace de tems et d'efforts. Cependant, quel poids de moins sur le cerveau que nos lourdes bibliothèques ! Quel tems gagné pour l'étude, lorsqu'on n'aura qu'un livre à lire pour tout savoir ! comme alors on sentira le bienfait de la méthode progressive ! par le second prix, toute la tissure morbide : la cause, la causalité ; l'espèce de la lésion première et son siége immédiat ; l'éjection du premier symptôme, et la foule de ceux qui le suivent ; leur direction et leur combinaison, fortuites ou prévues ; leur épuisement ou leur terminaison spontanée, leur brisement ou refoulement par l'action médicamentaire : tous ces phénomènes ou mystères, les plus déliés comme les plus obscurs, se trouveront arrêtés et saisis par la serre pénétrante de l'analyse intime. Telle est en effet l'intrinsèque puissance de cette méthode exploratrice, que nos livres, réputés les plus analytiques, s'évanouiront éclipsés devant les premières explications qu'elle va produire. A la faveur du troisième prix, enfin, sont montrés agglomérés les symptômes corrélatifs, les causatifs et les subséquents, les groupes homogènes, les cathégories génératrices et leurs produits ; et, par conséquent, éclatent, brillants de justesse et de clarté, les premiers axiomes. Quel étonnement pour l'art, qui depuis deux mille ans a vu tous ces grands hommes échouer dans cette entreprise, pour l'art, qui ne possède pas un seul axiome à l'heure présente, pour l'art qui devait désespérer d'en posséder jamais ; d'en trouver enfin de nets et de palpables, qu'il puisse voir, toucher, vérifier ! quelle ivresse ! Or, à l'instant même qu'existera, sur chaque maladie, le travail fondamental , et encore une fois ces trois premiers prix ou objets le composent, l'art sera constitué ; et dès-lors chacun et tous se trouveront , par le seul fait de l'existence de ce travail, forcés de le continuer. Qui voudrait faire autrement ? qui mieux? qui davantage ? souffrira-t-on que pour un objet nouveau, qui vous appartient., je suppose , vous preniez l'ensemble de tous les faits ou le travail fondamental comme un accessoire au vôtre , et que vous vous l'appropriez à l'occasion de cet objet nouveau que vous possédez? Non , sans doute ; car il est de toute raison que la partie suive le tout , et non le tout la partie. Vous serez donc contraint de déposer cet objet nouveau , qui vous est propre, dans le travail commun. Et vous y serez contraint , vous et tout autre , parce que , conduit seulement au point que je viens de marquer, le travail fondamental offre déjà une telle capacité , qu'il excède les forces d'un seul ; et que , dès-lors, un seul ne pouvant lutter contre , possédant même des objets frais et des idées neuves, il se voit réduit à s'unir à ce travail et à s'identifier à lui. A plus forte raison seront-ils contraints de s'y réfugier, ceux qui manquent d'objets importants ou nouveaux. Mais bon gré , malgré votre dénûment effectif, voulez - vous opérer isolément ? écrire pour écrire ? vous en porterez la peine. Car la société chargée du travail commun, n'empruntant de votre ouvrage ni observation ni axiome, il deviendra par cela seul manifeste à tous qu'il ne renferme aucun objet neuf ou profitable à l'art; et, par conséquent, que vous avez eu assez peu de soin de votre réputation, assez peu d'estime de vous-même et des autres, pour oser publier un livre qui n'apprend rien. Car vous n'aurez plus la facilité d'échapper à une rigoureuse critique, comme encore aujourd'hui. Aujourd'hui, que les ouvrages sont d'une force égale ou à peu près égale, ils se sauvent réciproquement par leur insuffisance les uns les autres; et aussi par cette cause, qu'il n'existe pas de pierre de touche pour les éprouver, et pour en marquer la valeur intrinsèque. Cette pierre de touche, cette coupelle qui manque, c'est le travail fondamental dont il est question, lequel, une fois qu'il existe, reçoit ou non des additions du dernier ouvrage publié, et par là même en détermine le prix. Si donc votre ouvrage n'augmente ou ne rectifie le travail fondamental en aucune manière, l'épreuve est faite; il est souverainement inutile et vain. Il devient même incommode et fâcheux, encombre la voie, détourne, gêne ceux qui opèrent, brise l'unité d'action, principe et cause du succès; et, enfin, vous, qui avez perdu votre tems à ce travail isolé, l'eussiez utilement employé au travail commun. Singulière illusion ! un livre qui n'ajoute aucun objet à l'art, est de toute nullité, vous l'avouez vous même : et lorsque vous en apercevez à la fois mille, cent mille, trois cent mille de cette espèce dans une bibliothèque, vous croyez posséder quelque chose ; vous vantez vos richesses, et l'idée d'une fausse opulence vous endort au sein de la misère. Ainsi donc, par le seul fait de son existence, le travail fondamental force à se taire les auteurs qui ne possèdent aucun objet nouveau, et ceux qui en ont de tels, à venir les lui adjoindre ; il les entraîne à la méthode progressive, et la méthode fait la méthode. Nulle chose n'est donc plus simple dans son mouvement que la méthode proposée ; et bien loin d'offrir une utopie inapplicable à la pratique, elle est au contraire d'un si facile mécanisme, d'une exécution si aisée, qu'une fois mise en jeu, elle se meut d'elle-même et sur ses propres ressorts. Combien donc le développement n'en sera-t-il pas rapide, lorsque les académies l'accéléreront par les quatrième, cinquième prix, et autres subséquents ?

Considérez, en effet, que le travail fondamental accompli, c'est-à-dire, l'objet relatif aux trois premiers prix qui le composent étant achevé, il ne reste plus qu'à recevoir les faits ou les axiomes qui infirment ce qui est réputé certain, décident ce qui est flottant, modifient ce que l'on suppose rigoureux, ou enfin établissent des propositions nouvelles Un fait en infirme-t-il un autre ? on le lui substitue ; le rend-il décisif, de douteux qu'il était, ou lui apporte-t-il des exceptions ou des modifications ? on le place à côté ; est-il absolument neuf ? on lui ouvre un chapitre. Mais ne possède-t-on aucun fait qui redresse ou modifie, ou qui renferme des aperçus nouveaux ? on s'abstient. Le silence est en effet le seul mode admissible de confirmation dans une méthode bien entendue, autrement, les ouvrages grossiraient sans fin, chacun se croyant obligé d'écrire : et moi aussi, je le pense ! le travail fondamental achevé, l'attention se dirige donc uniquement vers ce qui est douteux ou ignoré : les esprits s'occupent, cherchent, s'ingénient dans l'espoir de résoudre et de découvrir ; et si quelque fait parle, ils s'en saisissent et l'apportent au travail commun. De cette sorte, l'unité d'action se conserve et la progression s'opère. Quel aplomb va prendre la science ! je n'en fais aucun doute, les vrais médecins, qui cultivent l'art dans des vues désintéressées d'eux-mêmes, voyant qu'elle mène droit au but, à la confection d'un corps de doctrine, accueilleront avec transport la méthode progressive ; les cœurs moins généreux, et à cause de

cela plus enclins vers eux-mêmes, et tous ceux
qui se préfèrent à la science, tenteront encore,
il faut le craindre, les travaux isolés, dans de
faux calculs d'intérêt personnel. Reste à savoir
maintenant que l'on connaît l'infirmité des travaux isolés et l'urgence du travail commun, si l'on
poussera l'incurie jusqu'à les tolérer. Ce serait alors
aux académies, qui, en leur qualité de corps,
sentent davantage la partie politique de la méthode qui ramène tout à un point central, à
foudroyer ces ouvrages. Que peuvent-ils être, ces
travaux isolés? une répétition du travail commun?
une répétition est superflue : une analyse? que sert
une analyse à qui est obligé de savoir le tout ?
ils sont donc souverainement inutiles, les travaux
isolés! Tout objet inutile embarrasse et surcharge,
et quant à eux, si on les tolère, un pire effet
les suivra ; ils auront bientôt tout brouillé, tout
confondu. Ne faudra-t-il pas cacher le plagiat ?
On dénaturera le travail commun ; sembler ori-
ginal? on contestera ce qui est certain, on affir-
mera ce qui est douteux, on offrira comme avé-
rées les plus extravagantes imaginations : paraître
utile ? les mains vides, cela est impossible : que
faire donc? fasciner les autres, après l'avoir été ;
s'adresser aux sens et à l'imagination par des ar-
tifices de rhéteur et des phrases d'académicien,
descendre à plaire et amuser dans l'impuissance

d'éclairer et d'instruire : l'art se gonfle de futilités, et une page de faits et d'axiomes est étouffée sous des monceaux de livres. Insensiblement de cette sorte disparaît et s'oublie le travail fondamental, les étais qu'il préparait au corps de doctrine vacillent, l'incertitude recommence, et les assertions sont de nouveau changées en questions, et les questions en assertions. Dès-lors est rompue l'unité d'action nécessaire au succès : point d'ensemble, chacun se fait centre ; point de dogme, chacun improvise des préceptes ; ainsi plus de science, plus de doctrine, chacun prétend imposer la loi, et l'orgueil de chacun résiste et veut à son tour faire autorité : alors sont à leur comble le désordre, la confusion et l'anarchie. Tel cependant a été l'art, et tel il est aujourd'hui. Ne voyez-vous pas que vous êtes les mêmes qu'il y a deux mille ans ? Pour vous être obstinés à attendre d'un seul ce que tous seulement pouvaient faire, pour n'avoir jamais eu l'intelligence de vous unir et de vous entendre, vous voilà sans corps de doctrine, par conséquent sans science : vos faibles mains n'ont pu constituer l'art. Et à force d'avoir pendant un si long-tems usé vos facultés isolément et à des objets de détail, vous êtes actuellement incapables d'embrasser un vaste projet ; vos esprits sont dégénérés, vous avez laissé tarir la source des découvertes, et le germe de

l'invention s'est desséché dans votre âme. Aussi,
les inventeurs, lorsqu'ils veulent s'essayer, sont-
ils soudainement arrêtés par d'immenses espaces
que vous avez laissés vides, d'horribles déserts,
sans horizon, où, pour avancer, ils se voyent
réduits à se créer à eux-mêmes leur équateur,
leur boussole et leurs cieux. La méthode progressive peut seule vous servir de boussole, vous régé-
nérer, vous appeler à la gloire de nouvelles découvertes. Vous formerez donc en commun,
vous conserverez, continuerez et poursuivrez le
travail fondamental, votre unique recours, l'arche d'alliance destinée à vous réunir et à vous
sauver des tempêtes de vos hallucinations réciproques, et vous arriverez enfin au port, à l'érection d'un corps de doctrine.

Mais une précaution est nécessaire pour assurer
à son origine le travail fondamental. Comme dans
les lieux exposés aux ravages des torrens, on ouvre
des tranchées pour l'écoulement des eaux, de
même, pour vous prémunir contre les furibondes
attaques des esprits inquiets, turbulents et vision-
naires, ouvrez un écoulement aux conjectures, aux
systèmes et aux hypothèses, en leur destinant un
espace qui leur soit propre : laissez subsister cette
voie d'écoulement aux hypothèses, jusqu'à ce que
le corps de doctrine soit assez solide pour n'avoir
plus à en redouter le choc : vous y trouverez le
double avantage de préserver dans sa naissance

le travail commun, et de vous créer un entrepôt
pour les matériaux de toute espèce, dont on
ignore l'usage, et dans lequel vous pourrez faire
au moment le plus inattendu, d'heureuses ren-
contres.

Or, une fois que le travail fondamental est
achevé, cimenté; une fois que les académies ont
poussé l'œuvre aux quatrième, cinquième prix
et même plus avant; celles-ci ne s'arrêtent point
dans leur marche : chacune d'elles continue toujours de recevoir et d'ordonner les matériaux
qui lui sont adressés sur la maladie dont elle s'occupe, et ainsi de suite ses successeurs, jusqu'à ce
que cette maladie touche à son complément et à
sa perfection. De telle sorte que chaque académie
forme une corporation destinée à poursuivre sans
relâche le travail commencé, et à le perfectionner : travail unique, perpétuel, où se déposent
et se précisent, par une continuelle épuration,
les travaux des ancêtres, des contemporains et de
la postérité. Et quant aux prix à décerner par les
académies, comme ce ne sont plus des redites,
ni des agencemens de mots ou de phrases, mais
des idées neuves et des découvertes que l'on
couronne; voici comment on y procède. L'académie proclame que la base première de telle maladie, ou selon le cas, que telle importante
observation ou notable axiome, est l'œuvre de

Chrysippe : en conséquence, elle déclare solen-
nellement que cette base, observation ou axiome
portera son nom. Or, si je connais le cœur
des médecins, un tel prix les touchera davantage
qu'une médaille d'or du poids de cent écus, ou
de quelque poids qu'elle puisse être. Mais, à
défaut des académies, pourquoi tant de médecins
estimables, et qui publient journellement de
laborieux ouvrages, ne se réuniraient-ils pas
pour l'accomplissement de ce premier travail sur
toutes les maladies? Pourquoi de pareilles réunions ne se formeraient-elles pas dans tous les
départemens, chacune annonçant la maladie dont
elle veut offrir la base, et qu'elle se propose de
continuer, en ordonnant elle-même les axiomes et
les faits qui lui seraient ultérieurement adressés?
Quelle gloire pour le département qui donnera
l'exemple! Que de lieux vont devenir célèbres,
qui sont ignorés aujourd'hui! ne semblent-ils pas,
comme de concert, se cacher tous pour en laisser
paraître un seul! et ainsi la suprématie du lieu entraîne celles des personnes : plaisante autocratie!
et de chaque département, l'émulation gagnant
de proche en proche, quelle lumière, lorsque, chacune des nations voisines ayant exécuté ce même
travail, on en pourra dresser le dogme médical
européen! mais quelle éternelle reconnaissance
gardera le monde scientifique pour le pays qui

aura le premier organisé cette méthode ! Or, ces
sortes d'associations offriraient tous les avantages
de ces antiques sociétés qui ne parlaient qu'au
nom d'un seul, Hermès, Bacchus, Isis; et avec
cette différence en faveur des particuliers, composant les associations modernes selon le mode que
j'indique, qu'ils se peuvent personnellement sauver
de l'oubli, en attachant leur nom à leurs propres
découvertes : noms que les anciennes associations
dérobaient au public, quelque service que les
patrons eussent rendus, dans l'intention de revêtir un seul des travaux de tous, et par cet
artifice de donner à son nom plus de poids et
de grandeur, plus d'éclat et de majesté. Cette
ancienne politique des mages deviendrait aujour-
d'hui vaine et superflue; et surtout elle nous ré-
pugnerait, à nous, médecins, hommes essentiellement amis des hommes, équitables et vé-
ridiques. Et là d'ailleurs où il n'existe pas de
vulgaire à séduire; là, où loin de tromper personne, on se propose d'être utile à tous : ce serait
travailler en pure perte et à contre-sens que de
créer des géants et des colosses pour en imposer
à l'imagination; et il est infiniment plus conforme
à la vérité, ainsi qu'à la dignité de notre caractère, de laisser à chaque coopérateur ou associé
et ses traits et son nom. Jusqu'à l'établissement
de ces sociétés nouvelles, toutefois, les sociétés

de médecine, les académies, les instituts, privés du principe vital qui leur est propre, un objet fixe et sa progression, l'unité d'action par l'unité morale, sont condamnés à languir, à ne subsister que matériellement, comme des corps sans âme, inutiles aux autres et à charge à soi-même; à végéter enfin en attendant de vivre. Mais au sujet de ces nouvelles sociétés, de cette coopération mutuelle et collective, des ces associations; et, faute d'un but commun à poursuivre, faute de la fusion en l'idée de tous des idées personnelles de chacun, faute d'unité morale, enfin, les académies actuelles ne forment que des réunions; au sujet de ces associations, dis-je, méditez sur ceci, médecins philosophes, et vous, législateurs. Les citoyens et les savans procèdent isolés, dans un système de séparation; et tout perfectionnement dans les sciences, tout perfectionnement dans la société, tient au principe encore méconnu de l'association! l'isolement, le moi, a causé la ruine des tems présents et antérieurs, soit dans les sciences, soit dans la société, soit dans les empires. Faut-il réfléchir beaucoup pour concevoir que l'isolement par ambition de paraître, le moi dans les sciences, s'oppose à l'unité d'action nécessaire à leurs progrès? que l'isolement par les priviléges, le moi dans la société, s'oppose à toute perfection sociale ou justice? que l'isolement des nations enfin, le moi à douanes et à milices, s'oppose à la paix, au bonheur et à la commune prospérité des peuples? Aussi la méthode progressive ou *d'association intellectuelle* est-elle destinée à éclairer et illuminer, non-seulement les sciences naturelles, la médecine, par exemple; mais les sciences morales et politiques, et, par elles, et dans la suite des tems, à asseoir et ordonner le genre humain. Mais il faut laisser aux savans et aux nations le tems de répondre à cet appel. Cependant, quelle belle conspiration que celle de toutes les académies de médecine se réunissant pour l'investigation des maladies, et la création d'un corps de doctrine! Quelle magnifique entreprise que celle d'associations nouvelles formées dans cette noble cause! et quelle force, quelle immense puissance naîtrait de cette unanimité, de cette entente universelle!

Vous venez d'entendre, franchement exposées, les objections faites à ma méthode et les difficultés qu'on lui oppose; et vous reconnaissez que les unes et les autres sont dénuées de fondement. Mais voici des avantages qu'on ne saurait lui contester, et qui lui assurent, si les contemporains la négligent, que les générations futures la mettront en vigueur.

Dès l'instant, et par le seul fait de son mécanisme, cette méthode purge l'art d'une impuissante matière qui en obstrue l'esprit : préfaces, avertissemens, transitions, précautions oratoires et autres futilités : redites, souvenirs, subtiles distinctions, divisions et subdivisions sans résultat, toutes balayures des écoles avec lesquelles on fait des livres, croyant composer des ouvrages ; la voilà cette impuissante matière qui obstrue l'esprit. Toujours inerte et toujours employée, composant le fond ou plutôt la totalité des livres, l'érudition et les érudits sont enfin justement décrédités. Qui les réhabilitera ? la méthode progressive. Cette méthode débarrasse l'art du poids de cette inféconde matière, et les auteurs du stérile soin de la disposer. Car elle trace aux auteurs non-seulement l'espace, mais la marche et le but ; et les affranchissant dès-lors de l'obligation de préparer à leurs idées une tissure, accessoire où souvent se consume le plus pur de leur sang, elle les appelle immédiatement à l'esprit ; c'est-à-dire, à la continuation progressive du sujet, à l'addition successive des pensées qui le doivent aggrandir et le conduire par degrés à son complément.

En même tems qu'elle déblaye la science de ses superfluités, cette méthode offre une barrière impénétrable au faux savoir, aux adulations mercenaires, à la sotte ardeur des prosélytes, à l'au-

dace des esprits ambitieux. Tous les brouillons
et les dévastateurs quelconque de l'art sont main-
tenus par elle dans l'impuissance de nuire, et
réduits au travail commun. Ainsi donc, par elle,
plus de traités généraux, leçons d'un seul homme
qui dogmatise, à tous les hommes qui écoutent ;
plus de vaine faconde, de honteux plagiats, d'ouvrages stériles d'aucune sorte ; plus de sectes,
plus de cabales pour les maîtres ; plus de systèmes qui renversent en un jour le travail de plusieurs siècles ; plus d'idée dominante, plus d'aveugle subordination, plus d'idole à qui il faille sacrifier : chacun est remis libre de toute dépendance
ou patronage dans les mains de la nature ; et
c'est à l'interpréter avec justesse, l'interroger
avec habileté, et la poursuivre de toute la puissance intellectuelle de l'espèce, en concentrant,
dans le foyer du miroir ardent de tous, les rayons
de la pensée de chacun, que vont enfin se réunir
et tendre les efforts.

A la faveur de cette manœuvre combinée de
tous et de chacun, la nature, au lieu d'être
seulement effleurée par des attaques partielles
et successives, auxquelles constamment elle
échappe, est bientôt entourée, circonvenue,
serrée entre les bras de tous qui se pressent
pour ne lui laisser aucune issue, et elle se trouve
enfin atteinte et subjuguée. Ce n'est effective-

ment que de ce concert d'action , de cette entente , de cette coopération de tous les esprits
et de tous les tems , de cette sorte de milice intellectuelle , présente et future , que l'art peut
raisonnablement attendre la conquête des clartés qui lui manquent. Brillant et nouveau, mais
infaillible triomphe assuré à notre génération par
la méthode progressive.

Or , à la place de ces innombrables travaux isolés
et sans aucun fil qui les lie , cette méthode érige
à chaque maladie un seul travail , un monument
unique , mais éternel, où les générations se fondent et s'épurent , et dont toutes les parties ,
étroitement unies entr'elles , s'accroissent , se
multiplient et s'arrangent dans un parfait accord ,
et à présent et à l'avenir , parce qu'incessamment le même but, la progression , entretient
incessamment le même esprit de suite , d'ordre et
de combinaison : unique et vaste monument , en
comparaison duquel, sitôt seulement que les bases en seront faites , le travail fondamental , les
constructions partielles vont sembler si ténues et
si fragiles , que les plus présomptueux n'oseront
tenter d'élever édifice contre édifice. Pour la première fois , alors , on aura parmi nous le magnifique spectacle des superbes d'esprit et des simples opérant ensemble sur une même ligne , et
dans une même cause finale , l'édification de l'art

par l'accroissement progressif du travail commencé. Prodigieux résultat, que d'ap eler un chacun à continuer le travail de tous, de ramener
à un centre unique la divergence naturelle des talens, et par cette direction commune, qui leur
est imprimée, d'empêcher leur discorde ou d'en
annuler les effets.

Cette méthode, effectivement, poursuit, com-
prime et contient la personnalité, passion sub-
versive de l'ordre, et par laquelle l'individu tourne
sans cesse vers ses intérêts ou sa vanité ; source
d'une rivalité hostile, qui pousse à renverser autrui
au lieu de le seconder, et même à l'indifférence de
l'art, par l'excessif amour de soi ; seul obstacle
venant des hommes à la connaissance de la vérité,
et à l'établissement de leur commun bonheur,
qui ne peut s'effectuer que par elle. Et au lieu
de la personnalité, qu'elle réprime, chez l'individu, elle y développe au contraire le *collectisme* :
passion toute relative à l'espèce, plus véhémente
qu'aucune de celles qui regardent l'individu, que
les idéologues n'ont pas même entrevue et par
conséquent qu'ils n'ont pu nommer ; passion ordonnatrice, pivot de l'industrie humaine, âme
et principe de la sociabilité ; source d'émulation et de vertu, d'amour réciproque et de
philantropie, du futur bonheur des hommes,
et, dans les sciences, de cette généreuse abné-

gation de soi-même pour leur gloire et leur plus prompt avancement. Cet admirable effet de la méthode progressive ou d'association, d'amortir la personnalité pour exalter le collectisme, vient de ce qu'elle oppose sans cesse l'espèce à l'individu dans le travail commun. Or, considérez de nouveau que l'espèce, comme espèce, n'a jamais opéré, les individus n'ayant jamais su s'unir. Et en effet, chacun est toujours allé séparément comme il a voulu, sans se douter qu'il importât de combiner sa marche avec les autres, et sans se rendre un compte explicite de celle qu'il suivait. Sondez les deux mille cinq cents ans de tradition de l'art : vous trouverez qu'on a opéré par assemblement, par succession incohérente, jamais par association. Hippocrate, par exemple, qui possédait réunies dans les temples les observations et les remarques les plus importantes sur les maladies, opérait sur cet ensemble : et seulement parce que cette manière offre quelque analogie, fort éloignée, sans doute, avec l'association, Hippocrate s'est élevé à un degré que nul n'a pu atteindre ; car il faut savoir peser et l'homme et la méthode. Depuis l'assemblement, instinctuelle et moyenne industrie, dont profitait Hippocrate sans l'avoir inventée, perdue d'ailleurs après lui, et plus que retrouvée par l'association, on a opéré par succession seu-

lement, et encore, par succession incohérente :
car chacun est parti, non d'un point déterminé,
mais du point qu'il lui a plu ; ensorte que les
uns sont allés quelque peu en avant, le plus
grand nombre sur les côtés, d'autres en arrière,
et qu'il en est résulté la confusion tout-à-la-fois
inextricable et insuportable où la science est réduite. Qu'il y a loin de ce désordre à l'ensemble de l'association ! car, et il importe de le concevoir, la divergence, la confusion par conséquent, est l'effet nécessaire de la succession incohérente, de la vue individuelle ; comme l'ordre, l'entente et l'harmonie, la progression continuelle et successive, sont des résultats inhé-
rens à l'association, à la vue collective. Le tout,
pour ordonner l'art, c'était donc préalablement
d'ordonner les artistes ; et pour ordonner les artistes, il fallait inventer une méthode qui prit
sa racine dans les passions humaines, et parmi
elles développât le collectisme et restreignît la
personnalité ; et qui subordonnât à cet effet la
vue individuelle à la vue collective, en substituant l'association à la succession incohérente.
De cette manière, se trouve créé un nouveau
sens, sens collectif, sens de l'espèce, nouvel
organe, dans toute la force du terme : organe
intellectuel propre à l'espèce humaine, sur le
développement duquel reposent ses futures des-

tinées, scientifiques et sociales, et que cependant l'espèce humaine ne se connaissait point encore. Sans doute, les siècles précédens et le nôtre sont excusables d'avoir suivi la succession incohérente ou sens individuel, d'avoir laissé prévaloir et dominer chacun sur tous, l'association et son principe, le sens collectif, étaient ignorés ; mais maintenant que l'un et l'autre sont découverts, maintenant que l'on possède le nouvel organe, l'opprobre de l'art serait à son comble si l'on continuait la succession incohérente.

L'association, le règne de tous sur chacun, l'association, qui pousse toujours en avant, parce que, au moyen du sens qui la guide, elle ne saurait ni dévier ni rétrograder, l'association, dis-je, entraîne irrésistiblement à approfondir les objets, à creuser ; et, par cet effet qui lui est propre, elle mène à découvrir la subordination naturelle des choses : résultat majeur, et par lequel seront incessamment redressées les fausses images que nous nous formons dans l'esprit. Car il faut savoir que, par une précipitation inhérente à la faiblesse de notre nature, chacun de nous figure en un tout, dans son intelligence, le plus ou le moins de parties qu'il embrasse d'un objet ; que, par exemple, pour qui n'aperçoit que les ramilles et les feuilles, les rameaux sont des racines, les branches pour qui n'aperçoit que les rameaux, le tronc qui les branches : mais en creusant l'erreur se rectifie, et à mesure qu'on creuse davantage, jusqu'à ce qu'enfin la véritable racine étant à découvert, nul ne se peut plus tromper sur les rapports de subordination et de dépendance des diverses parties de l'objet. Ainsi descend-on l'arbre des conséquences, en passant par degrés des plus superficielles aux plus profondes, jusqu'à la souche commune d'où elles émanent, souche, ou premier principe de chaque objet, qui est la vraie pierre philosophale des savants. Or, en creusant, l'association découvrira et la racine de chaque objet, et des types nouveaux : et vingt siècles sont là pour constater que la succession incohérente borne aux surfaces, et astreint aux mêmes figures.

Enfin, la méthode progressive ou d'association opère cette merveille, qu'elle rompt le divorce des tems, unissant le siècle présent aux plus antiques siècles, et à ceux de la postérité la plus reculée, par le trait continu du travail commun. Par elle, au lieu de se détruire successivement les uns les autres dans le produit de leur conceptions et de leurs découvertes, les tems, assujétis, vont obéir, et marcher ensemble et de concert à la fin qui leur est assignée : et ce monstre de désordre, qui circule à travers les âges, pour leur inspirer des sentiments divers ou antipathiques et les faire s'entre-dévorer, la systématique fureur, monstre qui respire et s'agite encore aujourd'hui, soumis enfin à son empire, se trouve enchaîné pour toujours. Amis désormais et unis d'intention les siècles vont couler pour recevoir et porter en faisceau dans toutes les régions de la terre les lumières médicales que chacun d'eux aura fait jaillir de son sein.

Tel est, illustres orateurs, le but et la fin de la méthode que je propose. Si je ne m'abuse, en fortifiant la faiblesse humaine individuelle de toute la puissance collective de l'espèce; en dotant celle-ci du sens qui lui est propre; en appelant, par ce sens, les médecins de tous les siècles à opérer comme un seul homme : elle révèle le secret et fournit le moyen de consommer l'œuvre.

O collègues! O savants! pour la dernière fois, sondez vos méthodes et réfléchissez sur elles. Vous êtes dans l'incohérence d'idées, période d'enfance de la vie humaine; et avec cette différence, à votre désavantage, que vous n'avez plus l'indépendance ni l'énergie de ses premiers enfants, qui procédaient, libres de contrainte, sous l'impulsion d'un instinct vigoureux : tandis qu'usés et dégénérés par l'étude, pliants sous le faix de la science qu'ils vous ont imposée, vous,

enfans comme eux et comme eux pratiquant l'incohérence, resterez inférieurs, empêchés et incapables, jusqu'à ce que l'association vous dégage et élève votre entendement à un ordre de
connaissances plus sublimes. L'association, l'a-
venir le dévoilera, signale un des degrés de la
vie humaine, le point de sa vigueur et de sa
maturité, son âge et sa période de raison. Cet
âge est enfin venu ; il est marqué de son signe : dans l'intellectuelle association, la génération présente reçoit de ma main la robe de
virilité de l'espèce.

Voilà, fidèlement, cher Ariste, autant cependant que j'en ai pu garder la mémoire, la méthode
qui fut proposée par Aristée. Pendant son discours
régna le plus profond silence. A mesure qu'il dé-
veloppait ses principes, cette douce émotion que
donne l'espoir de voir éclairée d'un nouveau
jour une science qui nous est chère, pénétrait
l'âme de chacun de ses auditeurs ; les difficultés
dont ils étaient le plus préoccupés, se résol-
vaient insensiblement dans leur esprit ; la défiance
et l'incertitude faisaient place à la confiance
et à la sécurité ; enfin, ils se sentaient persua-
dés : et, dans leur imagination, ils voyaient avec
délices, autant à cause du bien de l'humanité
que pour la gloire de l'art, l'édifice médical se
poser et s'asseoir, croître et s'affermir sur des

bases que le tems ne saurait ébranler. A peine
Aristée eût-il quitté le fauteuil, que Sime lui-
même s'avoua hautement convaincu ; Lénon ,
Critias et Balès firent éclater leur satisfaction ;
Euxène était dans une joie mêlée d'ivresse de voir
sa prédiction et ses vœux accomplis ; et Déalcis ,
dans la vivacité du premier mouvement, s'a-
vança vers l'orateur et lui dit avec transport :
Aristée ! ma voix se fait entendre à l'oreille des
rois ; elle saura les instruire de ce que vous avez
fait pour l'art ! je vous remercie , Déalcis , ré-
pondit Aristée ; mais j'ai travaillé le genre humain devant les yeux.

FIN DE LA MÉTHODE.

NOTA. *Consultez la table des matières , pour prendre connaissance des diverses parties de la* médecine clinique *, où
la* méthode *est mise de rechef en discussion , et présentée
sous de nouveaux aspects.*

MÉDECINE
CLINIQUE.

AVANT-PROPOS.

LES observations cliniques, consignées dans cet Ouvrage, sont partagées en deux classes : l'une comprend les Couches naturelles; l'autre, les Couches compliquées de maladies.

Les couches naturelles, sont d'abord figurées dans leur ensemble ; quelques-uns de leurs principaux caractères sont après dessinés séparément; on trouve ensuite des exemples de leurs particularités ou variétés : suivent des remarques générales sur la nature des couches, et le traitement qui leur est applicable.

Les couches compliquées sont divisées en deux parties : la première est consacrée aux affections graves ou notables, qui surviennent aux couches, et qui leur appartiennent exclusivement ; et la seconde , aux maladies communes aux femmes en couche, et à celles qui ne sont pas accouchées.

Les complications qui regardent les couches, exclusivement, sont disposées dans un seul et unique chapitre ; et elles forment, avec les observations sur les couches naturelles, la clinique spéciale des maladies des couches.

Quant aux complications ou maladies, qui sont communes aux femmes en couche et à celles qui ne sont pas accouchées, elles sont partagées en des chapitres divers : le premier est destiné aux maladies inflammatoires et aux affections de ce genre ; le second , aux maladies bilieuses ; le troisième , aux muqueuses ; le quatrième, aux putrides ; le cinquième, aux ataxiques ; le sixième, à des affections que j'ai nommées fièvres irrégulières ; le septième, à la fièvre dite puerpérale; le huitième, aux maladies causées par les vers; et le neuvième, aux affections nerveuses; chacun de ces chapitres est ensuite divisé en différentes sections, lorsque cela est nécessaire. Cette vaste classe de maladies, constitue la clinique générale interprétative des phénomènes morbides.

Je dois prévenir, avant d'entrer en matière, que j'ai suivi telle distribution nosologique, sans y attacher aucune autre importance, que celle de m'accommoder à un ordre généralement usité, et de ne pas trop désorienter les contemporains. Il m'eût été possible d'abandonner déjà les nosologies symptomatiques, et d'aborder la nosologie définitive ou causale; mais, après y avoir mûrement réfléchi, j'ai cru, dans l'intérêt même de la science, devoir en agir autrement : on jugera des motifs qui m'ont déterminé.

MÉDECINE CLINIQUE, SPÉCIALE

DES

MALADIES DES COUCHES.

COUCHES NATURELLES.

I.

COUCHES NATURELLES, CONSIDÉRÉES DANS LEUR ENSEMBLE, CHEZ DES FILLES DE CONSTITUTION ET DE SANTÉ DIFFÉRENTE.

OBSERVATION I.

Couches naturelles chez une fille d'une forte constitution.

Une fille, âgée de vingt-sept ans, d'un tempérament très-robuste, eut une grossesse heureuse, quoiqu'ayant continué pendant tout son

cours et sans interruption des travaux pénibles.
Elle accoucha naturellement. Le deuxième et le
troisième jour, elle ressentit des douleurs passagères
dans l'hypogastre, et perdit en rouge. Le quatre ,
elle eut de légers frissons le matin ; la tête ensuite
devint pesante, le pouls dur, fréquent et ondulent,
et la peau chaude et moite. Le cinq, la fièvre était
aiguë. Les seins prirent une grande dureté. Elle
rendit des urines limpides , et eut soif tout le
jour. Le six, les seins étaient tendus , sans beaucoup de douleur. La fièvre continuait, moins forte.
Les purgations blanchirent et les urines déposèrent. Le sept, la tension des seins diminua ; les
lochies devinrent tout-à-fait blanches. Il n'y avait
plus de fièvre. Le huit, les seins s'affaissèrent.
Les urines offraient au fond du vase un dépôt
blanc, et des nuages, dans le centre : les jours
suivans, elles furent tantôt avec un dépôt blanchâtre , et tantôt avec des nuages épais. Les purgations restèrent blanches. Elles devinrent plus
rares et moins épaisses, dans la suite. Le trente-
quatrième, elles cessèrent entièrement.

OBSERVATION II.

Couches naturelles chez une fille d'une faible constitution.

UNE fille, âgée de vingt-six ans, très faible, valétudinaire, ayant eu une grossesse assez pénible, accoucha heureusement. Immédiatement après elle s'assoupit, et dormit plusieurs heures, d'un sommeil tranquille. Le deuxième et le troisième jour, elle perdit en rouge, abondamment. Le quatre, elle fut prise de frissons aux pieds, suivis de chaleurs et de sueurs, de fréquence dans le pouls, et de douleurs dans les lombes. Les seins devinrent douloureux et se tuméfièrent. Le cinq, les mamelles étaient dures et très-volumineuses. Elle eut des douleurs de tête, passagères. Le pouls et la chaleur avaient repris leur état naturel. Les purgations étaient rouges, et peu abondantes; les urines, citronnées, avec un nuage épais, au fond du vase. Le six, les purgations devinrent blanches. Le dix, elles rougirent, et furent alternativement rouges et blanches, jusqu'au quinze. Pendant ce tems là, les urines offraient tantôt un nuage, et tantôt un dépôt; les mamelles s'étaient affaissées, graduellement. La cinquième semaine, écoulée, il ne subsistait plus aucune trace des couches.

OBSERVATION III.

*Couches naturelles chez une fille malade, dar-
treuse, qui avait pris récemment la gale, et
qui eut des dépôts dans le vagin pendant la
grossesse, et après l'accouchement.*

Une fille de vingt-un ans, faible et malsaine, eut
une grossesse maladive. Elle avait habituellement
des dartres, qui couvraient différentes parties
du corps. Pendant sa grossesse, elle prit la gale ;
et, l'ayant fait passer d'une manière peu méthodique, il lui survint un dépôt dans la grande
lèvre, du côté droit. Ce dépôt fut ouvert, et
l'ouverture se cicatrisa. Quelques jours avant ses
couches, un dépôt semblable au premier, se
forma dans le même lieu, et s'ouvrit spontanément. Arrivé au terme de sa grossesse, elle accoucha naturellement et sans accident. Le lendemain, la grande lèvre, où était le dépôt, se
tuméfia beaucoup et prit une couleur livide. Le
troisième jour, elle ressentit aux pieds un froid
glacial, qui fut suivi de chaleurs fortes, de sueurs
abondantes, et d'une soif vive. Le quatrième,
la fièvre était intense, accompagnée d'une grande
moiteur de la peau. Les seins se durcirent beaucoup et se gonflèrent peu. Le cinq, les urines
étaient d'un blanc opaque, laiteux, et causaient

des ardeurs. Le lait coulait des mamelles, et les purgations blanchirent. Le six, la fièvre cessa. Le sept, les seins étaient ramollis ; la grande lèvre était aussi dégorgée, et avait perdu sa couleur livide. L'urine était jaunâtre, déposait, et continua de déposer. Les lochies n'offrirent aucune variation remarquable jusqu'à la fin. Elles cessèrent le trentième.

APPENDICE A CES TROIS PREMIÈRES OBSERVATIONS.

OBSERVATION IV.

Couches naturelles où la fièvre de lait est particulièrement étudiée.

Une fille bien constituée, saine, accoucha heureusement à sa vingt-troisième année. Le troisième jour, le matin, elle eut dans les pieds un frisson qui fut de peu de durée, et qui s'étendit bientôt jusqu'aux lombes, où il causa des douleurs gravatives, puis y cessa, et y fut remplacé par une chaleur qui, de cette région lombaire, comme de son centre, s'étendit, et gagna par degrés tout le corps. Le pouls devint dur, fréquent, et la tête pesante. La nuit, les mamelles commencèrent à se gonfler. Le quatrième, le pouls était moins dur, mais plus développé ; il existait une céphalalgie légère, de la soif, de la pesanteur dans tous les membres, et des rougeurs modérées aux pommettes. La peau était chaude, et toute couverte d'une sueur qui s'élevait sous forme de vapeurs nuageuses, et qui répandait une odeur aigre, fade. Sur la fin du jour, la fièvre et tous les symptômes qui l'accompagnaient, se dissipèrent d'une manière insensible. Pendant le cours de la fièvre, les urines furent citronnées; les seins s'étaient durcis, et laissaient couler un lait séreux; les purgations avaient blanchi. Les jours suivans, les urines déposèrent avec abondance.

OBSERVATION V.

Couches naturelles où le gonflement et le dégonflement des seins, l'écoulement et la nature du lait sont plus particulièrement étudiés.

UNE fille, âgée de vingt ans, bien constituée, accoucha heureusement. Vers la fin du second jour, elle ressentit des chaleurs, dans les seins, qui semblaient partir des aisselles, et qui se changèrent, bientôt, en picotemens douloureux. Les seins n'augmentèrent pas sensiblement de volume. Le troisième jour, le gonflement des seins était apparent; la peau se tendit, et les glandes durcirent. Le volume et la dureté s'accrurent, de la circonférence au centre des mamelles. Le

quatrième, les seins avaient acquis leur plus
grande dilatation : la peau était lisse, tendue,
et parsemée de veines larges et bleuâtres. En
pressant autour du mamelon, on découvrait,
dans toute l'étendue de l'aréole, qui était élargie,
une cavité de la profondeur d'un pouce environ,
remplie par un fluide peu consistant, et où le
doigt pénétrait sans peine. En palpant les seins,
on découvrait aussi les glandes mammaires, formant différens corps, bien distincts, plus larges
vers la base des mamelles qu'à leur sommet,
offrant des irrégularités à leur surface, et séparés
les uns des autres par des intervalles très-appa-
rens, dirigés de la circonférence au centre. La
demi-circonférence des seins qui regarde l'aisselle, était sensiblement plus dure que l'autre.
Le cinquième, le volume des mamelles diminua,
en commençant vers la base ; et la peau, qui
en fut moins tendue, laissait découvrir aisément
les glandes mammaires, qui restaient dures. Le
sixième, ces glandes parurent divisées en petites
granulations. Le septième, les mamelles étaient
molles. Le troisième jour, il s'écoula, spontanément, une assez grande quantité de lait séreux.
L'écoulement fut précédé de douleurs dans les
seins avec picotement, d'une sensation de tiraillement partant des parties latérales du thorax,
notamment des aisselles, et se rendant, en con-

vergeant, vers les mamelles, et d'un prurit très-sensible dans l'aréole et le mamelon. Les jours suivans, l'écoulement se réitera avec les mêmes phénomènes. Quelquefois il ne se faisait qu'un simple suintement, qui n'était accompagné d'aucun symptôme remarquable. Le quatre, le lait, qui était clair et séreux, commença à blanchir ; le cinq, il était blanchâtre et avait de la consistance ; le six, il était blanc et épais. Le quatre, ayant pressé le mamelon, il en sortit du lait d'abord séreux, et ensuite blanc et consistant ; ayant comprimé de nouveau, à quelques heures d'intervalle, on vit jaillir un fluide de trois couleurs différentes, sortant de différents tuyaux, l'un séreux, l'autre jaunâtre, et le troisième, blanc. Cette particularité, digne d'attention, n'eut plus lieu dans la suite.

OBSERVATION VI.

Couches naturelles où l'écoulement des purgations, ou lochies, et le décroissement de la matrice, sont particulièrement étudiés.

UNE fille bien portante, vive, accoucha à sa vingt-unième année d'un premier enfant. Les purgations coulèrent abondamment, en rouge, et presque sans tranchées, jusqu'au troisième jour. Ce jour-là, les seins s'étant gonflés, les

lochies parurent à peine. Le quatre, elles devinrent
roussâtres, et beaucoup moins abondantes que les
premiers jours. Le cinq, elles étaient plus épaisses,
et blanchâtres. Le six, elles étaient blanches et
comme purulentes. Elles continuèrent de la sorte,
parfois glaireuses, et en diminuant, progressivement, jusqu'au trente-septième, qu'elles cessèrent.
Le six et le vingt, sans cause apparente, elles
furent mélangées de quelques stries sanguines.
Le premier jour de l'accouchement, la matrice
était élevée au niveau de l'ombilic, et offrait
une boule environ de la largeur de la main. Le
deux, la diminution de son volume était à peine
sensible. Le trois, elle était descendue de deux
pouces au-dessous de l'ombilic, et avait perdu
près d'un tiers de sa largeur. Le quatre, elle se soutint dans le même état. Le trois, elle était moins
élevée, mais aussi large. Le sept, elle était au
niveau du détroit supérieur. Elle resta quelques
jours à cette hauteur, et s'enfonça, insensiblement, dans le bassin.

Remarques sur les observations contenues dans ce premier chapitre.

Les trois premières observations de ce chapitre, figurent les couches naturelles dans leur
ensemble; elles en offrent l'exemplaire ou pro-

totype. Les trois dernières, ou appendice, représentent le détail de leurs principaux phénomènes.

Ces exemples ont été choisis, à dessein, chez des filles de constitution et de santé différentes; et ces particularités n'ont introduit aucune modification dans la marche ordinaire des couches.

Pour mieux observer le cours naturel des choses, il ne fut administré, à ces filles, aucune sorte de traitement.

II.

VARIÉTÉS DES COUCHES NATURELLES.

Couches naturelles avec divers épiphénomènes ; tels que, gonflemens douloureux des seins, des glandes de l'aisselle, constipation prolongée, douleurs abdominales, fièvre de lait très-forte ou nulle, tranchées violentes, évacuation de caillots, et œdématie des extrémités inférieures.

OBSERVATION VII.

Couches naturelles avec fièvre de lait très - forte, commençant le jour même de l'accouchement.

Une fille âgée de vingt ans, d'une constitution délicate, mais vive, enjouée, accoucha, le matin, et assez péniblement. Le soir même, elle éprouva dans les pieds un frisson violent, qui fut bientôt suivi de chaleurs universelles avec sueurs, fréquence du pouls, soif, et violent mal de tête. Le lendemain, la fièvre continuait, fortement : la langue était blanche, la soif vive, le pouls plein et dur, le visage rouge et animé, et la peau chaude, moite, exhalant d'épaisses vapeurs. Les purgations étaient rouges, abondantes. Dans la nuit, les seins devinrent douloureux et se gonflèrent. Le trois, le mal de tête et la fièvre persévéraient. Il s'écoula du lait des mamelles, et les purgations blanchirent. Elle rendit des urines blanchâtres, avec un dépôt muqueux, abondant. Le cinq, la fièvre tomba, et les seins commencèrent à s'amollir. Les couches suivirent ensuite leur marche accoutumée.

Ell fut mise à la diète.

OBSERVATION VIII.

*Couches naturelles, sans fièvre de lait et sans gon-
flement des seins.*

Une fille de la campagne, âgée de vingt ans environ, d'une constitution sanguine et vigoureuse, accoucha heureusement. Elle n'éprouva, les jours suivans, ni frisons, ni augmentation de chaleurs ; point de douleurs dans les lombes ; elle ne ressentit aucune chaleur, aucune douleur, ni dans les aisselles, ni dans les seins; il ne se développa, dans ses organes, ni dureté, ni engorgement; il ne s'y fit aucune évacuation laiteuse: enfin, nulle apparence de fièvre de lait ne se manifesta. Les purgations coulèrent en rouge, jusqu'au septième jour; ensuite elles devinrent blanches, séreuses. Elle eut constamment appétit, et demeura en parfaite santé, sans qu'il lui survînt le moindre accident.

Il ne lui fut ordonné ni remède ni régime.

OBSERVATION IX.

Couches naturelles avec engorgement douloureux dans les glandes de l'aisselle.

UNE fille robuste, accoucha heureusement. Le troisième jour, les seins se développèrent, sans fièvre antécédente. L'engorgement des seins augmenta rapidement, et il parut, le même jour, une glande dans l'aisselle du côté gauche. Le quatre, la glande avait la grosseur d'un œuf; elle était isolée, mobile, douloureuse. Le lait coulait librement des mamelles, les purgations blanchirent. Le cinq, les urines étaient rougeâtres, avec énéorème, et furent telles les jours suivans. La glande diminuait. Le dix, elle était résolue.

On n'administra aucun remède à l'intérieur; et

l'on n'appliqua, sur les seins et la glande , aucun topique.

OBSERVATION X.

Couches naturelles avec gonflement douloureux et considérable des seins.

UNE fille âgée de vingt-deux ans, d'une assez faible constitution , accoucha naturellement. Dans la nuit du troisième au quatrième jour, il se développa une fièvre très-forte, sans frissons antérieurs, qui fut accompagnée de douleurs, lancinantes, dans les seins. Ces organes se gonflèrent rapidement, et acquirent un énorme volume. La peau qui les couvre était partout très-tendue ; et partout les seins étaient fort durs, excepté dans l'étendue de l'aréole. La tension était si grande , et les seins si volumineux , que le seul acte de l'inspiration y causait des douleurs de déchirement. En plusieurs endroits , mais principalement entre les deux mamelles , on remarquait des veines très-larges, plates , et d'un beau bleu d'azur. Le quatrième , il s'écoula du mamelon, avec une sensation d'élancement , un lait séreux et non sucré. Le pouls restait fort, élevé, et la peau chaude et halitueuse. Les urines étaient rougeâtres, avec énéorème , sedimenteux. Les purgations blanchirent. Le cinq, elles furent marquées en rouge. Les urines étaient troubles et jaunâtres. Les seins devinrent moins douloureux, moins durs et moins tendus, surtout vers leur base. La chaleur fébrile cessa. Le six, les mamelles avaient peu de dureté, et laissaient couler, par la pression, un lait blanc, consistant et sucré. Le septième, elles étaient amolies et indolentes. L'ordre ordinaire des couches fut dès-lors rétabli.

Elle buvait une infusion de fleurs de bourrache. Il ne fut fait, sur les seins, nulle application médicamenteuse.

Remarques sur les deux observations précédentes.

Les topiques, emplâtres, cataplasmes et linimens, réputés propres à fondre le lait épaissi dans les glandes engorgées, les élixirs, dits antilaiteux, qu'on administre à l'intérieur, dans les mêmes vues, sont de vaines superfluités : les précédentes observations en font foi. Ces remèdes n'ont pas même l'avantage de l'innocuité ; car ils provoquent souvent, ce qu'ils sont censés combattre, l'inflammation et les dépôts.

OBSERVATION XI.

Couches naturelles, avec œdématie des extré-
mités inférieures.

UNE fille âgée de vingt-six ans, d'un tempérament très-lymphatique, avait, aux extrémités
inférieures, à l'époque de ses couches, une
œdème considérable, qui s'étendait aux grandes
lèvres et jusqu'au ventre. Elle accoucha, dans
cet état, d'un enfant gros et bien portant. Le
troisième jour, il se développa un mouvement
fébrile léger, qui fut suivi d'un gonflement, médiocre, des seins ; les purgations, qui étaient
sanguines, diminuèrent beaucoup. Le quatre,
elles coulèrent davantage, et en blanc. En même
tems, l'œdème des grandes lèvres et des membres abdominaux diminuait, par gradation, et
disparut, entièrement, en moins de dix jours.
Tout le reste se passa comme à l'ordinaire, et
sans que l'on remarquât rien de particulier,
dans la quantité ni la nature des urines et des
purgations.

On lui donna une infusion de mélisse.

Remarques.

Cette œdématie des extrémités inférieures, s'est
dissipée sans remède, par le seul fait du dé-

veloppement naturel des couches. Cet exemple, qui est fort ordinaire, me rappelle le suivant, qui est fort extraordinaire. Une œdématie considérable des pieds, des jambes, des cuisses et des grandes lèvres disparut, en quelques minutes, pendant le travail de l'accouchement, et avec tant de promptitude et de force, que la sœur de la salle, qui tenait les mains appliquées à la partie internes des cuisses, sentait sous ses doigts le courant du liquide! Une contraction cellulaire si soudaine, une si prodigieuse rapidité dans la circulation lymphatique, offrent deux phénomènes également insolites.

OBSERVATION XII.

Couches naturelles, suivies de constipation jusqu'au huitième jour.

UNE fille, âgée de vingt-deux ans, eut un accouchement heureux. Dès le premier jour, elle éprouva de vives douleurs dans les lombes et dans le ventre; elle eut froid toute la nuit. Le deux, le pouls s'éleva; il y eut des bouffées de chaleur vers la tête, et des sueurs abondantes sur tout le corps. Les douleurs du ventre et des lombes persévéraient. Le trois, les mamelles étaient dures. Il s'échappait du lait de la mamelle

gauche , qui était moins gonflée , et non de la
droite, qui était plus dure et plus sensible. Le
quatre, le ventre était moins douloureux, mais
la malade éprouvait une sensation, comme d'une
contusion dans les lombes. Le cinq, les purgations blanchirent. Le six et le sept, elle eut
de vives coliques. Les urines déposèrent. Le
huit, spontanément, elle rendit, par les selles,
des matières durcies, et fut tout à coup soulagée.
Elle avait été constipée jusqu'à ce jour.

Remarques.

La constipation est ordinaire aux femmes en
couche. Lorsqu'elle se prolonge , elle donne
lieu , outre les accidens qui se sont manifestés
chez cette malade, à des tranchées, des coliques, des chaleurs et des pesanteurs dans les
lombes, des douleurs aux aines et aux cuisses,
et quelquefois à des constrictions à la gorge :
un lavement émollient dissipe tout cela.

OBSERVATION XIII.

Couches naturelles , avec douleurs abdominales très-fortes.

UNE fille âgée de vingt-un ans, d'un tempérament lymphatique, accoucha heureusement.

L.　　　　　　　　　　　　　18

Le trois, les seins se gonflèrent, avec les symptômes accoutumés. Le ventre se montra d'une sensibilité insolite. Le quatre, il était douloureux au toucher, dans toute son étendue ; et, çà et là, par intervalles rapprochés, se faisaient ressentir de vives coliques. Le pouls étaient serré, petit, fréquent. Les lochies coulaient en rouge. Le cinq, le matin, les coliques cessèrent. Le soir, subitement, les coliques surgissent avec violence, et avec des pincemens, si douloureux, que la malade en poussait des cris et pleurait. Dans la nuit, il se développa, à plusieurs reprises, des frissons, suivis de bouffées de chaleurs, sans sueurs. Elle fut agitée et ne dormit point. Le six, les purgations coulèrent en blanc ; les douleurs abdominales disparurent. Le sept, le pouls était encore petit et serré. Le huit, le ventre était souple et sans douleur ; elle se trouva parfaitement rétablie. Les urines se maintinrent rouges, avec énéorème, d'abord en haut, et ensuite au fond du vase. Dans le moment des plus fortes douleurs, le ventre était médiocrement élevé et tendu.

Elle prenait une infusion de fleurs de mauves, et observait la diète.

Remarques.

Il ne faut confondre ces douleurs abdominales, sans tension du ventre et sans élévation, ni avec la péritonite ni avec les tranchées utérines. Ces douleurs se passent dans les intestins, soit par une suite des brusques changemens que l'accouchement introduit dans la circulation des vaisseaux mésentériques, soit par l'effet d'irrigations nerveuses, irrégulières, dans les nerfs de ce nom. La nature, en quelques jours, comme on le voit dans cet exemple, se suffit à elle-même pour rétablir l'ordre des choses. Ces mêmes considérations s'appliquent aux douleurs qui surviennent aux aines, aux cuisses et aux gras de jambes, et qui, d'ordinaire, se rattachent à l'état du ventre et des entrailles. Les potions huileuses, sont les remèdes usités dans les cas de cette espèce : des lavemens d'eau chaude, des cataplasmes émolliens sur le ventre, des linimens anodins leur sont préférables.

OBSERVATION XIV.

Couches naturelles, avec tranchées et évacuation de
caillots.

UNE fille âgée de trente-six ans, d'un tempérament sec et débile, éprouva, à diverses reprises,
pendant sa grossesse, tantôt des vomissemens,
et tantôt des hémorragies utérines. Elle accoucha
d'un quatrième enfant. Le jour même de l'accouchement, elle ressentit de violentes tranchées. Le deux et le trois, les tranchées persévéraient. Les purgations se maintenaient rouges,
abondantes, quelquefois avec des caillots de sang.
Les urines étaient limpides, et rendues avec cuis-
son. Les seins, qui ne s'étaient point engorgés,
restaient petits et durs, et laissaient couler une
sérosité jaunâtre. Le quatre, l'hypogastre était
élevé, tendu, fort douloureux au toucher. Elle
avait des mouvemens irréguliers dans les membres, et des chaleurs brûlantes partout le corps.
Le cinq, elle rendit, en abondance, de gros
caillots par la vulve. Elle fut subitement soulagée. Le six, les purgations blanchirent ; les
urines se colorèrent. Le sept, elle fut guérie.

Remarques.

Il est rare que les tranchées soient fortes après un premier accouchement ; elles sont ordinairement d'autant plus répétées et plus violentes, que l'on a fait plus d'enfants. Lorsque les tranchées persévèrent, et qu'elles ne sont pas un effet du nombre des couches, elles proviennent, ou de matières durcies amassées dans le rectum, ou d'une suppression des lochies, ou de la rétention d'une portion de placenta, ou de celle de quelques caillots : la cause indique le remède.

Sur les observations contenues dans cette seconde section.

Cette section offre des exemples des principales variétés des couches naturelles. Ces affections diverses, n'ont eu des suites si heureuses, qu'à cause de la simplicité du traitement ; avec des remèdes, pour ou contre les lochies, le lait ou les sueurs, elles se fussent empirées et changées en maladies.

Il m'eût été facile, au lieu d'un seul exemple de chaque cas, d'en fournir plusieurs : je m'en suis abstenu. Mille exemples d'un fait, ne représentent qu'un fait. Le nombre embarrasse ; et ce sont des types, qu'il faut offrir.

Remarques générales sur les urines des femmes en couche ;
la fièvre de lait, le lait, le gonflement des seins, les
lochies et les sueurs.

Des urines des femmes en couches.

LES urines, chez les femmes en couche, méritent une particulière attention. Elles offrent des variétés relatives au tempérament du malade et à la nature des maladies, ce qu'elles ont de commun avec les urines considérées en d'autres tems ; mais elles ont cela de particulier, qu'elles contiennent un dépôt copieux, épais, blanc ou blanchâtre, et ressemblant à du lait épaissi. Ce dépôt est quelquefois si abondant, qu'il forme la moitié, les trois quarts, et même la presque totalité des urines. J'ai vu de grands verres à bierre qui en étaient, pour ainsi dire, remplis ; si bien qu'il y avait à peine un travers de doigt d'urines en dessus. Cette matière blanchâtre, m'ayant paru extraordinaire, j'essayai de l'analyser.

Pour dégager cette matière ou dépôt de toute substance étrangère, et l'obtenir dans l'état le plus pur possible, je filtrai d'abord les urines à travers du papier gris ; et afin de mieux enlever encore toute l'urine que ce dépôt pourrait contenir, je le lavai avec de l'eau froide ; ce que je ne fis plus dans la suite, parce que je m'aperçus que l'eau froide le dissolvait. Ayant après cela soumis ce dépôt, ainsi purifié, à diverses épreuves, j'observai ce qui suit : il est dissoluble dans l'eau froide ; il se putréfie promptement ; exposé au feu, il se concréfie ; mêlé à l'ammoniaque, il se dissout ; dissous dans l'eau et ensuite exposé au feu, il se coagule ; en ayant mêlé une partie, très-faible, à la vérité, avec du sirop de violettes, il n'en résulta rien de remarquable. Enfin, de deux portions qui s'étaient desséchées, l'une sur une carte blanche et l'autre sur du papier gris, la première devint jaunâtre, et la seconde d'un blanc mat.

Il résulte de ces courtes analyses, les seules que je pusse faire, mais qui suffisent pour l'espèce, que cette matière épaisse, blanche ou blanchâtre, et ressemblant à du lait épaissi, que déposent si abondamment les urines des femmes en couche, n'est autre chose que de l'albumine, et non point du lait, comme l'avaient cru et le croyent encore beaucoup de médecins.

Conséquences tirées de ce phénomène.

Les urines, chez les femmes en couche, sont remarquables par la quantité d'albumine qu'elles déposent. Le fait est manifeste, il suffit de considérer les urines ; il est constant, il a lieu chez toutes les accouchées ; il est prouvé, l'analyse le démontre : or, les urines ne peuvent tirer ce principe albumineux que du sang ; donc, et nécessairement, le sang des femmes en couche est chargé d'albumine.

Cette surabondance de l'albumine dans le sang, constitue un des principaux caractères des couches.

Elle est la source d'où leurs plus notables phénomènes tirent leur existence et leur entretien : c'est elle qui fournit la matière des abondantes sueurs qui se manifestent à cette époque, et qui leur donne l'odeur fade qui les distingue ; c'est elle qui procure l'aliment nécessaire à la formation du lait ; c'est elle encore, qui fournit aux lochies dites laiteuses ou puriformes.

L'albumine est à ce point surabondante, chez les femmes en couche, que l'excrétion du lait, des lochies, des urines et des sueurs, n'est pas toujours suffisante pour en purger les humeurs, et que souvent il s'en fait des congestions en différentes parties : se sont ces congestions qui portent improprement le nom de dépôt laiteux.

C'est l'albumine qui, par la promptitude avec laquelle elle se jette sur les parties malades, rend si dangereuse l'inflammation des viscères chez les femmes en couche.

C'est d'elle que provient, au tems des couches,

la fréquence de l'inflammation des membranes
diaphanes ou séreuses, qui semblent, plus que les
autres organes, attirer à elles cette humeur, ainsi
que le caractère qui distingue alors l'inflammation de ces membranes, d'être accompagnée
d'un épanchement considérable de liquide, avec
beaucoup de grumeaux et de toiles membrani-
formes.

Enfin, c'est parce que l'albumine, ou produit
ou complique la plupart des maladies des femmes
en couche, que les évacuans opèrent des miracles
dans la plupart de ces maladies : aussi, durant
toute ma pratique à l'hospice, où j'ai fréquemment employé les purgatifs et les émétiques,
n'ai-je pas vu se former un seul dépôt, et bien
rarement ai-je observé des péritonites.

Il résulte de ces courtes observations, sur la
matière que déposent si abondamment les urines:
que les humeurs des femmes en couche sont chargées d'albumine ; que cette surabondance d'albumine constitue un des principaux caractères
des couches ; qu'elle devient la cause matérielle
de la plupart des maladies qui se déclarent alors,
et le principe des nuances qui les distinguent ; et
qu'enfin, c'est elle qui produit, nourrit et entretient, chez les accouchées, les phénomènes
les plus remarquables de leur état, tels que l'a-
bondance des sueurs, celle du dépôt des urines,

la formation du lait et l'excrétion des lochies.

De la fièvre de lait.

Les observations précédentes constatent que la fièvre de lait est quelquefois très-forte, ordinairement médiocre, et que d'autres fois elle n'a pas lieu ; que tantôt elle se développe le premier ou le second jour de l'accouchement, tantôt le quatrième ou le cinquième, et le plus souvent le troisième ; que le plus communément elle dure vingt-quatre à trente-six heures, que chez quelques femmes elle se soutient à peine quelques instans, tandis qu'elle dure plusieurs jours chez les autres ; enfin, que, dans les cas les plus ordinaires, elle est précédée de frissons légers promptement suivis de chaleurs, que dans les cas les plus rares ces frissons sont nuls ou très-violens, et que, toujours, les frissons ou les chaleurs s'appuyent ou convergent vers la région des lombes.

Les phénomènes les plus remarquables qui accompagnent cette fièvre, sont : la décoloration et la diminution, ou même la suspension momentanée des lochies, des sueurs abondantes, le gonflement des seins et la sécrétion du lait.

Du gonflement des seins.

Les seins se gonflent ordinairement pendant la fièvre de lait, d'autres fois avant ou après, quelquefois sans fièvre antécédente, concomittante ou consécutive, et en quelque cas ils ne se gonflent point du tout. Le gonflement et la dureté des seins sont le plus souvent précédés et accompagnés de chaleurs, de douleurs, et d'une sensation de tiraillement ou de distension. Le gonflement et la dureté s'accroissent un ou deux jours durant, quelquefois plus et d'autres fois moins; ils décroissent ensuite, et les mamelles deviennent molles de deux à quatre jours à compter de leur engorgement. Le gonflement des seins commence bien rarement du centre à la circonférence, il se fait presque constamment de la circonférence au centre des mamelles, et avec les particularités qui sont décrites dans la cinquième observation. On rencontre, du reste, une foule de variétés, mais peu importantes, soit comme effets, soit comme indices.

Du lait.

Avant l'accouchement, les mamelles laissent quelquefois écouler une liqueur séreuse, transparente et non sucrée, que l'on ne doit point confondre avec le lait. Après l'accouchement, et jusqu'à la fin de la fièvre des nouvelles accouchées, il s'échappe des seins une liqueur analogue, mais plus abondante et tirant sur le jaune ; ce n'est qu'après la fièvre, ou du troisième au cinquième jour, lorsque la fièvre n'a pas lieu, que cette liqueur perd tout-à-fait sa transparence, devient épaisse, opaque, et prend une couleur blanche et une saveur sucrée qui lui donnent réellement les qualités du lait. Chez les filles qui ne nourrissent pas, l'écoulement du lait par les seins se fait pendant cinq, huit, et même douze à quinze jours, quelquefois un ou deux jours seulement, et d'autres fois il ne s'en fait du tout point. Ces variations, que j'ai plusieurs fois observées, n'ont pas introduit le moindre accident ou dérangement dans l'ordre naturel des couches.

Sur le lait.

Le lait n'existe tout formé ni dans le sang, ni dans les humeurs : il est le produit de la sécrétion des glandes mammaires. La seule disposition particulière du sang et des humeurs à la formation du lait, c'est de contenir une plus grande quantité d'albumine.

Des jetées d'albumine se peuvent faire dans

toutes les parties du corps et y former des dépôts : mais il ne peut se faire des dépôts de lait
que dans les seins, par suite du déchirement des
glandes mammaires ou de quelques vaisseaux ga-
lactophores.

Lorsque les dépôts des seins n'ont pas lieu par
cette cause, ceux même qui s'y forment après
les couches, ne sont pas laiteux, mais albumino-
phlegmoneux : et le plus grand nombre en effet
de ceux qui s'y manifestent alors, fait partie de
ce dernier genre.

Tant qu'il n'existe pas de dépôt laiteux dans
les seins, il ne saurait y en avoir en d'autres
parties ; car il ne peut en survenir dans d'autres parties que les seins, qu'autant qu'il s'est
fait une métastase de celui des seins sur une
autre partie. Et il est impossible qu'il se fasse
une métastase laiteuse sans l'existence préalable
d'un dépôt dans les seins, par cette raison que,
le lait ne s'amassant pas en réservoir dans ces
organes, ne peut être absorbé subitement en
certaine quantité, condition indispensable pour
qu'il s'opère une métastase.

Lorsqu'il n'y a pas de dépôt de lait dans les
seins, il ne peut donc y avoir métastase de ce
fluide ; tout au plus s'en pourrait-il faire une
lente absorption.

Cette lente absorption du lait, non-seulement ne peut donner lieu à des dépôts laiteux ; mais, de plus, elle ne saurait en aucune manière dénaturer les humeurs, ni leur communiquer une dégénérescence laiteuse : et cela, d'abord, parce que cette absorption, supposé qu'elle existe, serait trop peu considérable pour jamais former des congestions ; et qu'en second lieu, un fluide aussi doux que le lait, résorbé des seins par les vaisseaux lymphatiques, mêlé, par conséquent, avec le chyle et la lymphe avant que de pénétrer dans le système veineux, et subissant ensuite, avec toute la masse sanguine, l'élaboration pulmonaire avant de circuler dans les artères et d'être employé à la nutrition des parties, non-seulement est incapable de nuire, mais encore, ne conserve, ainsi mêlé et digéré avec le sang, aucune de ses qualités premières, et ne forme qu'un tout avec lui comme le chyle et la lymphe.

Les histoires de lait répandu, aigri dans le sang, dont on s'est tant occupé depuis Mercurialis et Willis, sont de vraies chimères : si jamais le sang s'aigrissait après les couches, ce ne pourrait être que par une corruption de l'albumine surabondante. Tous les remèdes réputés anti-laiteux, toutes les recettes et toutes les formules inventées pour expulser le lait des humeurs, ou en adoucir l'acrimonie, ne sont donc

que des amulettes, qu'une confiance supersti-
tieuse fait apposer à des maux imaginaires.

Si le lait ne se résorbe pas, que devient-il
lorsque les mamelles s'affaissent?

Lorsque les mamelles deviennent molles, après
les couches, cela ne signifie point qu'il se fasse
un refoulement du lait dans l'intérieur ; mais
seulement qu'il s'opère une résorption des matériaux qui avaient été portés aux mamelles pour la
formation du lait, et dont l'albumine fait la base ;
ou même seulement que la nature cesse de diriger en aussi grande quantité ces matériaux vers
les seins. De sorte que, pour concevoir comment les mamelles s'affaissent, il n'est point nécessaire de supposer que le lait, ni même à la
rigueur que les matériaux qui le forment, soient
résorbés ou transportés ailleurs; mais seulement
qu'ils affluent en moindre quantité vers les seins,
et que leur proportion dans les humeurs est diminuée, comme de raison elle doit l'être.

Si les choses se passaient autrement, les dépôts laiteux, le lait répandu dans le sang ou
aigri dans les humeurs, seraient des accidens
très-communs chez les femmes qui ne nourrissent pas; et n'ayant eu à traiter que des filles
à qui il n'est pas permis de nourrir, j'aurais
été placé mieux qu'un autre pour observer ces

accidens : or toute ma pratique à l'hospice ne m'en a pas offert un seul exemple.

Triste remarque : les anciens attribuaient les maladies des couches à l'absorption des lochies, les modernes à la résorption du lait ; et pendant deux mille ans on a combattu pour ces deux chimères. Que nos erreurs sont longues, et que nous marchons pesamment vers la vérité!

Des sueurs.

Après l'accouchement, les sueurs offrent des caractères qui tiennent exclusivement à l'état des couches : elles sont très-abondantes, universelles, singulièrement halitueuses, ou plutôt nuageuses, et elles ont une odeur fade, tirant sur l'aigre.

Les sueurs sont un des phénomènes les plus constans des couches.

Leur apparition constante, leur abondance et leur odeur les signalent comme une évacuation dont le but est d'éliminer l'albumine dont est chargée la masse du sang.

Sondez un instant la grossesse et les couches. Pendant les premiers mois de la grossesse, spasme, suppression des menstrues, et quelquefois pléthore sanguine ; vers le quatrième, cessation du spasme, et épanouissement des systèmes cellulaire et lymphatique ; pendant toute sa durée,

action faible de la peau, qui est décolorée, lâche
et molle, et transpire fort peu. Eh bien ! l'accouchement et les couches changent tellement cet
ordre de choses, que, les systèmes cellulaire
et lymphatique se resserrent et se contractent,
et que la peau, qui devient alors très-active, donne
lieu à des sueurs abondantes, et forme, avec
la membrane muqueuse des organes génitaux,
le principal émonctoire de l'albumine surabondante dans les humeurs.

La femme est ordinairement constipée les premiers jours des couches. Cet état de constipation est dans l'ordre des choses : il favorise
le transport à la périphérie des humeurs que
la grossesse avait dirigé vers l'utérus, et provoque les sueurs.

Il est très-rare que le seul fait de la suppression des sueurs, chez les femmes en couche,
donne lieu à des maladies, tant la nature a de
propension à cette évacuation, et de force pour
la rappeler, lorsqu'elle a été interrompue. Aussi
voit-on, lorsqu'une suppression des sueurs se
déclare, les femmes prises, ou de tranchées, qui
accroissent les lochies albumineuses, et suppléent
à l'objet des sueurs, ou, et c'est le plus ordinaire,
de frissons universels, suivis de fortes chaleurs,
qui excitent et reproduisent les sueurs supprimées.

I.

Des lochies ou purgations.

APRÈS l'accouchement, les lochies ou purgations coulent en rouge, avec plus ou moins d'abondance, jusqu'à l'époque de la fièvre de lait, qu'elles diminuent ou cessent même, pour reparaître le lendemain, telles qu'elles étaient auparavant, ou glaireuses, et mêlées de rouge et de blanc, ou tout-à-fait blanches. Elles continuent de couler en blanc avec plus ou moins de consistance, jusqu'au trentième ou quarantième jour, qu'elles se trouvent remplacées par les menstrues, qui sont comme la crise de cette longue évacuation.

On observe beaucoup de variétés dans la durée, la consistance et la couleur des purgations : elles cessent quelquefois un ou plusieurs jours, pour reparaître de nouveau, et sans qu'il en survienne aucun accident ; d'autres fois elles deviennent, à plusieurs reprises, rougeâtres ou rouges, et également sans cause importante et sans danger.

Les lochies rouges, sont produites par le dégorgement des vaisseaux sanguins de la matrice ; les lochies glaireuses par le dégorgement de la membrane muqueuse de l'utérus et du vagin ; et les lochies dites blanches, purulentes ou laiteuses, par l'excrétion de l'albumine surabondante.

Ce mot *lochies laiteuses* pour désigner les lochies blanches, et celui de *montée de lait* pour exprimer la fluxion qui se dirige sur les seins après
l'accouchement, représentent des idées fausses.
Après l'accouchement, une partie de l'albumine
est employée à la formation du lait, sa destination naturelle ; et l'autre, surabondante, à l'excrétion des lochies : il n'y a donc, lors des couches, ni montée de lait pour gorger les seins,
ni descente pour entretenir les purgations.

Cependant, l'écoulement du lait et celui des
lochies, formant deux phénomènes très-appa-
rens, ont surtout fixé l'attention des praticiens ; et comme, dans toutes les maladies graves des couches, l'un ou l'autre de ces écoulemens, et même tous les deux, se trouvent sup-
primés, il n'est pas étonnant qu'ils ayent pris
cette suppression pour la cause de ces maladies.
Toutefois l'observation m'a enseigné, et la suite
de cette clinique le constatera, que la suppression du lait ou celle des lochies, est presque
toujours une suite des maladies qui se développent, bien loin d'en être la cause ou de les avoir
précédé. Cette suppression, néanmoins, encore
qu'elle soit consécutive, ne laisse pas que d'ajouter au danger des maladies qui la produisent ; et
ce danger naît, de ce que l'albumine surabondante, n'étant plus excrétée par ses émonctoires

naturels, se jette sur les organes affligés, et y donne lieu à des congestions qui aggravent leur état morbide. Sans doute, l'impression d'un froid subit, des applications astringentes, une compression sur l'hypogastre ou les seins pourraient suspendre le cours du lait et des lochies, et cette suppression, alors, deviendrait la cause des maladies qui se manifesteraient; mais ce cas, outre qu'il est accidentel et fortuit, est infiniment plus rare que le cas opposé. Quant aux remèdes propres à rappeler ou entretenir le cours du lait et celui des lochies, il n'en est aucun de spécifique : les circonstances, seules, peuvent et doivent en déterminer le choix.

Particularité, fort remarquable, dans le cours des couches naturelles.

APRÈS les observations qui représentent le cours naturel des choses, celles qui s'en éloignent davantage sont les plus essentielles à savoir. Une femme, à sa première couche, eut la fièvre de lait, le gonflement ordinaire des seins, les lochies et les sueurs comme les autres femmes. A toutes ses autres grossesses, qui ont été au nombre de trois, elle n'a jamais eu ni fièvre de lait, ni gonflement des seins, ni lochies, ni sueurs; mais voici ce qu'il arrivait. Sitôt après l'accouchement, elle était prise d'une chaleur fébrile avec boursouflure du tissu cellulaire du visage et de tous les membres ; et les seins, au contraire, loin de se boursoufler, se retiraient et se contractaient sur le thorax. En même temps il se manifestait des engorgements dans les glandes des extrémités, particulièrement à celles des aisselles et des aines, et des parties internes des membres. Tout le temps que durait cet état fébrile, l'accouchée ne transpirait point, et elle rendait des urines fort limpides. Du reste elle pouvait aller, venir, vaquer à ses affaires. Enfin, au bout de quarante jours environ, les règles, reparaissant, l'ordre général se rétablissait : la peau devenait transpirable, les urines se chargeaient, et la fièvre ou chaleur fébrile, qui avait duré sans interruption, commençait dès-lors à décroître, et finissait par s'éteindre entièrement du second au troisième mois. Les glandes se dégorgeaient aussi d'une manière insensible ; mais elles n'étaient complètement résolues, que vers le quatrième ou cinquième mois des couches, peu à près l'enflure du visage et des membres, laquelle ne disparaissait non plus qu'à cette époque. Cette singulière révolution étant terminée, la santé reprenait son cours ordinaire, jusqu'à d'autres couches, que la même scène se renouvellait.

Cette curieuse observation, prouve combien la nature a de moyens, autres que les ordinaires, pour parvenir à ses fins, et sans qu'elle ait toujours besoin du gonflement des mamelles, de l'écoulement du lait, des lochies et des sueurs, pour se délivrer de l'albumine surabondante; elle prouve encore la tendance des humeurs à se porter lors des couches à la circonférence; et, enfin, que le tissu cellulaire et les glandes lymphatiques des extrémités, tout aussi bien que les membranes séreuses des cavités internes, et avec beaucoup moins de danger qu'elles, peuvent recevoir l'albumine surabondante dans les humeurs, lorsqu'elle est détournée de ses fonctions ou de ses issues naturelles, c'est-à-dire, qu'elle n'est pas élaborée par les seins ou éliminée par les lochies et les sueurs. De plus, cette observation signale, d'une part, une analogie de fonctions entre les glandes lymphatiques et le tissu cellulaire, et les membranes séreuses des cavités; et, de l'autre, une affinité de la portion albumineuse des humeurs, avec les glandes lymphatiques et le tissu cellulaire des membres; aussi, les congestions humorales qui se forment à l'époque des couches, et qui sont de nature albumineuse, les dépôts laiteux, les appelle-t-on, ont-elles toujours lieu dans les régions abondamment pourvues de tissu cellulaire ou de glandes lymphatiques, comme la partie interne des membres, les aisselles, les aines, ou sur des membranes diaphanes ou séreuses, comme les plèvres, le péritoine, les ligaments larges de la matrice.

Or maintenant, si l'on jette l'œil sur l'ensemble des observations et des expériences consignées dans cette seconde section ; on conclura : qu'à l'époque des couches, l'albumine surabonde dans le sang ; que cette surabondance d'albumine a pour objet la formation du lait ; qu'elle se consume dans cette fonction, l'excédent trouvant une issue par les urines, les lochies et les sueurs ; que, si quelque obstacle s'oppose à l'ordre accoutumé des choses, l'albumine se jette sur les organes en affinité, le tissu cellulaire, les glandes lymphathiques des membres, les membranes diaphanes des cavités, ou, accidentellement, sur toute autre tissure, quand elle y est appelée par un stimulus quelconque ; et enfin que, l'albumine surabondante opère, soit sur les maladies qui surviennent aux couches, soit sur celles qu'elle provoque, sous la double raison de cause matérielle et formelle humorales. Voilà, et l'on s'en convaincra davantage dans la suite, la clef des phénomènes qui accompagnent les couches.

TRAITEMENT DES COUCHES NATURELLES.

Le traitement des couches naturelles a toujours été surchargé de soins minutieux et puérils, de pratiques superstitieuses, et d'une foule de remèdes inertes et superflus, mis en vogue on ne sait comment, et consacrés ensuite par l'usage, l'ignorance et la crédulité.

L'antiquité à donné l'exemple. L'auteur du livre des maladies des femmes, car ce n'est point Hippocrate, a recueilli des formules pour chasser les vents de la matrice, expulser l'arrièrefaix, provoquer l'éruption des lochies, et faire affluer le lait aux mamelles; et de nos jours, à la confusion de l'art, des médicamens sont encore employés dans les mêmes vues.

Au lieu de chercher l'espèce des maladies des femmes en couche, on administre des arcanes pour les lochies ou contre le lait. Si, sur ces entrefaites, la nature opère quelque avantageux changement, le mieux est attribué au remède et favorise le préjugé; si le remède nuit, le mal est imputé à la gravité du cas: ensorte que, n'ayant l'œil que sur le remède, on ne considère ni le cours ni la nature des choses, et que les préjugés s'enracinent de plus en plus.

Il fallait suivre, et enfin j'ai suivi une marche plus rationnelle et plus expérimentale. J'ai d'abord étudié l'ordre et l'ensemble des symptômes naturels des couches ; ensuite, j'ai observé les ressources spontanées de la nature et les effets des médicamens ; et, de cette double étude, j'ai acquis la preuve importante, que, dans les couches naturelles, les médicamens n'ont aucun effet avantageux ou spécifique, et que la nature seule se suffit.

Mais non-seulement les remèdes en général, et ceux particulièrement réputés utiles pour le lait et les lochies, sont de toute superfluité ; c'est qu'encore ils sont nuisibles, et jettent les accouchées dans une foule de maladies qui ne fussent point survenues sans leur emploi. La nature, dans les couches, met une juste proportion entre les effets et les moyens ; et ce n'est point la servir, que d'accroître sans nécessité la proportion des moyens aux effets, par des remèdes.

Les phénomènes des couches naturelles naissent donc spontanément, se consomment d'eux-mêmes, et sans avoir besoin, en aucune manière, des secours de l'art pour leur plus parfait développement.

Aussi le grand art de traiter les couches naturelles, est-il de ne faire aucun traitement ; de n'ordonner ni remèdes, ni abstinence, ni chauds vêtemens pour les sueurs, mais de tout confier aux soins de la nature.

C'est sur ce principe que j'ai dirigé les nouvelles accouchées de l'hospice. Sitôt après l'accouchement, elles prenaient de la nourriture selon leur appétit ; on ne leur donnait aucun remède ; elles étaient médiocrement couvertes dans leur lit, et les croisées de la salle restaient ouvertes une bonne partie du jour, dans les plus fortes chaleurs de l'été, comme dans les plus grands froids de l'hiver. Et la marche des couches en devenait et bien plus sûre et bien plus régulière, que lorsqu'on l'embarrasse de la foule de ces petits soins, du poids desquels on accable les accouchées sous mille divers et faux prétextes ; elle en devenait aussi plus rapide, car, sur trois mille cent quatre-vingt-onze filles, qui sont accouchées à l'hospice pendant mon exercice, plus de deux mille en sont sorties au dixième jour, et même plutôt.

Il est donc évident, et l'expérience le constate, que la nature se suffit pour donner aux couches naturelles la direction qui leur est propre. Toutefois, je ne laissais pas, en quelques variétés des couches naturelles, de prescrire quelques moyens auxiliaires. C'est ainsi, par exemple, que j'administrais des tisanes de fleurs de mauves ou de bouillon blanc aux filles qui avaient

eu des accouchemens longs et pénibles, de fleurs
de tilleul à celles qui se montraient irritables,
de mélisse à celles qui étaient lâches et molles:
dans les constipations prolongées, j'ordonnais
des lavemens; des décotions de pariétaire ou
de bourrache dans les gonflemens douloureux
des seins, et de racine de guimauve ou de semences de lin dans les douleurs d'entrailles et les
tranchées violentes : je faisais appliquer, sur
l'hypogastre, des cataplasmes aromatiques lorsque l'utérus se resserrait avec lenteur; oindre,
avec de l'huile ou du cérat, les parties exco-
riées ; et injecter, dans les parties naturelles,
des substances émollientes, lors de fortes chaleurs internes, ou de la rétention de quelques
caillots ; mais dans les cas ordinaires, les nouvelles accouchées se désalteraient tout simplement avec la tisane commune de l'hospice, qui
consiste dans une décoction légère de gramen,
d'orge et de réglisse.

Telle est, après y avoir mûrement réfléchi,
la simplicité que j'ai mise dans le traitement des
couches naturelles ; et l'expérience a sanctionné
cette pratique, qui désormais doit faire règle.
Que de mères lui devront la vie !

COUCHES COMPLIQUÉES.

Couches compliquées d'affections graves ou notables, et qui leur appartiennent exclusivement.

I.

ENGORGEMENS, OU COMMENCEMENS DE DÉPÔTS.

OBSERVATION XV.

Couches avec une enflure de la jambe, dissipée par la compression, et suivie d'un dépôt au mollet, guéri, au moment qu'on allait l'ouvrir, par une éruption à la peau.

UNE fille de vingt-trois ans, assez bien constituée, accoucha sans accident, quoiqu'étant incommodée d'une hernie dans la légion lombaire gauche. Tout se passa comme à l'ordinaire jusqu'au sixième jour, qu'elle fut prise, au pied droit, d'une enflure, qui s'accrut par degrés, gagna la jambe, et s'y fixa, accompagnée d'excessives douleurs. L'enflure était sans rougeur manifeste, et sans chaleur à la peau. On lui appliqua un bandage compressif, depuis l'extrémité du pied jusqu'au genou ; bandage dit de théden. Les douleurs de la jambe en furent dissipées soudainement. Le huit, on enleva le bandage. L'enflure avait diminué. Le dix, elle avait quitté le pied et le bas de la jambe; mais un engorgement, circonscrit, se manifesta dans l'épaisseur du mollet. Il y survint de la chaleur, de la rougeur, des douleurs lancinantes; et, le seize, il offrit une tumeur abscédée, avec fluctuation sensible. On en fixa l'ouverture au lendemain. Dans la nuit du seize au dix-sept, il se déclara un frisson général, suivi d'une forte chaleur de la peau. Le dix-sept, la tumeur de la jambe, la chaleur, la rougeur, et la fluctuation, avaient disparu. Le dix-huit, il se fit, à la face et au cou, une éruption de petites taches brunes. La chaleur de la peau était médiocre; le pouls petit et serré; l'éruption n'avançait pas. On lui donna douze grains d'ipécacuanha, qui procurèrent de la sueur et des nausées. Le dix-neuf, le pouls se développa, la chaleur devint active, et l'éruption parut successivement sur la poitrine, le ventre et les extrémités inférieures. Le vingt, les piqûres éruptives s'élargirent en forme de plaques irrégulières; elles étaient d'un rouge tirant sur le brun. Dès ce jour, la fièvre cessa. Il ne restait plus, à la jambe, aucune trace d'engorgement. La malade entra en parfaite convalescence.

Elle buvait de la tisane commune de l'hospice.

Remarques.

DES esprits prévenus, eussent envisagé l'engorgement de la jambe comme un commencement de dépôt laiteux ; les remèdes, dits antilaiteux, eussent été prodigués en conséquence ; et le travail, si curieux, de la nature, ou n'eût pas eu lieu, ou eût été réputé l'effet des remèdes administrés : c'est ainsi que la préoccupation abuse, et crée une fausse expérience, au sein même de la pratique.

On a sans doute remarqué, que le remède du dix-huit a décidé des évènemens subséquens.

OBSERVATION XVI.

Couches avec gonflement considérable des seins, et dépôt imminent.

UNE fille accoucha heureusement à sa trente-deuxième année. Dès le lendemain, les seins étaient douloureux. Le trois, ils étaient tuméfiés et tendus. Le quatre, le gonflement devint si considérable, qu'il s'étendait, d'une part, des clavicules à l'appendice xiphoïde, et, de l'autre, du sternum aux aisselles ; en même tems les douleurs devinrent si fortes, que le moindre mouvement de la poitrine occasionnait des cris aigus. La malade avait le pouls élevé et la peau brulante, elle était constipée, et rendait des urines d'un rouge transparent. Le six, il se déclara, vers la région postérieure du cou, une douleur intense, sans tuméfaction ni rougeur. Les seins commencèrent à se détendre, et présentaient, dans la région des glandes mammaires, un aspect raboteux. La bouche était légèrement amère ; la langue couverte, dans le centre, d'un enduit épais et grisâtre, et rouge sur ses bords et à son sommet. La nuit fut pénible et sans sommeil. Le sept, on la purgea. Les seins continuèrent de s'amollir ; la sallie raboteuse des glandes disparut. la douleur du cou s'appaisa. Le huit, elle rendit des urines citronnées, avec un dépôt blanc, très abondant, et ressemblant à de la farine. Elle n'eut plus de fièvre. Le neuf, elle fut purgée de nouveau. Le onzième, il ne restait ni douleur ni engorgement dans les seins. Les purgations coulèrent en rouge jusqu'au septième.

Elle fut mise à la diète, et à l'usage d'une tisane de bourrache, légère.

Remarques.

On s'opposa à toute application sur les seins.

OBSERVATION XVII.

*Couches avec gonflement brusque des seins, et commence-
ment de dépôt.*

UNE fille d'un tempérament lymphatique,
ayant eu plusieurs petits dépôts à la mamelle
droite, accoucha à l'âge de vingt-deux ans. Le
deuxième jour, elle ressentit, sur toute la surface du corps, un froid léger, qui fut suivi d'une
forte chaleur, et d'un gonflement brusque et subit des seins ; la peau était moite, et l'urine jaune,
avec un nuage circonscrit au fond du vase. Le
trois et le quatre, elle eut froid et chaud alternativement, et mal à la tête. Le sein gauche, qui
était médiocrement engorgé, laissait couler un
lait blanc, épais et sucré ; le droit, très-dur,
surtout en bas, ne laissait échapper aucun fluide.
Le cinq, les purgations, qui avaient blanchi la
veille, furent supprimées. Les urines déposaient
un sédiment grisâtre et pulvérulent. Le sein gauche demeurait dans le même état, le droit, s'en-
gorgeait. Le dix, l'engorgement du sein droit devint tel, que le moindre mouvement du corps
y répondait douloureusement ; la peau en était
tendue et luisante, et rouge et livide dans le lieu
des anciennes cicatrices. La malade se plaignait

d'une céphalalgie légère avec épigastralgie. Le douze, on lui donna une solution de sel d'epsom, et l'on appliqua sur le sein droit un cataplasme émollient. Le quinze, quelques frissons ayant eu lieu dans la nuit du quatorze, il se fit une éruption de petits boutons pustuleux aux poignets, aux avant-bras, aux jambes et aux pieds. Le seize, les purgations parurent en rouge ! les urines étaient épaisses et blanchâtres ; les extrémités inférieures, douloureuses et faibles. La tumeur du sein droit avait sensiblement diminué, et elle était devenue indolente. On la couvrit d'un cataplasme aromatique. Le vingt-quatre, l'éruption était desséchée ; les jambes avaient repris de la force ; la malade avait de l'appétit et dormait. Il n'y avait plus, dans le sein droit, qu'une petite dureté, sans douleur. Les jours suivans, la convalescence s'établit.

On la nourrissait légèrement. Elle prenait une infusion de fleurs de bourrache. Le sel d'epsom lui fut donné à la dose de demi-once, dissous dans deux verrées d'eau commune, prises à une heure de distance l'une de l'autre, et dont on favorisait l'effet laxatif par des bouillons coupés.

Remarques.

Ces deux observations démontrent l'utilité des laxatifs dans les engorgemens des seins, pour prévenir les dépôts, laiteux ou autres, qui menacent de s'y former.

Les laxatifs agissent non-seulement comme évacuans, mais aussi comme révulsifs, en appelant vers le tube intestinal la partie surabondante des matériaux qui se dirigeaient sur les seins, c'est-à-dire, l'albumine.

La saignée pourrait procurer le même avantage : mais la saignée, chez les femmes en couche, est sujette à plus d'inconveniens que les laxatifs, et particulièrement dans les hôpitaux.

Il n'a été fait aucune application topique, linimens ni cataplasmes dans la première observation. Des cataplasmes ont été employés momentanément dans la seconde. Les linimens volatils sont plus pernicieux qu'utiles ; ceux dits résolutifs du lait, sont une chimère ; les cataplasmes, mis prématurément, favorisent les dépôts.

II.

ENGORGEMENS FROIDS.

OBSERVATION XVIII.

Couches avec engorgement froid des seins.

UNE fille d'âge et de tempérament moyens, parvint au septième jour de son accouchement, avec les phénomènes ordinaires aux couches na-

turelles. Le sein gauche était dégorgé, le droit
ne l'était pas. Les jours suivans, celui-ci s'engorgea. Le mamelon, qui n'avait fourni à aucune
excrétion laiteuse, décoloré et peu proéminent,
s'effaça, s'enfonça et prit, ainsi que l'aréole,
la couleur de la peau. L'engorgement s'opérait
lentement, sans chaleur, rougeur ni douleur. Il
se passait dans les glandes mammaires, le tissu
cellulaire ambiant n'y participant pas. La partie
des glandes qui entoure le mamelon était la plus
engorgée, et davantage en haut, en bas et en
dehors, qu'en dedans. Les urines étaient colorées;
il n'y avait point de fièvre. On lui appliqua un cataplasme de sauge sur le sein, et on la purgea
avec une solution de sel d'epsom : l'engorgement
ne reçut aucune motion du cataplasme ni du ca-
thartique. Le dix-huit, on appliqua huit ventouses à la circonférence du sein, au-delà des glandes,
et une neuvième, sur le mamelon. Celle-ci cerna
l'aréole, fit surgir le mamelon, et l'on vit jaillir,
dans la ventouse, le lait sortant de ses tuyaux.
La ventouse en fut remplie à près de moitié : le
lait était épais et grisâtre Le surlendemain, on
appliqua de nouvelles ventouses, et sur la base
même des glandes engorgées. Le sein perdit enfin
son indolence, et devint sensible à la pression.
On supprima le cataplasme aromatique, qui fut
remplacé par un autre, émollient, chaud et hu-

mide. On donna une nouvelle dose de sel d'epsom. Le sein décroissait. Le trente, sa surface était affaissée, ramollie ; ses parties profondes offraient encore de la dureté. Le toucher n'excitait plus aucune douleur. On couvrit le sein d'un cataplasme astringent, fait avec de la poudre de tan et les farines résolutives. Vers le quarantième, il ne subsistait aucune trace d'engorgement.

Depuis le huit, jusqu'à la fin, elle usa d'une tisane de racine de petit houx, édulcorée avec du sirop des cinq racines apéritives.

Remarques.

LES engorgements froids qui surviennent après l'époque de la fluxion des seins par la fièvre de lait, doivent être distingués de ceux qui se forment pendant cette période, où la turgescence et l'action intestine des glandes mammaires suffit à la résolution.

Ces engorgemens froids sont de vrais noyaux à cancer ; et bien loin qu'on doive les abandonner à la nature, comme les premiers, il les faut au contraire attaquer, et promptement. Dans le principe? par un traitement, qui ait pour but d'activer la circulation dans les parties engorgées : sur la fin ? de resserrer et de corroborer les parties.

Ainsi, les topiques chauds et épanouissans, les sangsues sur la tumeur et les ventouses, conviennent dans les premiers tems ; les astringens et les toniques dans les derniers. Les révulsifs et les dérivatifs, soit rubéfians, soit diurétiques ou purgatifs, s'unissent, à toutes les époques, aux autres moyens de curation et les secondent.

Mais voici une pratique qui m'a singulièrement réussi chez plusieurs femmes de la ville. Après une préalable application de sangsues ou de ventouses, autour des glandes engorgées, je couvrais le sein malade de vessies mi-pleines d'eau chaude; et, plusieurs fois le jour, et immédiatement après avoir enlevé les vessies garnies d'eau chaude, je faisais laver cet organe, six et dix minutes durant, avec une eau de savonnage, froide. Cette friction du sein avec l'eau de savonnage, se pratiquait avec la main, soit celle de la malade elle-même, soit celle de sa garde. Or, cette pratique est suivie d'un bien autre succès que les linimens avec l'ammoniaque, ou toute autre espèce de linimens volatils : car, au lieu d'une chaleur à la fois douce et pénétrante, qui ranime et active la circulation dans les parties engorgées, superficielles et profondes, comme on l'obtient de l'eau chaude; et d'une astriction consécutive, qui s'étende également depuis la surface jusqu'au plus profond des organes malades, comme celle qui accompagne et suit l'eau de savonnage froide; les linimens volatils ne produisent qu'une simple astriction, momentanée,

et à la surface, ils irritent, au lieu de résoudre, et ils sont plus propres à attiser qu'à éteindre l'étincelle cancéreuse que récèlent ces engorgemens glanduleux froids des seins.

Du reste, et la remarque est considérable,
les précédentes observations d'apparence ou de
commencemens de dépôts, sont les seules que
m'ait fournies toute ma pratique à l'hospice :
d'où l'on peut conclure, que les praticiens,
qui en ont de fréquens exemples, doivent les
imputer à un vice de la méthode curative.

III.

AVORTEMENS.

OBSERVATION XIX.

*Avortement au deuxième mois, sans aucune suite
fâcheuse, ni aucun phénomène subséquent.*

LA femme d'un menuisier, jeune, grande et
robuste, après avoir été secouée sur une car-
riole une grande partie du jour, fut prise de
coliques dans la nuit, et avorta le lendemain.
On la mit à la diète. Il ne survint ni perte,
ni écoulement quelconque ; ni coliques, ni douleurs aux hypocondres ; ni fièvre, ni gonflement dans les seins ; en un mot, pas le moindre symptôme. Le surlendemain, on lui permit de vaquer à ses occupations.

OBSERVATION XX.

*Avortement du deuxième au troisième mois de la gros-
sesse ; et coliques et tranchées utérines, spontanées, à
l'époque où l'accouchement naturel devait avoir lieu.*

UNE femme de la ville, âgée d'environ trente-
six ans, brune et vive, réclame des secours pour
de violentes coliques. Le siège des coliques, leur
espèce et leur direction, que je me fis expliquer, l'écoulement de sang par la vulve, qu'on
ne dissimulait point, me firent soupçonner un
avortement. On convint que l'avortement avait
eu lieu, et l'on avoua qu'il avait été provoqué
par des moyens mécaniques. Une eau légère de
poulet et de laitue, des embrocations de baume
tranquille sur le ventre, des fomentations de
mauves et de graines de lin sur cette partie ;
des lavemens de racine de nénuphar, la situation horizontale sur le dos et un repos absolu,
dissipèrent, après trente six heures de continuelle
durée, les coliques, qui d'ailleurs étaient si atroces, que la malade en jetait les hauts cris. Le
dixième jour, et par le seul régime indiqué,
elle fut complètement rétablie. Mais au neuvième mois, à l'époque fixe où l'accouchement
devait s'effectuer, elle fut prise, sans aucun ac-

cident, maladie ou indisposition antérieures, de coliques lombaires, dans la direction du sacrum au conduit vaginal, c'est-à-dire, de tranchées utérines, pareilles à celles qui ont lieu dans l'accouchement, et que la malade reconnut pour telles, elle qui avait fait plusieurs enfans. D'abord, les tranchées furent très-violentes ; elles se reproduisirent ensuite, par crises inégales, trois jours durant ; puis elles cessèrent, insensiblement, sans remèdes. Il ne se fit aucune évacuation par les voies naturelles, et nulle fluxion vers les seins. Or, je me souvenais d'avoir vu deux cas analogues ; et je n'ignorais pas qu'on en avait consigné de pareils.

Remarques.

Presque indifférent, sous le rapport pratique, ce fait est prodigieux sous celui du dogme. Il annonce manifestement l'existence d'une intelligence qui conçoit, prévoit, embrasse et dirige toute la gestation, avec la prescience des phénomènes qui se doivent développer, et avec la puissance de les engendrer, puisque, la conception une fois effectuée, cette intelligence continue d'opérer, indépendamment même des actes moyens qui font partie de la gestation, la nutrition du fœtus, lorsque celui-ci périt dans la grossesse, ou même indépendamment de la présence de son objet, lorsque cet objet a été enlevé, le fœtus, comme dans l'exemple qui nous occupe.

Or, si ce phénomène, d'une puissance intelligente, qui se montre évidemment dans la grossesse, la gouverne et l'ordonne, avait aussi lieu à l'égard des maladies, il frapperait d'un coup mortel l'opinion de ceux qui supposent que les symptômes se meuvent, comme les rouages d'une montre, mécaniquement les uns par l'action des autres. Cette opinion, de la filiation des symptômes par voie organique et non prévue, et ne recevant aucune direction centrale, aucun ensemble de la part de l'économie vivante, est, dans tous les cas, plus ou moins éloignée de la vérité : dans les affections qui naissent spontanément et pour l'avantage ou le salut du patient, c'est une absurdité ; dans celles qui naissent spontanément, sans but manifeste, c'est une erreur ; dans celles qui naissent, et par l'effet d'un état actuel de l'économie et par celui d'un agent extérieur, c'est une question ; et dans celles enfin qui naissent uniquement par une cause externe, c'est une opinion, admissible, jusqu'à ce point où peut l'être la complète indépendance des organes, dans un corps sur-régi par des lois hypermécaniques.

OBSERVATION XXI.

*Avortement au troisième mois, suivi d'une vive douleur
à la région du foie.*

UNE fille de vingt ans, forte, bien portante,
après avoir essuyé de forts cahots dans une voi-
ture non suspendue, éprouva, dans l'hypogastre,
de vives douleurs, suivies d'hémorragie utérine
et d'avortement. Le premier jour, les douleurs
gagnèrent les lombes, et tout le bassin ; elle
rendit quelques caillots. Sur la fin du deuxième,
les seins se gonflèrent, avec une sensation de
pesanteur et de picotement. Le gonflement dura
deux jours, et s'effaça, par degrés, sans qu'il
se fît le moindre écoulement par le mamelon.
Le quatre, les lochies blanchirent, et devinrent
rares. Le col de la matrice était déjà resserré.
Le six, dans la nuit, elle fut saisie, tout-à-coup,
d'une violente douleur dans l'hypocondre droit,
sans tension, rougeur ni chaleur, mais profonde
et accompagnée d'une toux sèche et d'une grande
difficulté de respirer. Le pouls était plein et
le visage rubicond. On lui appliqua huit sangsues
près de la vulve. La douleur du foie disparut subitement, ainsi que les autres symptômes.

OBSERVATION XXII.

*Avortement au cinquième mois, survenu spontanément,
avec les phénomènes ordinaires des couches à terme,
et douleur à l'hypocondre droit.*

Une fille avorta spontanément au cinquième
mois. Dès le lendemain, elle eut de très-vives
coliques, et une douleur fixe dans l'hypocondre
droit. Le deuxième, il y eut de la chaleur et de
la moiteur à la peau ; les seins commencèrent
à se gorger. Le trois, il étaient gorgés. La douleur
de l'hypocondre diminua ; les purgations étaient
blanchâtres, abondantes, et le lait coulait copieusement des mamelles. Le quatre, la douleur
de l'hypocondre disparut. Le reste se passa comme
dans les couches ordinaires.

Elle observait la diète, et un repos absolu.

OBSERVATION XXIII.

*Avortement au quatrième mois, avec tous les phéno-
mènes des couches à terme.*

Une fille de dix-huit ans, sanguine et robuste,
ayant fait un effort pour soulever un fardeau,
ressentit aussitôt des douleurs dans les lombes.

Les douleurs s'étendirent dans l'hypogastre, et causèrent l'avortement, le second jour. Le surlendemain, il se développa un mouvement fébrile léger, les seins se gonflèrent, devinrent durs et douloureux, et laissèrent couler, par le mamelon, une matière laiteuse. En même tems, il s'écoulait par les voies naturelles un fluide sanguin, d'abord, roussâtre ensuite, et enfin blanchâtre. Elle sortit, parfaitement rétablie, le neuvième jour de son accident, sans avoir pris autre remède qu'une eau de réglisse et de gramen.

OBSERVATION XXIV.

Avortement vers le sixième mois, l'enfant étant mort quelque temps auparavant.

Une fille enceinte de six mois, ayant travaillé toute la journée à laver du linge, fut saisie, immédiatement après son travail, de douleurs dans les lombes, suivies de pesanteurs à la tête, de nausées et d'efforts pour vomir. Elle eut même quelques défaillances. Les seins se flétrirent promptement, et les mouvemens de l'enfant ne se firent plus sentir. Elle ne s'aperçut d'aucun mouvement de ballottement. Cet état de malaise et de fatigue, dura quinze jours ; après quoi elle fut prise, spontanément, de douleurs utérines, qui se succédèrent avec rapidité, et causèrent l'avortement. L'enfant était mort et putréfié. Les suites de couches n'offrirent aucun accident particulier : les seins se gonflèrent comme dans les accouchemens à terme ; et, sans autre secours que la diète et le repos, elle sortit, le dixième jour de son avortement, parfaitement rétablie.

Remarques.

Cette observation est remarquable en ce que la mort de l'enfant n'a été suivie d'aucun mouvement de ballotement, et sa putréfaction, d'aucune maladie pour la femme ; et en ce que les seins, qui s'étaient flétris, lors de la mort de l'enfant, n'ont pas laissé de se développer après l'avortement.

Sur les observations contenues dans cette section.

CETTE section renferme des exemples d'avortemens à différentes époques de la grossesse.

Lorsque l'avortement a eu lieu au second mois, il ne s'est fait aucun développement dans les seins ; ces organes, au contraire, se sont gonflés, et avec les phénomènes des couches à terme, lorsque l'avortement s'est effectué au troisième mois, ou plus tard.

Après le troisième mois, les avortemens sont communément suivis de douleurs profondes dans le foie; le sang, qui ne peut plus se porter sur la matrice, refluant dans ce viscère.

Les avortemens causent quelquefois d'effroyables hémorragies utérines : on en verra des exemples dans la section suivante.

Dans les cas ordinaires, les avortemens n'exigent que la diète et le repos. S'il survient des douleurs à l'hypocondre droit, on applique à la vulve ou aux cuisses, des sangsues, et même, si les douleurs persévèrent, on ouvre une des veines brachiales, afin de prévenir des engorgemens ultérieurs dans le foie. Les hémorragies utérines s'arrêtent comme il va être dit.

I V.

PERTES UTÉRINES.

I.

Pertes survenues à diverses époques de la grossesse.

OBSERVATION XXV.

*Avortement dans le milieu du second mois, suivi d'une
perte effroyable, arrêtée par le tampon.*

UNE femme de trente-un ans, vive, sensible,
très-délicate, enceinte de six semaines, s'étant
promenée le soir sur les bords du Rhône, prit
froid, et éprouva, étant rentrée chez elle, des
frissons qui durèrent assez avant dans la nuit,
et causèrent une perte légère. Cette perte continuait sans augmenter. Le lendemain, elle ne
ressentit plus ni frisson ni malaise. Le troisième
jour, étant restée debout, constamment occupée à étendre et à plier du linge, elle avorta,
tout-à-coup, sans aucune colique antécédente,
et fut prise d'une perte effroyable, le sang cou-
lant à flots par la vulve. Un de mes élèves la
tampona avec du coton, de l'amadou et de la
charpie : le sang ne cessait pas de couler au-dehors. A mon arrivée, elle était sans pouls, d'une

pâleur extrême, et froide comme le marbre. J'introduisis de petits carrés de linge fin, trempés dans de l'eau vinaigrée, sur le museau de tanche d'abord, ensuite sur la circonférence du col de la matrice et le fond du vagin, exactement les uns sur les autres, et les uns après les autres, de manière à ne laisser entr'eux aucun vide par où le sang pût filtrer. Ayant de la sorte bouché le col de la matrice et rempli le fond du vagin, la perte en fut arrêtée, sans retour. On plaça la malade horizontalement, dans son lit, avec défense de la laisser lever sous aucun prétexte. Le troisième jour de son application, le tampon donnant de l'odeur, on l'enleva, et l'on en plaça un second. On fut bientôt obligé de renouveller celui-ci, pour la même cause. Ces nouveaux tampons, du reste, ne furent replacés que par précaution, le premier ayant suffi pour arrêter la perte. Dans le principe, on nourrissait la malade avec des bouillons légers et des gruaux d'avoine, froids. On fit succéder des soupes de salep, des consommés, et des gelées végétales et animales. On en vint à permettre du vin coupé avec de l'eau. Les forces s'étant un peu relevées, on lui fit prendre des bols stomachiques, le matin, et, ensuite, le matin et à midi. Ces bols étaient composés alternativement avec des extraits d'énula campana, de gentiane, et des poudres de cascarille et de kina. Les forces se relevant de plus en plus, elle commença à se nourrir avec des œufs, des blancs de volaille, et quelques plantes potagères. Bientôt on lui donna du chocolat le matin, et, dans le jour, quelques cuillerées de vin de Malaga. Enfin, tout allant au mieux, elle était encore faible, mais rétablie, au bout d'un mois. Elle devint enceinte de nouveau, et accoucha heureusement.

OBSERVATION XXVI.

Perte survenue dans la dixième semaine de la grossesse, suivie d'une très-grande dilatation du col de la matrice, pour cette époque, et arrêtée par les sangsues, sans que l'avortement ait eu lieu.

UNE fille âgée de vingt-quatre ans, grande, robuste, fraîche et haute en couleur, à deux mois et demi de sa grossesse, fit, en descendant un escalier, une forte chute sur le sacrum. Elle éprouva, immédiatement, des douleurs contusives dans la direction des lombes à la vulve. Le lendemain les douleurs étaient plus vives, et elle perdit en rouge. Le troisième jour, elle fut apportée à l'hospice. La perte continuait ; les douleurs avaient pris un caractère plus aigu, la face une couleur purpurine ; le pouls était dur et élevé, et toute la peau chaude et sèche. En même tems, le col de la matrice s'était ouvert de la largeur de deux doigts, et laissait apercevoir, au toucher, les membranes de l'amnios. On appliqua six sangsues aux cuisses. La perte et les douleurs cessèrent. Le lendemain, le col était resserré. Le cinq et le six, elle fut parfaitement. Le huit, on lui permit de sortir.

Elle gardait la situation horizontale, le repos et une parfaite diète.

Remarques.

L'effet des sangsues est ici bien notable.

Le rapide resserrement du col, après une si grande dilatation, et à une telle époque de la grossesse, n'est pas moins digne de remarque.

Défense avait été faite aux sœurs de la salle de percer les membranes de l'amnios ; afin que le produit de la conception fût expulsé tout à la fois, et qu'on n'eût pas à redouter la rétention des secondines, en cas que l'avortement dût s'effectuer. Car la rétention des secondines, qui suit les avortements, donne lieu à des accidents, ou inflammatoires, ou de putréfaction, ou à des hémorragies : les premiers se combattent par des saignées, des fomentations adoucissantes et des lavements émollients, et non par des emména-

gogues, qui empirent le mal ; les seconds par
des injections qu'on pousse dans la matrice, au
moyen d'une seringue à syphon délié ; les hémorragies, ou pertes, s'arrêtent par le tampon.

On pourrait même arrêter de la sorte, par le
tampon, le simple suintement de sang qui suit
la rétention des secondines : ce fluide, ne pouvant
plus s'écouler au dehors, reflue alors vers la cavité utérine, et hâte la délivrance. Du reste, si
les secondines tardent à sortir, si elles ne peuvent
être extraites, ou elles se putréfient, et sont ex-
pulsées par lambeaux, ou elles se déssèchent, et
peuvent être gardées sans danger.

OBSERVATION XXVII.

Perte au sixième mois de la grossesse, arrêtée par le
tampon.

UNE femme de la ville, d'un tempérament
très-sanguin, s'étant occupée une partie du jour
à soulever des fardeaux, fut prise, sur le soir,
d'une perte abondante. Je la trouvai pâle et
effrayée, le pouls serré, le col de la matrice à
peine entrouvert. J'appliquai sur le champ le
tampon. J'ordonnai la diète, le repos, la situation horizontale, et des tisanes et des bouillons
à prendre froids. La perte fut arrêtée irrévoca-

blement, et la malade parvint au terme naturel de sa grossesse, sans éprouver aucun accident.

OBSERVATION XXVIII.

Avortement au troisième mois, où le placenta, le fœtus et les eaux de l'amnios furent expulsés à la fois ; les membranes ne s'étant point ouvertes, et le fœtus nageant au milieu des eaux ; suivi d'une perte arrêtée par le tampon.

UNE cabaretière, brune, robuste, parvenue à sa trente-sixième année, fut prise d'un chagrin violent et subit, à la nouvelle de la fuite de son mari. Elle en fut tellement bouleversée, qu'elle avorta, et rendit à la fois tout le produit de la conception, les membranes de l'amnios étant restées intactes, de manière à ce que le fœtus s'apercevait distinctement au milieu des eaux. Elle fut prise immédiatement d'agitation fébrile, et d'une perte abondante de sang par la vulve. On lui appliqua le tampon. La perte fut arrêtée. Il ne se fit aucun mouvement du côté des seins. Le dixième jour, elle était levée et guérie.

Elle observait la diète et le repos horizontal. Elle buvait une eau de gramen et de réglisse, froide.

Remarques.

Singulière direction des affections morales chez les femmes ! dans l'état de santé, une vive émotion de l'âme éclate-t-elle ? pertes blanches ou sanguines, par la vulve ; à l'époque des règles ? suppression ; pendant la grossesse ? avortement. L'utérus contrepèse la femme.

OBSERVATION XXIX.

Perte au neuvième mois de la grossesse, survenue à la suite d'une longue marche, chez une fille dont le placenta était implanté sur le col de la matrice.

UNE fille robuste, âgée de vingt-sept ans, arrivée à l'hospice après trois jours de marche pénible, fut prise subitement d'une perte abondante. Elle était au commencement du neuvième mois de sa grossesse. Le col était dilaté de la largeur d'un petit écu, le placenta implanté sur le col, et l'on demandait que je terminasse l'accouchement. Mais je fis appliquer le tampon. La perte s'arrêta. Le tampon fut enlevé, le surlendemain, et l'on en appliqua un nouveau, quoiqu'il n'y eut plus de perte. Ce dernier fut ôté quelques jours après, et l'on trouva que le col de la matrice était déjà resserré, au grand étonnement de ceux qui avaient demandé qu'on terminât l'accouchement, dans l'ignorance où ils étaient des effets du tampon. On défendit ensuite à cette fille la marche et tout exercice pénible ; et, sans autre secours, elle parvint au terme de sa grossesse, et accoucha naturellement d'un enfant vivant et bien portant.

Remarques.

A la suite des longues marches, dans les derniers tems de la grossesse, le col de la matrice se dilate, et semble annoncer un accouchement prochain ; mais il se resserre, bientôt, de lui-même, par le seul effet du repos.

OBSERVATION XXX.

Perte arrêtée par le tampon, à l'époque naturelle de l'accouchement.

UNE fille de vingt ans, sèche, mais robuste, était fatiguée et épuisée, dans les derniers tems de sa grossesse, par une perte qui se faisait chaque jour, avec plus ou moins d'abondance, et sans cause connue. Cet accident durait depuis deux semaines, lorsque, tout-à-coup, la perte devint effrayante. On l'apporta aussitôt à l'hospice. Le col de la matrice était très-dilaté, le pouls lent et faible, le visage inanimé, et tout le corps froid, et d'un jaune pâle que j'ai communément observé dans ce cas. Nonobstant la dilatation du col, je fis tamponer, et la perte cessa. Le surlendemain, la malade accoucha, et naturellement, d'un enfant fort et vigoureux. La délivrance fut abandonnée aux soins de la nature; elle s'opéra quatre heures après l'accouchement. Le premier et le second jour, l'accouchée ressentit des douleurs aiguës dans la tête. La face et la peau demeuraient jaunâtres, mais le pouls se relevait par degrés. On lui appliqua aux jambes deux synapismes. Le troisième, les douleurs de tête continuant, on lui appliqua un nouveau synapisme à la nuque. La tête en fut dégagée; et il survint en même temps des douleurs assez vives dans les membres, qui durèrent peu. Les purgations suivaient leurs cours accoutumé. Les seins se gonflèrent légèrement; ils s'affaissèrent bientôt, et ne sécrétèrent point le lait. Les forces s'accrurent insensiblement. Le vingtième de ses couches, elle était rétablie.

On lui donnait une infusion de mélisse, et on la nourrissait selon son appétit.

Remarques.

Bien que, chez cette fille, le col offrît une dilatation suffisante pour que l'on pût, sans peine, terminer l'accouchement, et que la grossesse fût à son terme, je fis néanmoins appliquer le tampon. En forçant l'accouchement, on aurait exposé la malade à une perte par inertie de la matrice, qui, dans l'état de faiblesse et d'épuisement où elle se trouvait réduite, l'aurait infailliblement fait périr. Il importait donc de laisser à la nature le tems de rallier ses forces, afin de prévenir un tel malheur ; et c'est ce que l'on a obtenu à l'aide du tampon. C'est par le même motif qu'on ne hâta point la délivrance, après l'accouchement, et qu'on attendit, au contraire, qu'elle se fît par les contractions naturelles de la matrice. Il avait même été donné, à la sœur principale de la salle, des instructions pour contenir les parties de l'enfant qui se présenteraient les premières, de façon à ralentir, autant que possible, les progrès de l'accouchement.

Remarques sur les deux observations précédentes.

Le conseil de terminer l'accouchement, lors des pertes qui surviennent dans les derniers mois de la grossesse, est meurtrier pour l'enfant et dangereux pour la mère : en arrêtant la perte par le tampon, on n'expose nullement la mère et l'on sauve l'enfant.

Sans doute, le tampon ne prévient pas toujours l'avortement ; mais il a constamment l'immense avantage d'arrêter la perte, et de faire que l'avortement, s'il doit avoir lieu, s'opère graduellement et par les seuls efforts de la nature ; différence d'un prix inestimable en comparaison d'un accouchement brusquement provoqué par l'art. C'est ce dont je me suis convaincu en faisant tamponner des filles qui avaient des pertes utérines, à quelque époque de la grossesse que ce fût, et soit que le placenta fût ou non implanté sur le col. La perte, si violente qu'elle se déclarât, était sûrement arrêtée par le tampon ; et l'avortement, s'il devait survenir, s'effectuait un, deux ou trois jours après, de la manière la plus régulière et sans causer le moindre accident.

De telles remarques, et sur un si capital objet, fixeront, je l'espère, l'attention des praticiens. Ils acquerront, comme je l'ai acquise, la conviction que la méthode de terminer l'accouchement dans ces cas, ne peut jamais avoir, quelque soin, quelque adresse et quelque précaution qu'on y mette, les avantages de celle que je propose. Car, selon les fauteurs de cette pratique, on

doit dilater le col de la matrice petit à petit ,
et terminer l'accouchement : ce qui signifie ,
en d'autres termes , et qui sont les véritables ,
qu'il faut violenter la nature , et la forcer à une
opération à laquelle elle n'est pas préparée. Aussi
l'enfant est-il sacrifié par cette méthode , et la
mère court-elle de grands risques. Tandis qu'à
l'aide du tampon , non-seulement on prévient
presque toujours l'avortement , le plus grand des
avantages que l'on puisse obtenir ; mais de plus ,
s'il doit nécessairement avoir lieu , le tampon ,
qui arrête la perte , donne à la matrice le tems
de s'y disposer , c'est-à-dire , de se dilater graduellement ; et c'est alors que l'avortement s'o-
père en effet petit à petit , d'une façon douce ,
naturelle et spontanée , et se consomme plutôt
à la manière d'un accouchement que d'un avortement. Or , telle est l'importance que j'attache
à cette pratique du tampon , que je la considère
comme un bienfait pour l'humanité.

II

PERTES SURVENUES APRÈS L'ACCOUCHEMENT.

OBSERVATION XXXI.

Couches suivies d'épanchement de sang dans la matrice, ou perte interne, guérie spontanément par une évacuation de caillots par la vulve.

UNE fille, âgée de vingt-deux ans, eut une grossesse heureuse. Quatre jours avant ses couches, elle ressentit des coliques vives, avec ténesme, tension du ventre et constipation. Elle accoucha le soir, et passa une nuit tranquille. Le lendemain, elle eut des coliques violentes, qui duraient peu, mais se renouvellaient fréquemment. La matrice grossissait ; elle était mobile, sans douleur à la pression, et s'élevait jusques à l'ombilic. Les purgations coulaient, médiocrement. Le deux, elle fut très-agitée la nuit ; le jour, elle eut des tranchées violentes, avec une énorme évacuation de caillots de sang par la vulve. La matrice s'abaissa soudainement. Les coliques disparurent. La journée fut excellente. Le trois, les seins se gonflèrent, sans chaleur ni frissons. Les purgations coulèrent en rouge , abondamment. Le quatre, la matrice était au niveau du pubis, et les tranchées ne se faisaient plus ressentir. Tout le reste se passa comme à l'ordinaire.

Les urines, dès le commencement, étaient rouges, avec énéorème au fond du vase.

Elle n'observa aucun régime, et ne prit aucun remède. On se proposait d'appliquer un bandage compressif sur la matrice, pour prévenir son développement ultérieur, lorsque l'évacuation eut lieu.

Remarques.

L'EXEMPLE de cette fille offre, en plus, ce qu'ordinairement il arrive en moins; fréquemment, en effet, il se forme un ou quelques caillots dans la matrice. Leur présence s'accompagne : de ténesmes, de strictions à la gorge, de lochies irrégulières, d'élévation de l'utérus, et enfin de tranchées, lesquelles, se renforçant par l'irritation croissante du caillot qui se putréfie, expulsent ce caillot au-dehors.

Ainsi la nature se fait elle-même justice : cependant, des injections dans l'utérus, des frictions sur cet organe, à travers les enveloppes du ventre, des cataplasmes aromatiques hâtent ou aident l'opération expulsive spontanée de la nature.

OBSERVATION XXXII.

*Couches avec perte foudroyante, sitôt après l'accou-
chement.*

UNE femme d'environ vingt-cinq ans, blonde,
délicate, sensible et nerveuse, après un long
voyage en chaise de poste, accouche, à l'époque
naturelle, de deux jumeaux. Sitôt après la délivrance, qui se fit complète, elle fut prise, par
la vulve, d'une de ces pertes de sang énormes,
dites foudroyantes. On appliqua immédiatement
le tampon. La perte fut arrêtée. Pendant qu'on
introduisait le tampon, un aide tenait envelop-
pée et pressait la matrice avec les deux mains,
appliquées sur le ventre. Le tampon placé, on
disposa, dans la région des fosses iliaques, et
au-dessous de l'ombilic jusqu'au pubis, des compresses épaisses et graduées, que l'on assujétit
avec un bandage autour du corps, et dont l'effet
imitait et remplaçait l'action sur la matrice, des
mains de l'aide qui la comprimait. Dès le lendemain, c'était au cœur de l'été, il se fit, par la
vulve, un suintement si fétide, qu'on résolut d'enlever le tampon. On ôta seulement les premiers
quarrés de linge, qui furent trouvés flottans et
humides : les quarrés profonds, qui étaient secs et
adhérens, furent laissés. Ceux-ci, s'étant déta-

chés d'eux - mêmes, les jours suivans, furent extraits, et non remplacés. Le deuxième et le troisième jour, on fut obligé de la sonder : le col de la vessie, comprimé par le poids des jumeaux le long du voyage, avait momentanément perdu son ressort. Il ne s'épancha point de sang dans la matrice. Aucune inflammation ne survint dans le ventre ; les seins se gonflèrent ; les phénomènes ordinaires des couches eurent lieu, mais avec peu d'intensité. Le vingtième, la malade partit pour un nouveau voyage, rétablie parfaitement.

On lui donnait une infusion de fleurs de tilleul, et des alimens légers.

Remarques.

ENTRE ces quatre moyens : des potions astringentes, des réfrigérans sur le ventre, la saignée et le tampon, il fallait opter. J'optai ; ou plutôt j'employai d'emblée le tampon, sans le balancer avec aucun de ces secours.

On objecte contre le tampon, dans les pertes foudroyantes qui surviennent après l'accouchement, que, s'il arrête la perte extérieurement, celle-ci ne laisse pas que de se faire à l'intérieur. Mais, quoiqu'il puisse arriver, n'est-il pas nécessaire d'arrêter d'abord la perte ? La crainte d'une perte interne future, autorise-t-elle à laisser périr d'une perte externe actuelle? Conçoit-on même, en exerçant préalablement, à travers les enveloppes du ventre, une exacte compression sur la matrice, pour prévenir un tel accident, la possibilité qu'il se déclare? du moins, avec assez de force, pour qu'il puisse devenir funeste? On ne saurait donc, pour peu qu'on y réfléchisse, ne pas adopter l'usage du tampon dans le cas supposé.

Et, en effet, ce n'est ni avec la saignée, ni avec des potions astringentes, ni à l'aide de l'eau froide et de la glace, que l'on peut arrêter les pertes foudroyantes qui surviennent avant ou après l'accouchement : mais uniquement par le tampon. Que peuvent des potions astringentes contre de telles pertes? La saignée accroît le mal; et la glace, l'eau froide et les réfrigérans, sur l'abdomen, manquent leur effet, ou provoquent, chez un être aussi susceptible qu'une accouchée, des accidens subits, graves ou mortels; ou tout au moins causent-ils, par la suite, des catarrhes utérins, des skirres, ou d'autres affections chroniques des viscères, sous lesquelles, à la longue, succombent les malades. Le tampon n'offre aucun de ces inconvéniens. Que je sais de victimes de cette stupide pratique des lavasses

d'eau froide sur le ventre, qui seraient pleines
de vie, si l'on eût eu recours au tampon!

OBSERVATION XXXIII.

*Couche suivie d'une perte au sixième jour, dès-lors,
chute des seins, purgations sanguinolentes.*

UNE fille d'un tempérament sanguin, ayant été
affligée d'une leucorrhée, depuis le quatrième jusqu'au neuvième mois de sa grossesse, accoucha
heureusement. Le deuxième jour, le pouls s'éleva,
sans frisson antécédent ; la chaleur devint générale, et la peau halitueuse. Le trois, les seins commencèrent à se gorger, et devinrent douloureux.
Le quatre et le cinq, le pouls était naturel, et le lait
coulait des mamelles. Le six, tout-à-coup, et sans
cause apparente, le sang sortit à flots par la vulve.
La malade étant tombée en défaillance, le sang
s'arrêta. Le sept, elle éprouva des frissons, et avait
mal à la tête. Tout le corps prit une teinte jaunâtre. Elle avait une grande soif. Les seins se flétrirent, et ne fournirent plus de lait. Les purgations coulaient en rouge. Les urines étaient claires,
avec énéorème. Le neuf, les purgations blanchirent ; tous les symptômes s'appaisèrent. Le
douze, elle était guérie.

Elle n'usa d'aucun remède jusqu'au six. Ce jour-là, et depuis lors jusqu'à la fin, elle prit une décoction de racine de tormentille, froide.

Remarques.

Si la perte se fût renouvelée, je n'aurais point hésité à placer le tampon : peu s'en fallut que je l'appliquasse par pure précaution, crainte d'une récidive ; et c'eût été le plus sage.

OBSERVATION XXXIV.

Perte interne subite et mortelle, suite d'une gangrène de la matrice, causée par les mauvaises manœuvres qu'on employa pour terminer l'accouchement.

UNE femme brune, forte, âgée de trente ans, après avoir essuyé, durant tout un jour, les manœuvres désordonnées d'ignares accoucheurs, dits officiers de santé, fut apportée à l'hospice. L'enfant présentait la tête dans la sixième position. Au lieu d'aller chercher les pieds, on avait dégagé et tiré les bras, et horriblement mutilé les organes. Je fis retourner l'enfant, par le doyen de mes élèves ; ce qui fut fait sans peine. Après l'accouchement, il se développa une douleur vive dans l'hypogastre, la cuisse et la fosse iliaque droite, qui gêna les mouvemens du tronc, et obligea la malade à

I.

rester couchée sur le dos. Les seins se durcirent, mais se ramollirent bientôt. Elle demeura sans fièvre, sans tension du ventre, sans altération du visage, et avec assez d'appétit, jusqu'au sixième jour ; seulement, l'hypogastre restait douloureux, et de tems en tems, il s'écoulait, par la vulve, des matières sanguinolentes et noirâtres. Le sept, les douleurs de l'hypogastre, qui s'étaient soutenues sans interruption, cessèrent ; le pouls devint faible, et la face pâlit. Le huit, à trois heures du matin, elle fut prise, subitement, d'une perte interne énorme. Le ventre aussitôt se gonfla, et la poitrine s'embarrassa de mucosités. A cinq heures elle était morte.

Nécropsie.

LA matrice, vers sa région postérieure, à droite, était noire et gangrénée dans une étendue de la largeur de la main. Elle adhérait aux muscles iliaques et psoas, de ce côté. Il y avait, en devant, à la partie correspondante aux os pubis, des traces d'inflammation. Elle était très dilatée, et toute pleine de sang, caillé et putréfié. L'intestin rectum, en devant, était aussi gangréné. Les autres parties du ventre étaient saines.

Remarques.

La perte interne n'était point ici un accident primitif; elle résultait de la gangrène de la matrice. Si la perte ne fût pas survenue, la malade eût également succombé, quelques heures plus tard.

Dans ce cas encore, s'il m'en eût laissé le tems, j'aurais fait appliquer le tampon, et comprimer la matrice à travers les enveloppes du ventre, au moyen d'un appareil convenable ; car, encore une fois, c'est-là l'unique ressource, quoiqu'il arrive ou doive arriver.

Remarque sur ce chapitre et le précédent

Les pertes, pendant la grossesse et après l'accouchement, sont les accidens les plus formidables de la gestation, et ceux sur lesquels on variait le plus: la pratique en est fixée, désormais, par les exemples que renferment ces deux chapitres.

V.

ACCIDENS NERVEUX CAUSÉS PAR L'ACCOUCHEMENT.

OBSERVATION XXXV.

Convulsions avec écume à la bouche et oblitération des sens, à l'occasion de la distension du perinée par la tête de l'enfant.

UNE fille de vingt ans, forte, vive, ayant les chairs compactes, était depuis plusieurs heures aux douleurs de l'enfantement. La tête s'arrêtait au passage, ne pouvant surmonter la résistance des parties molles. C'était son premier enfant. Dans cet état, il lui survint des constrictions dans les machoires avec grincement des dents ; successivement, les membres se roidirent, la respiration s'accéléra, les lèvres se couvrirent d'une salive écumeuse, et les sens s'oblitérèrent. Le pouls ne se sentait plus, et la respiration ne se faisait qu'à de longs intervalles. Si elle recouvrait les sens, sitôt elle était agitée de mouvemens convulsifs ; et dès que l'assoupissement revenait, les membres étaient pris d'une roideur immobile. On la situa, non sans peine, de façon à ce que je pusse appliquer le forceps. La tête, qui se trouvait au pas-

sage, l'occiput sous le pubis, suivit les premières
tractions de l'instrument. Les couches eurent leur
cours accoutumé, et il ne reparut aucun mouvement convulsif.

On ne lui donna point de remèdes.

OBSERVATION XXXVI.

*Convulsions causées par l'étroitesse et la constriction des
parties molles extérieures, et entretenues par le repentir
et le chagrin.*

UNE fille de trente ans, d'une petite stature,
brune, forte, ayant les chairs dures et compactes,
fut prise de convulsions des membres, sans écume
à la bouche, causées par l'étroitesse et la constriction des parties molles extérieures. Le col
étant suffisamment dilaté, on l'accoucha par le
forceps. Immédiatement après l'accouchement,
elle resta immobile. Cet état d'immobilité durait
depuis une demie heure, lorsque, tout-à-coup,
elle prit une crise de convulsion plus forte que
les premières. Le lendemain, il s'en développa
plusieurs encore. Le trois, elle fut singulièrement
agitée, divagua beaucoup, et demandait la mort,
désespérée d'avoir été abandonnée et même dé-
pouillée par l'auteur de sa grossesse. Elle était
fortement constipée. On lui donna un lavement

purgatif ; une potion antispasmodique avec le musc, à prendre par cuillerées, dans le jour ; on lui appliqua des synapismes aux mollets ; et l'on continua l'infusion de fleurs de tilleul et la potion tempérante du soir, qu'elle prenait, en une seule fois, depuis son accouchement. Le quatre, les seins se gonflèrent légèrement ; les purgations coulaient en rouge. Elle demeura taciturne, tout le jour, mais dans une parfaite tranquillité. On lui donna un lavement émollient. Le cinq, les purgations étaient mélangées. Elle rendit, involontairement, les matières et les urines. Elle avait les yeux fixes, les traits immobiles, et les membres gardaient la position qu'on leur faisait prendre, comme dans la catalepsie. Elle ne répondait point aux questions qu'on lui adressait ; mais elle ne délirait plus. La région de l'hypogastre restait tendue, sensible, et la matrice élevée. Le six, elle avait la physionomie immobile et rêveuse ; mais dès qu'on lui parlait, et quoiqu'on lui dît, elle souriait. On supprima tous les remèdes, à l'exception de la tisane. Le sept, elle n'eut plus de déjections involontaires : la physionomie devint moins sombre. Le mieux s'accrut, par degrés successifs, et elle sortit, parfaitement rétablie, le quinzième jour de ses couches.

Le lavement purgatif du trois fut administré comme révulsif.

Remarques sur les deux Observations précédentes.

Je n'ai jamais vu de crises nerveuses, produites par la roideur des parties molles, qu'aux premières couches.

Au milieu des roideurs tétaniques et des convulsions des muscles extérieurs, durant la grossesse, l'utérus vaque paisiblement au grand acte dont il est chargé.

La résistance que semble devoir offrir la striction des parties génitales extérieures à l'accouchement, est trompeuse ; elle cède, mollement, aux premiers efforts du forceps.

Le grand régulateur, dans les cas de cette espèce, c'est le col de la matrice, qui se montre ou non suffisamment dilaté : car il ne faut pas oublier la chose pour l'accident ; c'est-à-dire, l'accouchement pour les convulsions, le forceps pour les remèdes.

Or, on doit terminer l'accouchement dès que le col est dilaté ; si l'on temporise, sous le prétexte de placer des remèdes, l'enfant périt, et quelquefois la mère, comme je l'ai vu.

VI.

INFLAMMATIONS, SUITES DE REMÈDES PRIS POUR CAUSER L'AVORTEMENT.

OBSERVATION XXXVII.

Inflammation du ventre, suite de remèdes pris dès le commencement de la grossesse, dans l'intention de provoquer l'avortement; accompagnée de vomissemens, de perte et d'accès fébriles intenses

Une fille de vingt-trois ans, d'une constitution celluleuse, parvenue au terme de sa grossesse, quoiqu'elle eût employé plusieurs remèdes pour se faire avorter, accoucha heureusement. Le troisième jour, au matin, elle eut des malaises, suivis d'un accès fébrile en froid et en chaud, qui dura jusqu'à la nuit, et pendant lequel les seins se gonflèrent. Les lochies parurent, mélangées de rouge et de blanc. Le quatre, elle avait de l'inquiétude, de l'agitation, ne dormit point. Le cinq, au matin, comme l'avant-veille, elle fut prise d'un frisson qui s'éleva des pieds et gagna tout le corps, et qui, après une heure de durée, fut suivi de chaleurs, avec oppression, et vive sensibilité du ventre. Sur le déclin de l'accès, qui n'eut lieu que le soir, elle eut des déjections alvines involontaires. Le six, elle se réveilla en sursaut plusieurs fois dans la nuit. Le jour, elle eut la peau chaude et le pouls plein, des battemens très-forts dans les artères temporales, et elle perdit, à plusieurs reprises, quelques gouttes de sang par les narines. En même-tems elle poussait des soupirs à de longs intervalles, et souffrait dans les entrailles, cruellement. Elle rendit quelques selles diarrhéiques, et des urines troubles et blanchâtres. Le sept, l'accès en tierce se renouvella avec la même force, et la chaleur se prolongea jusqu'au lendemain matin, qu'elle se termina par des sueurs peu abondantes, mais universelles, qui soulagèrent beaucoup. Elle eut encore pendant l'accès des déjections bilieuses involontaires. La respiration continuait de se faire avec de longs soupirs ; le ventre demeurait fort douloureux, et, au moindre attouchement, il imprimait au visage un caractère singulier d'inquiétude et d'effroi. Ce même jour, néanmoins, les urines offrirent un sédiment briqueté. Le huit, l'apyrexie fut complète. Elle eut encore des urines avec un sédiment briqueté. Elle rendit aussi quelques selles, involontairement, mais le ventre devint moins douloureux, et acquit de la souplesse. Le neuf, son état fut le même pour les selles et les urines ; l'accès manqua ; le ventre devint encore plus souple et moins douloureux. Le dix, elle éprouva, la nuit, une douleur gravative dans les lombes ; et elle fut saisie, le matin, par un frisson général très-intense, qui fut suivi, d'abord, de l'expulsion de quelques caillots par la vulve, et ensuite d'une hémorragie considérable, qui s'arrêta cependant d'elle-même. Elle fut très-agitée dans le jour ; le soir, les traits du visage étaient tirés en bas et la face extraordinairement décomposée. Elle avait des pressentimens sinistres, se souvenant d'avoir vu périr une femme d'une perte. Durant ces angoisses, elle tomba dans un état de somnolence et de délire taciturne. Les urines furent claires, avec sédiment rosacé. Le onze, peu de perte, point de fièvre, quelques tranchées, et des urines rouges, avec sédiment. Le douze, elle eut des vomissemens bilieux ; il parut des aphtes dans la bouche ; elle prit une toux assez vive, suivie d'expectoration muqueuse ; la douleur du ventre sembla se réveiller, et il en survint dans les cuisses et les jambes. Le treize, elle fut oppressée sans expectoration ni toux ; il se déclara sur tout le corps une chaleur douce et une moiteur générale, moindre, cependant, vers la tête et le cou ; le ventre n'était point douloureux, et les urines déposèrent un sédiment blanc, avec des flocons de même couleur. Il y eut encore des sueurs, et des chaleurs pendant quelques nuits, mais elles diminuèrent par degrés, et finirent, comme la maladie, vers le vingtième jour, par un décroissement insensible.

On lui donna dans le principe une infusion de mélisse ; le cinq, de la tisane commune de l'hospice ; le onze, une infusion de tilleul édulcorée avec du sirop de guimauve, et, le soir, une potion calmante. Pendant toute sa maladie, on fomenta le ventre avec des décoctions émollientes.

Remarques.

Comment se fait-il que les remèdes pris pour provoquer l'avortement, lorsqu'ils manquent leur effet, ne causent aucun mal durant la grossesse, et produisent des symptômes si violens après l'accouchement ? et ce qu'il y a de bien plus étrange, c'est que, dans les cas même où ils doivent occasionner pendant les couches des dépôts dans la matrice, la gangrène et la mort, comme j'en ai vu plusieurs exemples, il ne se manifeste néanmoins durant la grossesse aucun symptôme qui puisse annoncer le danger qui éclatera lors des couches. On dira que la femme grosse est peu sujette aux maladies, même épidémiques, et que la nature, chez elle, absorbée par le grand œuvre de la nutrition du fœtus, demeure insensible à tout le reste : mais cela n'explique point le phénomène, et l'on n'en conçoit pas davantage comment le feu des remèdes abortifs, ayant couvé dans les entrailles durant toute la grossesse, cause un embrasement subit à l'instant des couches. Or, ce phénomène provient, de ce que la vie nouvelle dont jouit la matrice pendant la grossesse, soumet momentanément sa vie ordinaire, laquelle recouvre son empire, dès que celle-là cesse et que l'accouchement est terminé ; et sa vie ordinaire étant recouvrée, la matrice devient sensible à des stimulus, auxquels elle était indifférente pendant sa préoccupation ou vie nouvelle que lui donnait la grossesse. Ainsi voit-on l'exaltation de certaines propriétés vitales, suspendre l'exercice de certaines autres, qui se relèvent, sitôt que celles-là s'affaissent ; de même, les propriétés vitales ordinaires de la matrice renaissent, libres et entières, ses propriétés accidentelles ayant une fois accompli leur destination, et cessé d'exister. Cette prépondérance relative de tel ou tel mode de sensibilité dans un viscère ou dans un organe, est loin d'appartenir exclusivement à la matrice, vaquant à la gestation : l'invasion des skirres et des cancers

sur les seins, et sur la matrice elle-même en
vacuité, à l'époque où ces organes perdent leur
vie relative à l'espèce, par exemple, se rattache à un phénomène analogue à celui qui regarde, dans le cas qui nous occupe, les remèdes abortifs. Réfléchissez.

VII.

INFLAMMATIONS SUITES DE VIOLENCES FAITES POUR TERMINER L'ACCOUCHEMENT.

OBSERVATION XXXVIII.

*Inflammation gangréneuse des parties génitales, suite de
violences faites par des accoucheurs ignorans.*

UNE fille de vingt-deux ans, bien constituée,
ne pouvant accoucher naturellement, eut le malheur de tomber dans des mains ignorantes. Elle
était aux douleurs depuis deux jours, lorsqu'on
se détermina à extraire l'enfant en le retournant
d'abord, en appliquant le forceps ensuite, et
enfin, en le saisissant avec des crochets. Ces manœuvres furent continuées sans relâche, par trois
officiers de santé, toute une nuit durant, et
sans aucun succès. On apporta cette fille à l'hospice. L'enfant présentait la face dans la troisième

position ; je le retournai sur le champ ; et l'accouchement fut terminé en moins de quelques minutes , car le bassin était bien conformé. L'enfant était mort ; la tête mutilée par le forceps ,
et perforée par les crochets. Le même jour , l'accouchée eut une soif ardente , et le ventre extrêmement douloureux. Le lendemain , elle rejetait ,
par le vomissement , toute espèce de boisson ,
et rendait involontairement les urines et les matières ; le ventre se tendit fortement. Le surlendemain , il était météorisé , moins douloureux ;
elle avait des nausées continuelles , et vomit , à
plusieurs reprises , une eau aigre et glaireuse.
Elle perdait , par le vagin , un sang noirâtre
et infect. Elle parlait beaucoup , frappée de la
terreur d'une fin prochaine. Sur le soir , l'œil
était égaré , et la face couverte , çà et là , de
grosses gouttes de sueurs ; les pommettes étaient
d'un rouge ardent , et le reste du visage d'une
pâleur livide ; elle avait la respiration haute ,
rare et courte ; le pouls intermittent , s'évanouis-
sant sous le doigt ; elle mourut dans la nuit.

Elle prenait une infusion de fleurs de mauves et des potions calmantes. On la fomentait
avec des anodins.

Nécropsie.

La matrice, le vagin, et jusques aux grandes lèvres étaient gangrénées; l'épiploon et les intestins phlogosés, et leurs vaisseaux apparens et comme injectés de pourpre. La cavité du péritoine contenait une certaine quantité d'eau sanguinolente. L'estomac et les instestins étaient dilatés par des gaz. Quant à la symphyse du pubis, elle avait supporté de si énormes efforts, qu'elle s'ouvrit, d'elle-même, lorsqu'on incisa les tégumens qui la recouvrent.

Remarques.

Encore un exemple de mort causée par l'impéritie de gens que nos lois qualifient du nom d'officiers de santé; et il y en aura bien d'autres. Si quelque chose doit surprendre, sous le régime médical où nous vivons, ce n'est pas de trouver l'art de guérir tombé en de telles mains; c'est au contraire de voir des médecins illustres, honorant leur pays de leurs œuvres et de leur nom, et recevant de ce pays la flétrissure d'une patente, continuer leur travaux! Et cependant ils font bien; il est des grands hommes d'obliger les ingrats.

Par quelle négligence toutefois et quel outrageant dédain, les réglemens concernant l'exercice de la médecine, sont-ils encore assez imparfaits, pour que de pauvres mères de famille soient exposées à tomber dans les mains homicides de pareils ignorans ! que dis-je ? des statuts en médecine, de l'ordre ! eh ! si quelques figures héraldiques valent plus qu'un grand homme ? n'importe ; le genre humain est là, éternellement, et c'est pour lui qu'il faut travailler : un jour viendra qu'il connaîtra ses bienfaiteurs, et qu'il saura les honorer. Les barbares ! ils n'ont pas trouvé encore de place et de récompense nationales à décerner aux savans !

VIII.

PUTRÉFACTION, SUITE DE LA MORT DE L'ENFANT PENDANT LA GROSSESSE.

OBSERVATION XXXIX.

Mort de l'enfant pendant la grossesse, suivie d'une putréfaction extraordinaire de la mère à l'époque de l'accouchement.

UNE fille, parvenue à la fin de sa grossesse, entra à l'hospice. Son enfant était mort depuis cinq semaines ; ce qu'on augura parce que, depuis cette époque, elle n'en avait plus senti les mouvemens, que les seins s'étaient flétris, et qu'elle éprouvait un poids dans l'hypogastre tantôt à droite, tantôt à gauche, selon qu'elle se couchait de l'un ou de l'autre côté ; c'est-à-dire un mouvement de ballottement. Elle dormait et mangeait, ne se plaignait d'aucun mal ; et cependant il s'exhalait de son corps une odeur si insupportable, si infecte que ses compagnes ne pouvaient demeurer ni se souffrir auprès d'elle. Le travail de l'accouchement se fit avec peine : d'une part, l'enfant présentait le bras ; et de l'autre, les forces de la mère s'affaissèrent subitement. On retourna l'enfant ; et avec assez de difficulté, car il tombait en putrilage. Le col de la matrice fut trouvé d'une chaleur excessive. Il sortit, avec le placenta, un sang noirâtre, et des gaz si horriblement fétides, que toute la salle en fut infectée. Après l'accouchement, les forces ne se relevèrent point ; le pouls resta constamment lent, intermittent et à peine sensible. La matrice soulevait le ventre, et s'élevait au-dessus de l'ombilic, jusqu'à l'épigastre, dilatée par les gaz putrides qui s'y formaient. Le lendemain de son accouchement, dans la matinée, elle mourut.

Après sa mort, au moindre contact du ventre, il se dégageait, avec bruit, des gaz d'une fétidité si extraordinaire, qu'il fut absolument impossible d'en faire l'ouverture.

Remarques.

COMMENT une si épouvantable putridité n'at-elle pas causé plutôt une maladie? Mais non ; il fallait que l'heure de l'accouchement sonnât! Une force spéciale préside à la grossesse, avec la faculté de la conduire à sa fin, quels que soient les écueils qui en traversent le cours.

I X.

INERTIE ABSOLUE DE TOUS LES ORGANES A L'ÉPOQUE DE L'ACCOUCHEMENT.

OBSERVATION XL.

Inertie absolue de la matrice et de tous les organes, suivie de mort sitôt après l'accouchement.

UNE fille de trente-huit à quarante ans, d'une constitution moyenne, parvenue, sans aucune indisposition, au terme de sa grossesse, fut prise des douleurs de l'enfantement. Le travail n'avançait point, les douleurs languissaient, le col de la matrice était ouvert de la largeur d'un petit écu, et ne se dilatait pas d'avantage. Le visage s'altérait ; mais, surtout, le pouls devenait d'une lenteur et d'une faiblesse effrayantes. On pratiqua des frictions sur le ventre et sur les membres ; on plaça un flacon d'alcali volatil sous les narines, et l'on fit prendre, par cuillerées rapprochées, des potions stimulantes avec de l'eau de canelle orgée, du sirop de menthe et de l'acétate d'ammoniaque. Loin de se relever, les forces s'anéantissaient de plus en plus. Je touchai le col, qui ne se dilatait point ; et ayant fait, avec le doigt, un bien léger effort sur cette partie, elle se déchira, inégalement, comme un corps mou et sans vie. Les forces et les douleurs languissant toujours, j'appliquai le forceps. La faiblesse parut encore plus grande après l'accouchement. La matrice ne se contracta point ; ce qui empêcha de toucher à la délivrance. On continua, avec beaucoup d'ardeur, les frictions et les potions stimulantes indiquées, mais vainement ; elle mourut, quelques heures après avoir été accouchée.

On ne trouva aucun désordre dans les organes contenus dans les grandes cavités. Quant à la matrice, elle était tellement privée de toute force d'aggrégation dans son tissu, qu'elle se déchirait par le moindre effort, ou plutôt sans effort. Quoique restée béante, elle ne contenait point de sang. Le placenta résistait plus qu'elle. Le tissu musculaire des extrémités, était aussi très-mou et très-peu résistant. L'enfant était mort.

J'ai été témoin d'un autre cas pareil à celui-ci, et j'en prédis l'événement.

Remarques.

QUEL phénomène! Avec le sang de la mère, l'enfant a-t-il absorbé sa vie? Pourquoi les organes ont-ils succombé tous à la fois, et nul, individuellement, pendant la gestation? pourquoi la mort est-elle arrivée à l'époque précise de l'accouchement? et sans putridité, sans maladie antécédente, sans aucun signe précurseur! Voilà des explications à trouver! Pourquoi? parce que, après la conception, le système nerveux, l'unique moteur des mouvemens humains, vaque tout entier à la grossesse, qui regarde l'espèce, et que, durant cette période, il néglige l'individu; individu (les organes) qui ne recouvre ses droits et ne reprend son empire, que lorsque cette grande fonction de la propagation de l'espèce est consommée. De-là, les causes morbides, même mécaniques, le feu des remèdes abortifs, la putréfaction du fœtus, les vers, restent et demeurent pendant la gestation sans effet. De-là, la mort à l'époque fixe de l'accouchement; le système nerveux s'éteignant avec l'idée qui le soutenait, et pour l'accomplissement de laquelle il s'est épuisé, au préjudice de lui-même, de l'individu.

X.

ACCIDENS CAUSÉS PAR LA RÉTENTION DU PLACENTA.

OBSERVATION XLI.

Fièvre bilioso-putride, par putridité, suite de la rétention d'une portion adhérente du placenta.

UNE fille de moyen âge, et de faible constitution, garda une portion de placenta, adhérente, et qu'on n'avait pu extraire. Le troisième jour de l'accouchement, il survint de vives douleurs dans l'hypogastre. Le quatre, les seins étaient peu gonflés, et la douleur de l'hypogastre, plus forte. Elle perdit du sang pur. Le cinq, la perte continuait noire et fétide. Elle avait la langue jaune, la bouche amère, de l'altération, et une chaleur fébrile dans tout le corps. Le six, il sortit une portion de placenta, putréfiée, et la perte cessa. L'amertume de la bouche s'accrut; elle sentait un poids sur l'épigastre; il survint de la diarrhée, et la langue brunit. La douleur hypogastrique continuait. Le sept, on lui donna vingt-cinq grains d'ipécacuanha; on lui fit des fomentations sur le

ventre , et des injections aromatiques dans le
vagin et la matrice. L'ipécacuanha fit peu d'effet.
Le huit, la douleur hypogastrique persévérait fortement ; le pouls était petit , la langue noire , et
la diarrhée fréquente et fétide ; le visage singulièrement altéré. Elle demeurait couchée sur le
dos, les membres dans une complète supination.
Elle eut la peau chaude et sèche toute la nuit ;
elle ne dormit point. Le neuf , on lui donna trente
grains d'ipécacuanha, et elle vomit des matières
jaunes et très-amères. La diarrhée fut arrêtée. La
douleur de l'hypogastre augmenta ; il survint une
perte de sang noirâtre , et, peu après , il sortit
une portion de placenta et des caillots de sang
extrêmement fétides. La douleur hypogastrique
fut aussitôt calmée. Le dix, elle se coucha sur le
côté. Le onze, la douleur de l'hypogastre se réveilla. On lui donna un lavement d'eau simple ,
qui fit évacuer des matières bilieuses, très-fétides,
et la douleur fut apaisée. Le douze , la langue se
dépouillait. Le quatorze , elle eut un bon sommeil. Le pouls se releva , et elle se sentit appétit. Les jours suivans, elle eut de la diarrhée.
Le vingt - unième , elle sortit , guérie , mais
faible.

On continua , jusqu'au dix , les fomentations
et les injections.

Elle buvait, alternativement, une limonade vineuse et une tisane d'orge groué, acidulée.

Remarques.

Le placenta, en totalité ou en partie, adhère quelquefois tellement, qu'il est absolument impossible de l'extraire.

Certaines femmes sont plus sujettes que d'autres à cet accident : une même fille, m'en a offert un exemple à quatre couches consécutives.

Le placenta, ou la portion de placenta retenue, tombe toujours par la suite : plus tard, et sans de notables accidens, s'il se dessèche ; plutôt, et après avoir causé des tranchées, des inflammations hypogastriques, des fièvres putrides, selon le tems qu'il séjourne, s'il se putréfie.

Lorsque la portion de placenta, retenue, cause une perte, on l'arrête, comme les autres, par le tampon.

Les tranchées, inflammations locales, fièvre putride, ou autres accidens, se combattent tous radicalement de la même manière, en attaquant la cause ; c'est-à-dire, en extrayant le placenta, s'il est possible, et en enlevant ou corrigeant les produits de sa putréfaction, s'il est impossible de l'extraire, à l'aide d'injections, ou aqueuses, ou toniques ou aromatiques, poussées dans la cavité même de la matrice, et fréquemment renouvelées. Les autres secours, et qui peuvent devenir utiles selon les cas, tels, par exemple, ceux qui ont été employés dans cet exemple, encore que profitables et nécessaires, ne sont que secondaires, toutefois; ne se rattachent qu'à une médecine symptomatique, et ne doivent point faire perdre de vue l'origine causale des accidens éventuels contre lesquels ils sont administrés.

XI.

INFLAMMATIONS ET OPÉRATIONS DIVERSES, SUITES DE LA VICIATION DU BASSIN OU DE LA TÊTE DE L'ENFANT.

OBSERVATION XLII.

Inflammation du ventre, suite d'un long travail chez une fille dont le bassin était vicié.

UNE fille âgée de vingt-cinq ans, après six jours de douleurs, ou plutôt d'un travail pénible, fut apportée à l'hospice. Il n'y avait que trois pouces deux lignes du pubis au sacrum. La tête ne pouvait franchir le détroit; je terminai l'accouchement par le forceps. La face vint en dessus, la tête étant dans la cinquième position; ce qui, joint à son volume considérable, nécessita de grands efforts pour la dégager. Néanmoins, l'enfant fut obtenu intact et vivant. Bientôt après l'accouchement, elle eut des pandiculations, des bâillemens, avec la sensation d'une boule partant de l'utérus et allant se fixer sur la gorge. Ce phénomène se dissipa vers le milieu du jour; le soir, le fond de la matrice était encore au niveau de l'ombilic. Elle eut froid aux pieds. Le lendemain, elle rendit, à plusieurs reprises, des caillots de sang par la vulve; et peu après les avoir rendus, elle éprouvait, chaque fois, des frissons; mais la chaleur se ranimait bientôt. Il survint, au ventre, et particulièrement aux cuisses et aux lombes, des douleurs aiguës, permanentes. Le trois, tout le ventre était tendu, et les douleurs, excessives. Elle poussait des cris continuels. Le pouls était petit, contracté, les pieds constamment froids, la face rouge, et les yeux larmoyans. Le quatre, les cuisses et les jambes étaient froides et engourdies; elle y ressentait des fourmillemens qui partaient des pieds, et allaient se perdre dans les cuisses. Les glandes du sein se gorgèrent faiblement. Elle restait couchée sur le dos. Ce même jour, le ventre s'ouvrit, et les douleurs en furent moins atroces. Le cinq, les douleurs et les coliques s'exaspérèrent; elle vomit des matières amères et verdâtres; la tension du ventre devint extrême. Les seins étaient flétris, le pouls petit et serré, et l'agitation continuelle. Le six, le mouvement reparu dans les jambes ; le ventre s'ouvrit de nouveau, et le pouls se releva par degré. Le sept, le ventre avait de la souplesse. Le huit, il n'était plus douloureux, si ce n'est vers les lombes, et dans la région de l'hypogastre. Elle se coucha sur le côté. Le neuf, elle était tranquille. Elle avait un dévoiement léger qui durait depuis le cinq. Le douze, elle sortit, bien guérie. Les lochies ne cessèrent pas de couler ; elle ne furent mélangées que le sixième jour.

Pendant toute sa maladie, elle observa une sévère diète. Elle buvait une infusion de fleurs de tilleul, édulcorée avec du sirop d'œillets ; et, le soir, elle prenait une potion calmante, composée avec de l'eau distillée de laitue et du sirop de pivoine, et dans laquelle il n'entrait aucune préparation d'opium. On lui tenait une boule d'eau chaude aux pieds, et on lui fomentait continuellement le ventre avec une décoction émolliente. Le cinq, elle ne put, à cause de l'excessive tension du ventre, supporter les fomentations.

Remarques.

LA promptitude de cette guérison, après de si forts symptômes, est surprenante : elle annonce que les douleurs du ventre et de l'hypogastre,

tenaient plus à la compression qu'avaient sup-
portée les nerfs sacrés, qu'à une inflammation
des viscères.

Quant à la sensation d'une boule avec strangu-
lation au cou, elle est assez ordinaire à la suite
des accouchemens où il a fallu recourir à des opérations manuelles. Une femme, à qui l'on avait
détaché avec quelque peine le placenta, qui était
adhérent, ressentait incessamment à la gorge les
doigts de l'accoucheur qui l'avait délivrée ; et elle
demeura, près de deux semaines, fatiguée de
cette sensation.

Chez la fille dont on vient de lire l'histoire, du
reste, ainsi que dans tous les cas où j'ai terminé
l'accouchement par le forceps, j'ai usé de celui,
non croisé, du chirurgien lyonnais, Thenance,
comme infiniment préférable au forceps ordinaire
ou croisé.

OBSERVATION XLIII.

*D'une fille, dont le bassin était mal conformé, et chez
laquelle la matrice était parsemée de tumeurs skirreuses.*

Une fille rachitique, âgée de trente-huit ans,
d'une taille très-petite et toute contrefaite, au
neuvième mois de sa grossesse, fut prise des douleurs de l'enfantement. Le fond de la matrice

était à droite ; le col était à gauche, et n'avait éprouvé, non-seulement aucune dilatation, mais il n'avait pas même commencé à s'effacer ; ce qui fit soupçonner une grossesse extra-utérine. Il n'y avait que deux pouces et demi du pubis au sacrum. En peu d'heures de travail, le col s'effaça entièrement. Ensuite son ouverture se dilata, par degrés, et l'on sentit se former la poche des eaux. Après trente-six heures de douleurs très-suivies, l'accouchement s'accomplit par les seules ressources de la nature. Ayant palpé l'hypogastre après l'accouchement, on découvrit, avec surprise, des inégalités très-prononcées sur le corps de la matrice. Dès le second jour, la langue était sèche, ridée, et le pouls petit, vermiculaire. Le trois, elle fut très-oppressée, et le ventre commença à se tendre. Le quatre, il était très-tendu et très-douloureux. Les lochies, qui avaient coulé jusqu'alors, se supprimèrent ; les seins demeurèrent flétris. Le cinq, accroissement extraordinaire et subit de l'inflammation, de la tension et des douleurs du ventre ; loquacité continuelle, pressentimens sinistres, diminution graduée de la voix, aphonie, et mort dans le jour.

NÉCROPSIE.

État de la tête de l'enfant.

LA tête de l'enfant était excessivement allongée du menton à l'occiput, et très-rétrécie d'une protubérance pariétale à l'autre : elle n'avait que deux pouces dans ce dernier sens, et plus de six et demi dans le premier. Il s'était formé, sur le vertex, une tumeur qui contenait de la pulpe cérébrale mêlée avec du sang. Les pariétaux étaient croisés l'un sur l'autre, et la membrane qui les unit entre eux et avec les os voisins, rompue. Le pariétal droit anticipait sur le gauche d'un pouce, ainsi que sur le coronal et l'occipital ; le pariétal gauche, au contraire, s'était glissé au-dessous de ces mêmes os, et en était recouvert dans la même proportion que ceux-ci l'étaient par le pariétal droit. Le cerveau était gorgé de sang, sa partie supérieure toute broyée et détruite, sa base intacte. Cette épouvantable mutilation de la tête de l'enfant, annonce, du reste, quelles sont les forces expulsives de la matrice.

État de la femme.

LA cavité droite de la poitrine était pleine d'eau ; la plèvre, saine. Le ventre contenait environ deux pintes d'un liquide ressemblant à du petit lait non clarifié, dans lequel nageaient quelques flocons de matière concrète. Le péritoine, sur les intestins, offrait un réseau vasculaire dilaté; sur les parois du ventre, cette membrane était devenue opaque. Il y avait une légère collection purulente dans le bord inférieur du pancréas. La matrice était l'organe le plus malade. Le museau de tanche était déchiré, le col gangréné et en putrilage, tant avait été violente la pression sur elle de la tête de l'enfant; son corps présentait, extérieurement, trois tumeurs de la grosseur d'un œuf, (celles qu'on sentit en palpant l'hypogastre) et deux autres, plus petites, intérieurement; une autre tumeur de grosseur moyenne, et plusieurs, d'un moindre volume, cachées dans l'épaisseur de son tissu. Toutes ces tumeurs étaient grisâtres à leur circonférence, où elles avaient moins de dureté; et brunâtres à leur centre, où elles offraient plus de consistance. Elles paraissaient formées de couches concentriques. Les unes étaient isolées, et les autres avaient un long pédoncule qui se perdait dans le tissu de l'utérus. Les plus petites étaient aussi dures que les plus grosses.

Remarques.

DES lésions organiques aussi profondes, aussi étendues, ne se sont formées qu'à la longue. Elles auraient subsisté long-tems encore, sans symptômes apparens, ou du moins sans devenir mortelles, si l'état de la grossesse et des couches n'eût introduit dans l'utérus une activité intestine, qui a précipité la marche de cette affection, originairement chronique.

Des tumeurs de l'espèce de celle-ci, des skirres, ont envahi quelquefois la plus grande partie de la matrice, et cet organe cependant ne laisse pas que d'être propre encore à la gestation, la partie saine, quelque petite qu'elle soit, prêtant seule alors à un convenable développement! En ces cas, la grossesse et l'accouchement ont lieu comme d'ordinaire; et ce n'est qu'après l'accouchement, ainsi qu'on l'a vu chez cette malade, que l'affection chronique, changeant de caractère, s'accroît avec rapidité et devient promptement funeste.

Skirre, cancer! termes homonymes, sous le voile desquels restent cachées des maladies différentes, toutes différentes; termes insignifians et abusifs, dont nos faciles entendemens se contentent, et qui nous empêchent de chercher, de trouver la spécialité de ces affections.

OBSERVATION XLIV.

Application de forceps, nécessitée par une hydropisie interne du cerveau, qui accroissait considérablement le volume de la tête et s'opposait à sa sortie; suivie de rupture de la symphyse du pubis, pendant l'accouchement.

UNE brune, âgée d'environ trente ans, forte et bien constituée, était depuis trente-six heures au travail de l'enfantement, sans que l'accouchement pût s'opérer. Cependant le bassin était bien conformé; la tête était descendue, et offrait l'occiput derrière le pubis et la face contre le sacrum; les douleurs étaient fortes, soutenues, bien dirigées, et la matrice gardait une bonne direction; rien ne manquait, en apparence, pour que l'accouchement s'effectuât naturellement. Je fis appliquer le forceps. De fortes tractions n'avancèrent pas la tête d'une ligne. Je fis placer des lacs aux extrémités recourbées du forceps. Deux élèves s'en saisirent; le doyen, et mon successeur à l'hospice, s'étaient emparés de l'instrument, et, tous ensemble, tirèrent sur lui. On manœuvrait déjà depuis plusieurs minutes, lorsque, ayant introduit le doigt indicateur entre les cuillers du forceps, je m'aperçus que la tête n'avançait aucunement. Je fis redoubler d'efforts les aides, et des tractions plus fortes et plus continuées, opérèrent enfin l'extraction de la tête, qui eut lieu, non graduellement, mais brusquement. Elle était si grosse, et la compression, qu'à son passage elle exerça sur le bassin, fut telle, que la symphyse du pubis en éclata. Après l'accouchement, les seins se gonflèrent comme à l'ordinaire. Mais les urines s'écoulaient goutte à goutte, et involontairement; et il se forma des escharres gangréneuses dans différentes parties du vagin, à cause de l'excessive compression qu'elles eurent à supporter. La vessie avait recouvré son ressort, la troisième semaine de l'accouchement; et, vers la cinquième, les escharres du vagin étaient tombées, spontanément, et les parties sexuelles devenues saines. Quant à l'écartement de la symphyse, il était encore apparent à la fin du second mois, que la malade sortit de la salle, marchant, mais avec peine, parce qu'elle n'avait pas voulu supporter un bandage compressif autour du bassin.

On ne fit aucun traitement particulier.

État de la tête de l'enfant.

LA tête de l'enfant offrait un volume extraordinaire, et néanmoins elle était très-solide. Les

I.   24

os étaient durs et compactes, rapprochés à l'endroit des sutures, et par conséquent les sutures et les fontanelles, loin d'être plus larges, n'avaient pas même leurs ordinaires dimensions. Je fis ouvrir le crâne. Le cerveau était de toutes parts contigu aux os, et parfaitement sain, à l'extérieur; mais ayant fait écarter les lobes de ce viscère, et pénétrer dans les ventricules latéraux, on trouva une hydropisie considérable dans ces ventricules. La membrane séreuse qui les tapisse était très-apparente, opaque, et injectée d'une prodigieuse quantité de petits vaisseaux, rouges comme de l'écarlate. Les deux ventricules latéraux contenaient, au moins, une grande verrée de liquide; ils communiquaient avec le troisième, qui était aussi rempli d'eau.

Remarques.

JE ne connais point d'exemple où l'application du forceps ait été nécessaire pour cause d'hydropisie interne, comme dans celui-ci. Je ne sache pas qu'on ait jamais vu les sutures et les fontanelles rétrécies, et les os plus épais et plus durs, en un tel cas, où d'ordinaire tout le contraire à lieu. La rupture de la symphyse, sans accident consécutif; n'est pas moins rare et curieuse.

OBSERVATION XLV.

Accouchement par le forceps, chez une fille dont le dé-
troit inférieur était vicié, et n'offrait que trois pouces
moins un quart d'une tubérosité de l'ischium à l'autre.

UNE fille, âgée de plus de quarante ans, enceinte pour la première fois, était depuis vingt-
quatre heures aux douleurs de l'enfantement.
Le col était dilaté, la tête de l'enfant se présentait bien, le bassin avait beaucoup de largeur et de dimension en tous sens, et l'on avait
peine à comprendre pourquoi l'accouchement
était si lent à se faire. Ayant introduit deux doigts
dans le vagin, et les ayant écartés d'un côté à
l'autre, je touchai, de leur extrémité, les tubérosités ischiatiques, dont j'évaluai la distance être
environ de trois pouces moins quelques lignes.
J'appliquai le forceps incontinent. Les premières
tractions opérèrent peu ; mais, avec l'aide de
mes élèves, qui tirèrent avec moi sur l'instrument, je terminai, non sans effort, l'accouchement. L'enfant était vivant, et portait, sur les
parties latérales de la tête, l'empreinte bien marquée du forceps. Les suites de couches n'offrirent
aucune particularité digne de mention.

Remarques.

Sɪ le rétrécissement du diamètre transversal eût été plus considérable, ou que, dans ce cas ci, j'eusse fait de vains efforts avec le forceps pour obtenir la tête, j'étais décidé à pratiquer l'opération de la symphyse. Je ne balancerais point non plus à entreprendre cette opération, si jamais je rencontrais un cas d'enclavement de la tête de l'enfant où les moyens ordinaires fussent infructueux.

Ces cas, du reste, et quelques-uns de ceux qui suivent et précèdent, cas encore en litige, sont les seuls, de la partie mécanique des accouchemens, dont il pouvait et devait être ici question; tous les autres, étant tellement arrêtés et fixés, que des exemples en deviendraient non-seulement superflus, mais déplacés, dans un ouvrage d'investigation.

OBSERVATION XLVI.

Ouverture du crâne de l'enfant, chez une fille contrefaite, dont le bassin n'avait que deux pouces et un quart.

Uɴᴇ fille de trente-six ans, rachitique, n'ayant que deux pouces trois lignes du pubis au sacrum, me fut présentée, le travail étant déjà très-

avancé. Je me plaignis de ce que l'on m'avait
averti si tard ; car j'aurais voulu convoquer quelques personnes de l'art , dans l'intention de leur
proposer l'opération césarienne. Faute d'eux , et
bien convaincu de l'impossibilité d'extraire l'enfant , soit en le retournant, soit par le moyen
du forceps, je me décidai à ouvrir le crâne de cet
enfant. Toutefois , j'essayai de le retourner, mais
ma main ne put franchir le détroit supérieur ;
d'appliquer le forceps, mais la tête n'avança point.
Les preuves matérielles de l'impossibilité d'avoir
l'enfant par les moyens ordinaires , me rendirent
moins pénible l'opération que j'allais pratiquer.
Pourtant, je n'insistai pas trop sur ces manœuvres,
l'expérience m'ayant prouvé que les femmes en
étaient les victimes, et qu'il valait infiniment mieux
aller de suite au fait. Je portai donc le doigt
indicateur de la main droite à l'extrémité occi-
pitale de la suture sagitale , qui se trouvait à
gauche, et je glissai sur ce doigt un couteau mince
et alongé , dont l'extrémité était couverte d'une
boule de cire, et le tranchant caché, jusqu'à un
pouce de cette boule , par une bande de linge fin.
Je pressai , avec le doigt introduit, sur le dos de
l'instrument , et le fis pénétrer dans le crâne.
Les cervelles étant sorties par cette ouverture ,
et la tête s'en trouvant applatie, j'implantai , dans
l'occiput , la dent d'un crochet , tirai la tête dans

le petit bassin , et , tournant l'occiput vers le
pubis , j'en fis l'extraction. Les secondines sor-
tirent bientôt après.

La malade fut mise à la diète , à l'usage de
boissons et de potions avec le tilleul et l'eau de
laitue , et elle guérit , sans avoir éprouvé aucun
accident d'inflammation dans l'hypogastre , et
les couches ayant observé leur cours naturel.

Remarques.

J'ATTRIBUAI l'heureux événement des suites de
cette couche , à ce que l'on n'avait pas trop fati-
gué la femme avant de mettre à exécution le
parti qu'on avait résolu de prendre ; car j'avais
vu périr, le quatrième jour, d'accidens inflammatoires , une fille qui se trouvait dans le cas de
celle-ci, et chez laquelle on ne se décida à ouvrir
le crâne qu'après avoir fait de longs efforts, tantôt
pour retourner l'enfant , tantôt pour le démem-
brer, et tantôt pour l'extraire par le forceps.

OBSERVATION XLVII.

Opération césarienne.

UNE fille, âgée de vingt-quatre ans , rachitique,
ayant les jambes torses et le bassin vicié, éprouva,

pendant sa grossesse, beaucoup de misère et d'ennui. Elle fut apportée à l'hospice étant aux douleurs. Ayant reconnu que le bassin n'avait pas plus de deux pouces et demi, et que l'accouchement, par les voies naturelles, serait impossible, je convoquai deux anciens chirurgiens-majors des hôpitaux. L'opération césarienne fut jugée nécessaire; et je l'exécutai à la ligne blanche, selon les règles prescrites. Pendant l'opération, et au moment où on allait faire la suture, un élève ayant jeté de l'eau froide sur le visage de la malade, qu'il voyait pâlir, il se fit un effort convulsif de la poitrine, qui poussa au dehors la matrice et quelques circonvolutions des intestins grêles. On lava ces parties avec de l'oxicrat, et l'on en fit la réduction. Ensuite, on acheva l'opération, qui fut pratiquée, le 16 août 1806, à six heures du soir, et qui dura à peine quelques minutes.

Pendant la nuit, la malade eut des angoisses, des faiblesses et des défaillances fréquentes. On lui donna une infusion de fleurs de tilleul, et une potion calmante. Le lendemain, elle était fort oppressée, et avait de la peine à parler. Elle ne perdait point. On lui fit une saignée de bras, et des injections émollientes dans la matrice. Elle fut moins oppressée. Sur le soir, le ventre devint douloureux; elle eut des nausées et des vomissemens de bile verte. Au commencement de la seconde nuit, elle prit un frisson très-vif, avec tremblement de tout le corps, suivi de fortes chaleurs dans la gorge, avec étouffement, auquel succédèrent des horripilations, et des bouffées de chaleurs vagues. Elle avait une grande soif. Elle perdit un peu de sang, par le vagin. On lui appliqua aux cuisses des synapismes : elle buvait, selon son goût, une tisane de fleurs de mauve, de violettes, de la limonade cuite, et de l'émulsion d'amandes. Le surlendemain, le matin, elle eut quelque trouble dans les idées; il survint des nausées, et elle vomit des matières bilieuses; elle fut très-agitée. Tout-à-coup, elle se trouva mieux, et parla de ses espérances. Sur la fin du jour, elle fut prise de froid aux extrémités, et de sueurs partielles, froides; toute la nuit elle agita la tête d'un côté à l'autre; elle n'eut plus ni douleur au ventre, ni vomissement; à trois heures du matin, sans avoir été prise de délire et sans avoir un instant perdu connaissance, elle mourut.

Nécropsie.

Les membres étaient souples, et la chaleur du corps se conserva long-tems. Les seins, qui s'étaient un peu gonflés, contenaient de la sérosité. Le ventre était distendu, surtout à l'épigastre. La plaie était cicatrisée dans le haut, unie dans le milieu, et ouverte dans le bas, où l'on avait placé une mèche. A l'ouverture de la plaie, on trouva les parties subjacentes enflammées. L'inflammation avait gagné tous les intestins, gros et grêles, et le péritoine. Celui-ci était remarquable par des bandes transversales, rouges et blanches : les premières répondaient à la convexité des intestins ; les secondes, au vide qu'ils laissent entr'eux. Les intestins les plus enflammés étaient ceux qui avaient été poussés hors du ventre, pendant l'opération ; on y apercevait des taches gangreneuses. Ils adhéraient entr'eux, et avec le péritoine, par de fausses membranes, et ils étaient plus ou moins couverts de sérosité concrète.

Il y avait un peu de sang dans la fosse iliaque droite ; l'ovaire, de ce côté, était livide, ainsi que le ligament large ; la fosse iliaque gauche contenait un ou deux caillots. La matrice avait la grosseur des deux poings, et ses parois l'épaisseur d'un pouce et demi. Elle n'était point enflammée. Son col était libre et souple ; elle contenait des caillots de sang semblables à des crottes de brebis. La plaie de l'opération était béante, et n'avait pas deux pouces d'étendue. L'estomac était dilaté par de l'air, et contenait une grande quantité de bile verte. Une bile noire, comme de la suie, remplissait la vésicule. Les autres viscères du ventre n'avaient point souffert. On trouva, dans le péricarde, un épanchement séreux. Le cerveau était sain. Le diamètre antéro-postérieur du détroit supérieur avait, d'un os à l'autre, deux pouces quatre lignes.

Remarques.

CETTE femme est morte de l'inflammation des intestins, qui sont sortis pendant l'opération, comme l'ouverture du corps le constate.

Tout porte à croire que, sans cet accident, l'opération eût parfaitement réussi.

Cette observation est donc un *exemple* mémorable du devoir où sont les élèves de ne faire aucune chose pendant les opérations, sans la participation de celui qui opère.

Ce même accident pouvant arriver par l'effet d'une toux spontanée, je regarde, comme très-essentiel dans cette opération, de réunir la plaie à pleine main, immédiatement après l'extraction de l'enfant; de confier la moitié inférieure de cette plaie à un aide intelligent, et de faire la ligature de la moitié supérieure, sans séparer les lèvres de la division, c'est-à-dire, en les perçant toutes deux à la fois, pendant qu'on les tient réunies. En séparant les lèvres de la plaie, et en insinuant le doigt dessous pour les percer séparément, on s'expose à voir sortir les intestins au moindre effort de la poitrine. Ces réflexions m'ayant frappé au moment même de l'accident, la ligature fut faite de la manière que je l'indique.

Dans le cas où, par une cause imprévue, les intestins et la matrice seraient poussés au dehors, au lieu de les laver avec de l'oxicrat, froid, il faudrait se servir d'eau de mauve, tiède. J'ai souvent pensé, avec douleur, que l'oxicrat avait pu aggraver les choses chez cette fille.

OBSERVATION XLVIII.

Opération césarienne, la femme étant morte.

LE six septembre mil huit cent sept, une fille de quarante ans, hydropique, fut amenée à l'hospice vers le milieu du jour, et y périt le soir. Elle était enceinte de huit mois.

Je fis surveiller l'instant de sa mort, afin de pratiquer l'opération césarienne aussitôt. L'opération fut faite, dans l'espérance de sauver l'enfant; mais il était mort.

L'insufflation, dans la bouche, avec un chalumeau, en même tems qu'on pressait les côtés de la poitrine, pour imiter les mouvemens de la respiration; les frictions sur les membres avec des liqueurs spiritueuses, l'enfant placé auprès de copeaux allumés ; l'insinuation dans la bouche et les fosses nasales, d'un linge fin et imbibé d'eau ammoniacée ; et tous les autres secours, usités en cas pareils, et propres à réveiller l'action organique du cœur et des poumons, ne furent d'aucun succès pour le rappeler à la vie.

Une autre fois, il fut apporté sur le soir à l'hospice, une fille enceinte de sept mois, et dans un tel état d'épuisement, qu'il était manifeste qu'elle périrait dans la nuit. Je fis veiller deux de mes élèves, avec ordre au doyen de pratiquer l'opération césarienne sitôt après la mort. Mais au moment que cette fille rendit le dernier soupir, la matrice se contracta, et expulsa l'enfant, qui était putréfié.

Remarques sur ce chapitre et le précédent.

LES couches naturelles composent le précédent chapitre ; celui-ci, offre des exemples de leurs particulières complications.

Ces deux premières parties regardent les couches, spécialement : la troisième, qu'on va lire, est commune à toute la médecine, que, j'espère, elle éclairera d'un nouveau jour.

CLINIQUE GÉNÉRALE INTERPRÉTATIVE

DES

PHÉNOMÈNES MORBIDES ,

OU

MALADIES DONT LES FEMMES EN COUCHE SONT ATTEINTES , COMME CELLES QUI NE SONT PAS ACCOUCHÉES.

~~~~~~~~~~~~~~~~~~~~

MALADIES INFLAMMATOIRES

ET

AFFECTIONS DE CE GENRE.

~~~~~~~~~~~~~~~~~~~~

I.

FIÈVRES INFLAMMATOIRES.

OBSERVATION XLIX.

Couches avec fièvre éphémère , le cinquième jour.

UNE fille âgée de vingt-six ans , robuste , accoucha heureusement. Le gonflement des seins eut lieu avec les phénomènes ordinaires. Les lochies coulèrent en rouge jusqu'au cinq. Ce jour-là, de grand matin, elle éprouva par tout le corps une sensation de froid, suivie d'horripilation, de pesanteur de tête, d'accélération et d'élévation dans le pouls, et d'une chaleur universelle, douce et humide. La langue était blanchâtre et humectée. La fièvre continua, sans interruption, s'accroissant progressivement avec tous les symptômes. Sur le soir, il se manifesta des sueurs, générales, abondantes, qui persévérèrent avant dans la nuit. Le lendemain, elle était guérie.

Le jour de l'accès, on lui supprima les alimens.

OBSERVATION L.

Couches avec fièvre éphémère prolongée, commençant le second jour de l'accouchement.

UNE fille, âgée de vingt-un ans, éprouva le jour même de son accouchement de vives tranchées. Le lendemain, sans frisson antécédent, le pouls s'éleva, la face devint rouge, et le corps brûlant. Les tranchées se faisaient sentir de tems à autre ; les seins commençaient à se gonfler ; les purgations étaient rouges et rares. Le trois, le pouls était fréquent et élevé, la chaleur vive, égale et humide, la face d'un ronge foncé et la tête pesante. L'hypocondre gauche était tendu, douloureux, au toucher. Elle était constipée. Les urines coulaient abondamment. Le quatre, la fièvre continua, soutenue ; les purgations blanchirent. Le cinq, la tension de l'hypocondre et la constipation persistaient. Le pouls était ample, ondulent, la tête douloureuse, les pommettes pourprées. Il survint, au doigt annulaire gauche, une douleur permanente, aiguë. Dans la nuit, la fièvre et les pesanteurs de tête s'accrurent ; une sensation de démangeaison et de picotement, se fit apercevoir dans la narine gauche ; une hémorragie se déclara par la même narine. La fièvre fut éteinte.

Elle gardait la diète, et buvait de la tisane commune de l'hospice.

OBSERVATION LI.

Couches avec fièvre inflammatoire, commençant le jour
même de l'accouchement.

Une fille d'une très-forte constitution accoucha naturellement à sa vingt-deuxième année. Le premier jour de ses couches, elle fut prise, dans la nuit, d'un froid aux pieds, léger, qui gagna lentement les lombes, les hypocondres

et le dos, et s'évanouit en une chaleur universelle, suivie de sueurs. Le lendemain, la chaleur était plus développée ; elle se conservait
douce, moite et vaporeuse. La face était animée;
le pouls fort et plein, large, dilaté. Le trois,
la fièvre continuait, moins intense. Le quatre,
le pouls prit plus de fréquence et de dureté ;
la face était écarlatine, l'œil saillant et scintillant,
la tête lourde, avec battemens internes, douloureux. Elle rendit des urines jaunâtres, offrant,
suspendus, des flocons semblables à de l'albumine concrète. Le cinq, les symptômes se soutinrent. Le six, la fièvre s'exaspéra : elle eut des
tournoiemens de tête, et des étincelles devant
les yeux. Les urines étaient rouges et nuageuses.
Le huit, le matin, elle ressentit dans les pieds
un froid de courte durée, qui fut brusquement
remplacé par une chaleur ardente de la peau,
avec un pouls très-dur, très-grand, très-fré-
quent ; il y eut peu de sueurs ; le soir, elle
rendit des urines jaunâtres, avec beaucoup de
sédiment blanchâtre, comme albumineux, au
fond du vase. La fièvre cessa.

Le gonflement des seins, l'écoulement du lait
et celui des purgations eurent lieu comme à l'ordinaire.

Elle prenait une décoction d'orge groué, et
édulcorée avec du sirop de groseilles.

Remarques.

Ces exemples de fièvres inflammatoires, sont les seuls que m'ait offert la salle des femmes en couche.

La fièvre était faible, dans les deux premiers, moyenne, dans le troisième ; et, vu l'état et la nature du sang et des humeurs chez les accouchées, cette espèce ne saurait jamais être violente chez elles.

Ces trois observations témoignent hautement en faveur des crises : la première, en effet, s'est terminée par des sueurs, la seconde par une hémorragie, et la troisième par des urines sédimenteuses. Elles attestent, de plus, l'existence des jours critiques et des jours indicateurs : car, la fièvre inflammatoire, qui redoublait les jours pairs, s'est terminée un jour pair, le huit ; et ce jour pair, critique, a été annoncé par les urines du quatrième, qui était le jour indicateur.

Quiconque ne recueille pas les urines, et ce soin est généralement négligé dans les hôpitaux, demeure incapable de juger des crises. Les urines constituent un symptôme capital, et si capital, que, manquant, les observations sont frappées par son absence d'impuissance et de nullité : seul, ce symptôme balance tous les autres.

Les précédentes fièvres inflammatoires, du reste, ont suivi une marche aussi rigoureusement exacte, que si elles se fussent manifestées en des tems différens des couches. D'une autre part, nonobstant l'existence de ces fièvres, les phénomènes constitutifs des couches, se sont développés et soutenus dans leur plus parfaite régularité. On fera, dans la suite, la même remarque au sujet de la plupart des autres maladies qui compliquent les couches. Notable faculté de la nature, d'embrasser à la fois et de conduire de front, deux objets qui sembleraient devoir s'enchevêtrer.

Considérations sur la nature des fièvres inflammatoires.

Les trois précédens exemples de fièvre inflammatoire constituent des affections par pléthore sanguine : la cause de la fièvre est la pléthore, son origine le sang, les gros vaisseaux le siége, l'effet la fièvre ou réaction de ces vaisseaux, et la fin et le but, des sueurs et des urines sédimenteuses qui usent et consument la pléthore.

Prenant l'effet pour la cause, on a qualifié la fièvre inflammatoire du nom d'angéioténique ; ensuite le nom paraissant vague, on a voulu préciser davantage, toujours, selon l'usage du tems, s'appuyant exclusivement sur les solides, et l'on

a insinué qu'elle était produite par une inflammation de la tunique interne des artères.

L'inflammation de la tunique interne des artères,
est inadmissible dans les exemples précédens. La
fièvre éphémère, par exemple, qui a duré vingt-
quatre heures, qui s'est développée brusquement,
comme toutes les fièvres inflammatoires, et s'est
terminée de même, peut-elle seulement souffrir
une telle supposition? La fièvre éphémère prolongée, ne la repousse-t-elle pas avec une égale
force? Et n'est-il pas manifeste que le troisième
exemple est de la nature des deux premiers?

Cette inflammation des tuniques artérielles,
serait ou locale ou générale : locale? Tous les
gros vaisseaux ne participeraient pas à la réaction
fébrile; générale? Il lui faudrait à elle-même une
cause générale antécédente, comme la préalable
altération, inflammatoire ou autre, de la masse
du sang; et, dans ce cas, l'inflammation des
tuniques ne serait plus qu'un effet, et un effet
qui aurait lieu dans les veines aussi bien que dans
les artères.

Dans la poursuite de la cause de la fièvre inflammatoire, on a donc pris d'abord l'effet, le ton
augmenté des vaisseaux, pour cette cause; et ensuite on a recherché, dans la ferme résolution
d'en trouver une, une lésion locale organique qui
motivât cet effet, et l'on s'est imaginé la ren-

contrer dans une inflammation de la tunique interne des artères, inflammation extrèmement rare, insolite, consécutive et non causale, lorsqu'elle a lieu, qu'on a supposée constante, et qui évidemment n'a joué aucun rôle dans les observations précédentes, soit comme cause, soit comme effet.

Cette présomption, d'une lésion organique locale, devant servir de cause à la fièvre inflammatoire, provient d'un étrange préjugé qui s'est glissé dans l'art : de récuser les liquides comme agens causatifs morbides. Cette doctrine, qui frappe de nullité causale la moitié la plus altérable et la plus corruptible du corps humain, les fluides, toute extravagante qu'elle est, a trouvé des croyans. La doctrine les a fait descendre au-dessous du sens commun. C'est par la simple lumière du sens commun, en effet, que les anciens, plaçant son siége dans le sang, avaient nommé inflammatoire la fièvre qui nous occupe; dénomination infiniment plus exacte que celle que la doctrine lui oppose.

Et il fallait une doctrine pour obscurcir, à cet égard, la lumière naturelle, et qu'on se refusât à une évidence qui crève les yeux. Le tout effectivement pour conduire à l'absurde, c'est de faire passer une doctrine; car, quelque erronées qu'en soient les conséquences, on ne recule jamais devant elles, lorsqu'une fois le principe est admis ; et dans la morale et la politique, tout aussi bien que dans les sciences.

Il faut donc, en médecine, revenir à connaître que les liquides causent originairement des maladies comme les solides, et que la fièvre inflammatoire, née des liquides, est un effet de la pléthore sanguine. Le point de départ de cette fièvre est dans le sang, les vaisseaux n'en sont que le siége, et il n'existe point d'affection organique, locale ou autre, qui la produise ou l'engendre.

Or, si la pléthore sanguine constitue une maladie sans affection d'organe, une fièvre, sans lésion organique, pense-t-on que la lymphe, le fluide lacté, le fluide nerveux n'en forment pas de telles dans leurs vaisseaux réciproques ? Croit-on qu'il n'existe pas des fièvres nerveuses par pléthore générale, des convulsions ou des paralysies par pléthore locale, des apoplexies par pléthore cérébrale, j'entends, pléthore du fluide nerveux, dans les nerfs et le cerveau ?

Une grande lacune reste à remplir : de lier, par un fil continu, les maladies par pléthore dans les gros vaisseaux ou les capillaires, et de quelque nature que soit la pléthore, sanguine, lymphatique ou nerveuse, aux simples malaises; et ensuite les malaises à l'état naturel; de telle sorte qu'on puisse monter et descendre, par une gradation non interrompue, de l'état sain à l'état morbide, et de l'état morbide à l'état sain. Chaque médecin devrait tenir le journal de sa santé et des oscillations qu'elle éprouve selon les tems, l'âge et les circonstances. On ne sent pas assez que les malaises sont des maladies commençantes, et que le secret d'approfondir celles-là est d'étudier d'abord ceux-ci. Mais quelle plage déserte ! quel horison immense, et vierge encore de tout œil humain !

INFLAMMATIONS LOCALES.

OBSERVATION LII.

Fièvre scarlatine, avec éruption miliaire.

(N.º 1.)

UNE fille, âgée de vingt-quatre ans, d'un tempérament robuste, accoucha vers le milieu de janvier. Le jour même de son accouchement, elle eut des frissons, suivis d'inquiétudes et de malaises, et d'une sensation de fourmillement dans toute la surface du corps, mais plus forte dans les extrémités, la poitrine et le dos. Elle ressentait de l'anxiété au précœur et de la striction à la gorge. Le pouls était fréquent, dur, et la chaleur de la peau brûlante. Ces symptômes redoublaient le soir, et ils persévérèrent jusqu'au quatre, qu'il se fit une éruption de petits boutons au pli des avant-bras, aux aisselles, au dos et à la poitrine, avec difficulté d'avaler, principalement les liquides. Les urines étaient rougeâtres, avec énéorème. Après l'éruption, la chaleur du corps s'appaisa, le pouls fut moins dur, et la peau devint moite. Le cinq, l'éruption s'étendit au ventre et aux extrémités inférieures, et toute la peau se colora en rouge, comme dans l'érysipèle. Les purgations blanchirent. Les pieds étaient singulièrement sensibles au toucher. Le six, la déglutition se montra plus facile, le pouls naturel, et la peau souple. Les boutons des bras commençaient à se dessécher. Il y eut une moiteur universelle dans la nuit. Le sept, elle rendit des urines blanchâtres et chargées : elle fut guérie.

Il ne se fit pas le moindre travail dans les seins. Les purgations, en blanc, furent abondantes. Le ventre se maintint constamment libre, et elle rendait des selles liquides.

Elle buvait une infusion de tussilage, et observait la diète.

Marche de l'éruption.

L'éruption parut le quatre, et augmenta beaucoup le cinq. Les parties où avaient d'abord paru les petits boutons, se couvrirent de plaques rouges ; les autres parties n'étaient pas rouges, mais marquées de tâches semblables à des piqûres de puces : ces tâches précédèrent les boutons. La langue était rouge, et également couverte de boutons. Insensiblement l'éruption devint générale, et tout le corps d'un rouge érysipélateux foncé. La face était moins rouge, et moins garnie de petits boutons que le reste du corps. Le six, les boutons du pli des bras, dont les uns renfermaient une matière purulente blanchâtre, et les autres une sérosité limpide, se desséchèrent en forme de petites croûtes écailleuses, d'un jaune foncé. Le sept, l'épiderme était gercé. Il y avait aussi des gerçures à la langue. La desquammation succéda aux gerçures, et se fit dans le même ordre progressif que l'éruption. Il n'y eut point de desquammation sensible à la langue. Les boutons du ventre et des extrémités inférieures, ne contenaient ni matière purulente, ni sérosité.

Remarques.

L'éruption miliaire, qui contenait une matière blanchâtre ou de la sérosité, n'est qu'une épiphénomène survenu à la fièvre scarlatine, et qui doit être rapporté, non point, comme on le dit, à une jetée de lait à la périphérie, mais à l'albumine surabondante dans les humeurs par l'effet de la grossesse, et qui ne manque point de se porter, durant les couches, sur les parties irritées.

Aussi, les éruptions anomales sur la peau, sont-elles fort communes à la suite des couches. J'en ai rencontré un grand nombre de cette espèce, lesquelles, ne présentant aucun ensemble dans leur marche , aucun danger dans leur terminaison , n'ont pas mérité de description particulière , et dont celle-ci , d'ailleurs , offre le type.

On faisait , de cet épiphénomène , une maladie spéciale : une fièvre puerpérale miliaire. Et il était impossible qu'on fît autrement , toute la médecine étant construite sur des formes extérieures ; sur des formes qui faisaient oublier le corps ou le fond, l'albumine surabondante , en cette espèce , et que la nature jette à la périphérie , où elle apparaît sous des formes morbides diverses , sans doute , mais fort indifférentes , et ne devant point faire oublier leur corps ou cause matérielle , qui est l'objet capital , en ce cas comme en tout autre.

OBSERVATION LIII.

Fièvre scarlatine , avec délire prolonge.

(N°, 2.)

UNE fille , âgée de vingt-trois ans , de constitution moyenne , étant accouchée naturellement , fut prise , le troisième jour , sur le soir , sans frisson antécédent ni concomittant , d'un tremblement de tout le corps , suivi de chaleurs et de sueurs. Le quatre et le cinq , elle eut mal à la tête , avalait difficilement , et fut très-agitée. Le

six (troisième de l'invasion), il se fit sur la face,
le col et la poitrine, une éruption de plaques
rouges. Toute la peau devint chaude, sèche, brûlante ; le pouls élevé et ondoyant ; la langue
rouge, aride, tremblotante ; les yeux ardens et
enflammés. Elle délira tout le jour et toute la
nuit. Elle rendait, en petite quantité, des urines blanchâtres, avec un léger dépôt. L'éruption gagna les membres. Le sept, le délire, et
les autres symptômes, continuaient. On appliqua des synapismes aux gras de jambes ; et on
lui donna une potion calmante pour la nuit. Le
huit, le délire et les autres symptômes persé-
vérant, on appliqua aux cuisses de nouveaux
synapismes. Le neuf, elle délirait encore, et
croyait être dévorée par des bêtes. Le pouls restait ondoyant, et la langue aride, tremblotante.
Elle rendit les urines sans s'en apercevoir. Le
ventre était applati, contracté. Elle n'avait pas
eu d'évacuation alvine depuis l'accouchement.
On lui donna un lavement huileux : on continuait la potion calmante du soir. Le dix, elle
rendit des urines claires et abondantes ; les malléoles s'infiltrèrent ; le délire diminua. La langue se maintenait aride, rouge et tremblante,
le pouls élevé, la soif ardente. Cependant, la
desquammation, qui avait commencé le neuf au
cou, au bras et à la face, gagna la poitrine et

le ventre. Le onze, elle rendit des urines pâles, avec un très-léger dépôt; l'infiltration des malléoles s'étendit aux jambes; elle ne délira plus. Le pouls se conservait ondoyant, la desquammation s'opérait dans toutes les parties. Le douze, il survint de l'œdème au dos des mains et aux poignets; le pouls s'affaissa, la bouche devint humide. La nuit fut bonne. Le treize, l'œdème s'étendit aux avant bras; le pouls devint naturel. Elle fut dans un calme parfait. Les jours suivans, l'œdème des jambes et celui des avant-bras, diminuèrent. Elle rendait, alternativement d'un jour à l'autre, des urines claires et limpides, et rougeâtres avec énéorème en suspension. Le dix-neuf, elles furent avec énéorème au fond du vase, et très-abondantes. Les forces s'accroissaient progressivement. Elle fut guérie, sans crise manifeste, vers le trentième, qu'elle sortit.

Les seins se gonflèrent le troisième jour; les purgations suivirent leur cours accoutumé.

Elle but, durant toute sa maladie, une tisane acidulée.

Remarques.

Quelle admirable relation entre la nature des urines, l'état du pouls, le délire et l'œdème des extrémités!

Or, en même tems que cette malade, en décembre mil huit cent dix et janvier mil huit cent onze, où la température était fort irrégulière, tantôt humide et chaude, et tantôt froide et sèche, j'eus occasion d'observer, chez une autre accouchée, une fièvre scarlatine toute semblable à celle que je viens de décrire, et la suivante, qui offre des particularités dignes d'attention.

OBSERVATION LIV.

Fièvre scarlatine, avec des complications fort multipliées et fort remarquables.

(N.° 3.)

UNE fille, âgée de vingt-deux ans, éprouva le soir même de son accouchement, et les jours suivans jusqu'au cinq, des accès en froid et en chaud, avec douleur et gonflement du cou. Le trois, les seins se gonflèrent, les purgations suivaient leur cours accoutumé. Le quatre, la gorge était douloureuse et serrée, la langue rouge et sèche, la soif ardente, et tous les membres comme meurtris et contus; dans la nuit, la face devint rouge comme de l'écarlate, ainsi que le cou, la poitrine et les bras. Le cinq, la couleur scarlatine gagna les membres inférieurs : les accès du soir se changèrent en paroxismes. Le six, elle fut très-agitée, et elle délira. Le pouls était dur et vibrant, et conserva long-tems ce caractère. Le huit, les pieds, les jambes et la gorge étaient douloureux. Elle babilla toute la nuit. Le neuf, les jambes et les paupières supérieures étaient infiltrées. Elle expectora quelques crachats striés de sang. Les urines furent abondantes, rouges, avec énéorème au fond du vase : jusques-là elles avaient été rares et épaisses, si ce n'est le quatre, qu'elles parurent claires et limpides. Le dix, les mains s'infiltrèrent ; les urines furent rares. Le douze, les douleurs contusives des membres, celles de la poitrine et de la gorge s'accrurent ; le paroxisme du soir (les paroxismes continuaient depuis le cinq), fut plus intense, et elle se trouva si fatiguée la nuit qu'elle en poussait des cris aigus. Le treize, elle toussa beaucoup, cracha peu, se plaignit moins de la poitrine et de la gorge, et eut une nuit assez paisible. Les lochies coulaient en blanc ; les urines étaient rouges, abondantes, avec dépôt, et furent telles jusqu'au seize. L'infiltration des mains et des paupières n'existait plus, celle des pieds subsistait encore. Le ventre ne s'était pas ouvert depuis plusieurs jours. Le quatorze, l'enflure des pieds disparut ; elle fut oppressée, et passa une nuit laborieuse. Le seize, elle rendit des urines claires ; l'oppression s'aggrava. Le dix-sept, les lochies se supprimèrent ; les pieds s'enflèrent de nouveau, et l'oppression diminua. Le dix-huit, l'oppression fut violente, accompagnée de toux fréquente et de quelques crachats. Le dix-neuf, elle rendit des urines claires ; les pieds s'enflèrent le soir, et il survint une vive douleur dans l'hypogastre. Le vingt, la douleur de l'hypogastre sévissait, et se fixa sur la matrice, avec symptômes hystériques. Le vingt-un, on lui donna un lavement d'assa-fétide : elle fut saisie de mouvemens convulsifs et extravagua. Le soir, inopinément, elle fut prise d'une poignante douleur à l'estomac et au sein gauche, et le délire cessa. Le vingt-deux, les extrémités et la face étaient singulièrement amaigries, et la peau ridée. Il s'éleva, dans ce jour, à la partie interne du sein gauche, vers le sternum, une tumeur de la grosseur d'une noix, sans chaleur ni rougeur, mais luisante, tendue et fort douloureuse. Elle rendit des urines très-abondantes, très-rouges, très-troubles. Elle sua toute la nuit. Elle pleurait et se décourageait. Le vingt-trois, en moins de quelques minutes, tout le sein gauche s'enfla du double de son volume, et devint d'un rouge ardent. Le vingt-quatre, le sein droit est pris d'un pareil raptus, et le sein gauche désenfla. Elle fut oppressée, et expectora des mucosités sanguinolentes. Le vingt-cinq, elle rendit spontanément quelques selles fétides ; les urines déposèrent ; l'engorgement du sein droit s'affaissa. Le vingt-six, dans la nuit, elle vomit des matières fétides (un vent de nord, sec et froid, avait succédé brusquement cette nuit à un vent de midi chaud et humide). Elle fut soulagée, et dormit. Le trente, elle rendit quelques gouttes de sang par le nez. Le mieux se soutenait. Le trente-deux, il se fixa sur le côté gauche de la poitrine une douleur aiguë, qui l'empêchait de respirer. Un synapisme à la partie interne du bras gauche, l'enleva. Le trente-trois, l'hypocondre droit était serré ; elle eut des nausées, le visage inquiet, et l'œil fixe. Le trente-quatre, elle eut de fréquentes envies de vomir. Le trente-cinq, elle vomit des matières bilieuses, et tout le corps prit une teinte jaunâtre. Les jours suivans, elle eut encore quelques vomissemens bilieux ; l'ictère se renforça. Le trente-neuvième, elle eut des selles abondantes, fétides ; elle reposa. Le quarantième, elle était bien. Le quarante-six, brusquement, elle ressentit une boule qui s'éleva de la matrice et alla se fixer sur le cou. Ce même jour et les suivans, elle eut de pareils accès ; ensuite, la boule qui partait de la matrice pour monter au cou, ne s'éleva plus qu'au niveau de l'épigastre, où étant parvenue, elle se portait rapidement en travers, d'un côté à l'autre du ventre, et finissait par s'évanouir en bruyans borborygmes. Le cinquante-quatrième, elle n'eut plus aucun symptôme d'hystérie. Vers le soixantième, elle prit de l'appétit, et de l'embonpoint d'abord au visage, et ensuite aux extrémités supérieures, qui s'en déridaient à proportion. Les paroxismes du soir, qui avaient continué sans interruption jusqu'à ce jour, et avec plus de force les jours pairs, faiblirent sensiblement. Elle rendait des urines jaunes, avec énéorème au fond du vase; la couleur jaune des urines, et l'ictère diminuaient graduellement. Le soixante-douzième, les paroxismes n'avaient pas encore complètement disparu; les urines gardaient une couleur légèrement jaunâtre; des moiteurs, partielles ou générales, survenaient durant la nuit; quelque pesanteur se faisait ressentir dans l'hypocondre droit : mais l'appétit, les forces et l'embonpoint se soutenant à un degré satisfaisant, et la malade me pressant depuis longtems pour obtenir son congé, je consentis enfin, non sans regret, à le lui accorder.

La desquammation, le onze, avait gagné le visage, le col et les bras. Le seize, elle s'opérait aux jambes.

Elle prenait une infusion de fleurs de mauves. Le douze, on lui appliqua aux jambes deux vésicatoires. Le treize, elle prit un lavement émollient qui lui procura plusieurs évacuations fétides. Le quatorze, deux vésicatoires lui furent posés aux bras. Le trente-cinquième, on lui appliqua des synapismes aux cuisses, et un cataplasme aromatique sur l'hypocondre droit. Le quarante-sixième, elle prit une potion avec de la teinture de castor ; et sitôt qu'elle en prenait, la boule hystérique du cou disparaissait, et descendait dans le ventre avec une étonnante rapidité. Le cinquante-quatrième, on lui donna une tisane vineuse, et de la poudre de canelle incorporée dans de la conserve de roses. Le soixantième, et jusqu'à la fin, elle prit, le matin, des bouillons apéritifs.

Remarques.

Je n'ai jamais vu de maladie d'aussi long cours, où les redoublemens, de deux jours l'un, fussent aussi marqués que dans celle-ci, et se soient aussi invariablement soutenus. Les redoublemens se faisaient en jours pairs : or, que les redoublemens aient lieu les jours pairs ou impairs, dès qu'ils se soutiennent, il importe d'y avoir égard, afin de ne point administrer ces jours-là les remèdes actifs.

Les déviations morbides, accidens ou incidens, déviations si improprement nommées complications, se sont offertes, en cet exemple, avec une rare multiplicité. Elles ont été attaquées symptomatiquement, aucune d'elles n'ayant pris assez d'intensité, pour être combattue dans son essence : par cette cause, la maladie a été comme abandonnée à son cours naturel.

CONSIDÉRATIONS SUR LA NATURE DE LA FIÈVRE SCARLATINE.

UNE horrible confusion règne sur les fièvres scarlatines. Eh ! comment n'existerait-elle pas ? la dénomination, *fièvre scarlatine*, sur laquelle s'appuyent nos pensées et roulent nos recherches, n'atteint qu'un effet, et le dernier, celui qui se passe sur la peau. Essayons de remonter plus haut que cet effet, à la cause, ou du moins, d'abord, aux organes qui sont affectés avant la peau, et par lesquels celle-ci est subséquemment mise en action ; et l'effroyable chaos où nous sommes plongés sur cette maladie commencera dès-lors à se débrouiller.

Cependant, considérons un moment notre position pathologique actuelle, à l'égard des fièvres scarlatines. Quel en est l'horizon ? les phénomènes qui se passent sur la peau. L'éruption sort-elle, rentre-t-elle ? Voilà les questions qui en dérivent quant à la théorie : se préserver de répercuter l'éruption, employer les moyens doués des qualités propres à la provoquer et à la soutenir, voilà les considérations thérapeutiques qui s'y rattachent. Or, gardons la même position, l'horizon demeurera le même ; et y restassions-nous l'œil ouvert des siècles durant, que notre vue ne pénétrerait pas plus avant le dernier jour que le premier ; et c'est en effet l'histoire de l'art sur ce point. Mais, de la peau, de la situation sur les derniers phénomènes et de l'horizon qu'elle embrasse, montons à un degré plus élevé, aux organes affectés avant elle ; et voyons quel nouvel horizon comportera cette situation nouvelle.

Organes moyens affectés avant la peau.

Le cœur et les grosses artères, sont évidemment soulevés avant que la peau soit le moins du monde atteinte. Le cœur et les gros vaisseaux, en effet, battent convulsivement, c'est-à-dire, selon notre langage, que la fièvre existe, avant que la peau ne présente aucune lésion morbide. Or, pourquoi donc fixer l'attention sur un dernier phénomène, celui de la peau, au préjudice du pénultième, celui qui émane des gros vaisseaux? car le seul fait d'antériorité, rend celui-ci nécessairement plus important que celui-là. Reposons-

nous donc un instant sur ce pénultième phénomène, et voyons quel horizon résulte de cette
situation pathologique. D'abord, les phénomènes
qui se passent sur la peau, n'apparaissent plus
que comme des accidens consécutifs; et il deviendrait impossible, en cette situation, que l'idée de les prendre pour dénommer la maladie
se présentât seulement à l'esprit : ainsi la maladie
serait autrement qualifiée. En second lieu, l'éruption serait envisagée comme un effet de la fièvre,
ou battement des gros vaisseaux, au lieu d'en être
regardée comme la cause; comme une conséquence
et une suite, comme un moyen de solution ou de
terminaison, et non comme commencement ou
principe; et encore verrait-on moins l'éruption,
que l'action antécédente des capillaires cutanés
qui la produit. Or, la question théorique qui s'agiterait en conséquence de ce point de vue, serait
celle-ci : les gros vaisseaux ont-ils pu, ou non,
se décharger convenablement dans les capillaires
cutanés; et la question thérapeutique, roulerait
sur les moyens d'établir un balancement, un
juste équilibre entre ces deux ordres de vaisseaux. Et enfin, quant aux évènemens fortuits,
le tissu cellulaire des membres se frappe-t-il d'anasarque? Survient-il, comme dans la troisième
observation, des crachats sanguins, des symptômes hystériques, des douleurs hépatiques sui

vies de jaunisse? Au lieu de prétendues complications, on voit, de cette situation pathologique,
faute du système capillaire de la peau, qui languit, se dresser d'autres vastes systèmes capillaires, ceux du tissu cellulaire, des poumons, de
la matrice et du foie, par exemple, pour balancer, pour équipoller le cœur et les gros vaisseaux.
Et en conséquence de cette vue théorique, dans
les cas où le système capillaire cutané vient à
languir, l'art provoque, à défaut de lui, et par
imitation des procédés de la nature, quelque
autre système vasculaire considérable, celui des
reins ou des entrailles, je suppose; et le besoin
théorique d'obtenir un tel contre-poids, sug-
gère et motive les remèdes propres à exciter
des évacuations alvines ou urinaires. C'est ainsi
que la pratique est subordonnée à la théorie,
la théorie à l'horizon médical qu'on embrasse, et
cet horizon à la situation pathologique où l'on se
place; et la preuve, c'est qu'en prenant une
situation pathologique nouvelle, l'horizon théorique va changer encore, et par lui la pratique,
qui suit cet horizon comme l'ombre suit le corps.

Organes les premiers atteints dans la fièvre scar-
latine.

Le premier organe qui souffre en cette fièvre
est évidemment le système nerveux. Une première preuve, qui n'en est pas encore une pour
le lecteur, mais qui le deviendra, ce sont les
frissons; et une seconde, que le lecteur accueil-
lera présentement, ce sont les douleurs céré-
brales, le délire et les éclampsies qui précèdent
l'érection du cœur et des artères, comme celle-ci
précède l'éruption cutanée. Ainsi, manifestement,
le système nerveux est le premier atteint; le
cœur et les grosses artères le sont après lui; et les
capillaires, ou la peau la dernière. Voici donc un
organe affecté avant le cœur et les gros vaisseaux.
Or, placé dans cette nouvelle situation, un nouvel horizon se découvre, et les choses se présentent à l'esprit sous un aspect tout différent. La
peau n'est plus frappée d'éruption, par exemple,
parce que le cœur se contracte convulsivement,
et y pousse avec surabondance, par les artères,
le sang purpurin; si les capillaires du tissu cellulaire de la face ou des membres, ou ceux de l'intérieur, du foie, de la matrice et des poumons
s'insurgent, ce n'est plus pour décharger le cœur,
ou pour balancer et équipoller la suraction de cet
organe; tous ces phénomènes s'opèrent par un

agent antérieur, le système nerveux ; qui, de ce point de vue, devient le centre d'où ils émanent, comme, dans le précédent, c'était le cœur. Le système nerveux apparaît donc alors, non-seulement comme le moteur premier, mais comme le moteur unique : on le voit exciter directement le cœur et les gros vaisseaux, et porter immédiatement sur la peau le principe qui stimule les capillaires sanguins, et les jette dans l'exaltation vitale d'où l'éruption cutanée résulte ; et si quelque autre organe, si le tissu cellulaire des membres, si les viscères de quelque cavité se soulèvent ; c'est encore parce que le système nerveux pousse sur ces parties ou ces organes le stimulus qui les met en érection morbide. Ainsi se trouve tout à fait changé dans l'esprit l'aspect théorique des choses ; et en conséquence l'aspect thérapeutique, car, de ce point de vue, c'est à calmer ou à corroborer le système nerveux, organe causatif des évènemens morbides, que se dirige et fixe l'attention.

Remonter à la cause morbide, et au mode d'action et de lésion du système nerveux.

Voilà bien la succession des organes mis en jeu, dans l'ordre qu'elle observe effectivement. Mais cette succession connue ne suffit point encore pour établir la nature de la maladie, de la fièvre scarlatine, qui peut varier, les symp-

tômes restant les mêmes, et qui varie, en effet,
selon la cause. Par exemple, dans la première
observation, l'albumine, surabondante dans les
humeurs, est manifestement la cause de la fièvre :
cette cause est prise et travaillée par les organes
que soulève le système nerveux, elle est jetée à
la surface du corps, sur la peau, où elle forme
des boutons miliaires, et successivement et alternativement sur les reins et le tissu cellulaire des
extrémités, qui ont usé et consumé cette cause
à leur manière ; et, aussitôt qu'elle a été épuisée,
on a vu le calme renaître dans toute l'économie.
Mais, dans la troisième observation, nulle cause
apparente ; le système nerveux y agite successivement beaucoup d'organes, mais sans but manifeste : il y semble n'opérer que par et pour lui-
même. Au commencement, ce système opère
dans son centre, l'épine, la colonne cervicale et
le cerveau ; et de-là, les frissons, le resserrement
de la gorge et le délire : après les premiers jours,
et c'est le propre de l'espèce et ce qui la singularise, il opère dans ses extrémités capillaires cutanées, par lesquelles il verse sur la peau le stimulus
qui excite les capillaires sanguins, et de l'érection desquels résulte ensuite l'éruption érytroïde :
enfin, dans le cours de la maladie, le système
nerveux opère sur divers organes, par ses princi-
cipales appendices ou gros nerfs ; la muqueuse

pulmonaire, par exemple? de-là l'expectoration sanguine; les nerfs des membres, du col et des parois de la poitrine? de-là les douleurs contusives en ces parties; les nerfs rénaux, qui sont pris et quittés à diverses reprises? de-là la variation des urines; les nerfs utérins? de-là la boule hystérique et les borborygmes des entrailles; les nerfs hépatiques? de-là la striction de l'hypocondre droit et l'ictère; les nerfs des seins ou mamelles? de-là, cette inflammation soudaine, cette inflammation évidemment nerveuse de ces organes; enfin, et sans qu'il soit besoin de préciser davantage ni pousser plus avant les explications, on voit clairement, en cette observation troisième, tous les phénomènes découler directement du système nerveux. Avait-il, le système nerveux, à se corriger ou à se dépurer lui-même? Ce n'est pas la question du moment. Le point actuel est de faire entendre que l'observation première et la troisième, qui offrent les mêmes symptômes nosologiques, qui sont toutes deux des fièvres scarlatines, sont cependant deux maladies différentes, puisqu'elles ne reconnaissent point une même origine causale. Or, si ces deux maladies, qui offrent des symptômes identiques, sont, en effet, différentes, les symptômes ne sont donc pas la maladie; et, à plus forte raison, les derniers symptômes, la fièvre scarlatine, n'est donc pas la maladie de ces observations première et troisième ! Mais, pendant que vous avez l'œil entr'ouvert par ces réflexions, reportez-le un moment sur le dépôt de l'observation XV, dépôt, autre ultième symptôme. La maladie ou dépôt de l'observation XV, commence par des douleurs excessives de la jambe (*douleurs nerveuses*), et un œdème sans rougeur ni douleur (*œdème nerveux et dont la théorie sera dévoilée dans la suite*). Il se forme un dépôt dans le jarret, qui disparaît, à l'occasion de frissons, lesquels sont suivis de piqûres, sur la peau, comme dans la rougeole. (*Les frissons partent du système nerveux ; les piqûres, sur la peau, sont causées par l'exhalation des capillaires nerveux cutanés ; et le dépôt ? Eh bien ! Le dépôt était un phénomène résultant, secondaire ou tertiaire, du refoulement de l'action des nerfs que le bandage empêchait d'opérer à la surface !*) Comparez cette observation du dépôt à la troisième fièvre scarlatine, et dites où se trouve la différence essentielle ? Mais cachons, cachons sous le boisseau cette lumière trop précoce. Par quelle lésion antécédente, donc, par quelle mode d'action, par quelle puissance, intrinsèque ou communiquée, opère le système nerveux en ces fièvres scarlatines ? Ces questions, qu'on n'a n'a jamais faites, et qui paraissent inabordables, à présent qu'elles le sont, apparaîtront nettement résolues dans la suite , à l'occasion de maladies qui ne sont pas mieux et encore moins sues et connues que celles-ci. Ce que je souhaite pour l'instant ; ce que je voulais , par le tableau de ces situations pathologiques diverses, et les divers horisons qui en découlent; c'était d'ébranler l'édifice médical actuel , avant d'en renverser les fondemens , c'était de rendre circonspect et défiant à la vue de l'incertain , du faux terrain pathologique qu'on occupe , et de préparer à accueillir et embrasser le véritable , qui sera bientôt découvert. Redescendons cependant sur ce terrain pathologique actuel, et suivons-le quelque tems, tel quel, tel qu'on nous l'a fait et tel qu'on nous le montre, afin que le lecteur le voie et l'aperçoive dans toute son insuffisance et toute sa pauvreté , et qu'il jouisse davantage de la lumière dont il sera illuminé dans les derniers chapitres de cette clinique.

OBSERVATION LV.

Gastrite , ou inflammation de la membrane muqueuse de l'estomac.

UNE fille de trente ans, réjouie , venant de la campagne, étant accouchée naturellement, offrit, quant au gonflement des seins et à l'écoulement des lochies , les phénomènes ordinaires des couches , et sans aucune particularité digne de mention. Le septième jour, le premier de la maladie, elle eut des hoquets, et rejeta les alimens, spontanément et à plusieurs reprises, sans éprouver, avant ni après, des renvois, des aigreurs, ni de l'amertume. Elle ne se plaignait d'aucun mal. La gorge et les piliers du voile du palais étaient d'un rouge animé; plus bas que les piliers, la rougeur était naturelle: l'estomac, non douloureux quand on ne le comprimait pas, ressentait de la douleur à la pression. Elle y éprouvait une chaleur vague, ainsi qu'à l'arrière gorge. La langue était couverte d'un limon blanc et blanchâtre, léger et lamellé, interrompu ou perforé par des plaques et papilles d'un rouge vif, rouge vif qui se faisait remarquer aussi à la pointe et sur les bords de cet organe. Le pouls avait de la dureté, le visage et les urines de l'irritation. Elle ne souffrait point de la tête. La soif était médiocre, le ventre resserré. Ces symptômes se soutinrent, et s'accrurent, modérément, jusqu'au dix, à l'exception des hoquets, des vomissemens, qui n'eurent lieu que le sept; et, accidentellement ce dixième, pour avoir pris, contre la défense qui lui en avait été faite, une verrée de sa tisane d'un seul trait. On lui avait appliqué dès le huit, et l'on continua les jours suivans, un large cataplasme sur l'un et l'autre hypocondre; on enveloppait les seins avec des linges chauds; on lui donnait tous les jours un lavement de pariétaire; et, à des distances rapprochées, et par gorgées seulement, de la tisane de fleurs de mauves et de réglisse, qu'elle prenait tiède, ayant elle-même remarqué que froide ou chaude, elle accroissait la chaleur et la douleur de l'estomac et y causait des coliques. Le douze, la rougeur de la gorge et celle des piliers du voile du palais, celle des papilles de la langue, de ses bords et de sa pointe, avait pâli; la chaleur de l'estomac était insensible, et la pression sur ce viscère à peine douloureuse. On continuait les mêmes remèdes. Le quinze, il n'existait plus aucun symptôme. La dureté du pouls et l'érétisme du visage, cessèrent les derniers. Nulle crise manifeste n'eut lieu.

Les cataplasmes, sur les hypocondres, avaient pour objet d'exciter à l'extérieur le système capillaire de ces régions, et à l'intérieur celui du foie et de la rate, afin d'opérer une révulsion sur eux, eux systèmes capillaires, de celui de la membrane muqueuse phlogosée de l'estomac. Les linges chauds sur les seins étaient employés dans une pareille intention; les lavemens de pariétaire dans celle de rafraîchir, et la tisane émolliente d'adoucir la gorge et le ventricule. On donnait la tisane, non par verrées, mais par gorgées seulement, afin de ne pas fatiguer l'estomac, qui perd la faculté de s'étendre en cette espèce morbide; et enfin on la donnait tiède, par les raisons qui ont été dites.

Remarques.

CETTE gastrite est la seule que j'aie observée chez les femmes en couche. L'état des couches semble préserver des affections inflammatoires esquises, j'entends de celles qui sont causées par la surabondance du cruor, ou partie rouge du sang. Et ce qui le donne à penser, c'est que ces affections inflammatoires esquises, étaient communes dans les autres salles de l'hospice, lorsque celle-ci, qui fut la seule, se déclara dans celle des femmes en couche.

Ces affections eurent lieu en hiver et dans une température analogue à celle que je viens d'indiquer pour les fièvres scarlatines. Les salles de l'hospice, autres que celles des accouchées, je le répète, en offraient de nombreux exemples. Du reste, la phlogose ne se bornait pas toujours à l'estomac, elle s'étendait de l'estomac à la gorge, ou de l'estomac aux intestins, et plus ou moins bas, d'où résultaient des accidens variables, relatifs au lieu du mal et à son étendue ; mais le traitement demeurait le même.

Les symptômes de la précédente observation, qui sont caractéristiques, un certain érétisme de la face et de tout le corps, distinguent les gastrites des embarras gastriques. Les embarras gastriques, d'ailleurs, sont aussi communs chez les accouchées que les gastrites y sont rares. Mais si l'on venait à se tromper sur le caractère de ces deux maladies, la curation avertirait promptement de l'erreur; car tous les remèdes qui vont à l'une répugnent à l'autre. Les boissons froides et acidulées, larges et abondantes, que les malades convoitent et prennent avec avidité, les évacuans, émétiques et purgatifs, qui expulsent la matière morbide, constituent les remèdes propres aux embarras gastriques : les boissons froides, acidulées, copieuses, que repoussent les malades, les évacuans, purgatifs ou émétiques, qui n'évacuent rien parce qu'il n'y a rien à évacuer, sont au contraire, dans les gastrites, employés pour accroître et exaspérer le mal.

Or j'ajouterai à cette occasion, que j'ai vu nombre de malades périr de gastrite chronique, ou phtisie de la membrane muqueuse de l'estomac seule atteinte; et toujours parce que ces gastrites, qui troublent la digestion, étaient entretenues et excitées par un régime et un traitement échauffans et toniques, qu'on prescrivait dans la vue d'aider les forces digestives de l'estomac, et de fortifier ce viscère qu'on supposait affaibli; tandis que le contraire est nécessaire en cette espèce, et que j'ai relevé une foule de malades, déjà jetés bien bas par cette vicieuse curation, à l'aide de remèdes doux ou de la seule diète lactée.

Je ne saurais non plus passer sous silence ce rare phénomène, d'une œsophago-gastrite aiguë, survenue chez une femme non accouchée, et qui s'est terminée par de fausses membranes, tubiformes, lesquelles furent rejetées par le vomissement et en partie par les selles, et qui n'étaient ni moins épaisses ni moins compactes que dans le croup. D'où pouvait provenir ce phénomène insolite ? de la forme morbide, de l'inflammation ? non sans doute ; car la forme morbide étant familière, ce phénomène le serait aussi. D'où provient-il donc ? de ce que vous n'étudiez pas, le fond, non la forme, l'origine causale.

MÉTÉORISME ABDOMINAL.

OBSERVATION LVI.

Météorisme abdominal.

Une fille de la campagne, âgée de vingt-huit ans, et d'un tempérament sanguin-lymphatique, accoucha heureusement. Le troisième jour, les seins se gonflèrent. Après le gonflement, il survint un paroxisme fébrile. Le quatre, elle eut des coliques ; les purgations cessèrent, et le ven-

L. 27

tre se météorisa. Le soir, il se développa, sur tout le corps, une chaleur assez vive qui ne produisit aucune sueur. Le cinq, le météorisme était plus fort et plus douloureux ; cependant elle restait couchée sur le côté. Elle était altérée et constipée. Le six, le ventre s'ouvrit naturellement, elle fut beaucoup soulagée. Le sept, les purgations parurent en blanc ; le ventre s'affaissa.

On lui donnait une tisane d'orge, édulcorée avec du sirop de limon, et l'on fomentait le ventre avec des eaux émollientes.

OBSERVATION LVII.

Couches suivies d'un léger météorisme, avec peu de gonflement des seins, suite de la longueur du travail.

UNE fille d'une constitution vigoureuse, dont les eaux s'étaient écoulées aux premières douleurs, resta deux jours entiers au travail. Sitôt après l'accouchement, le ventre devint dur et se météorisa. Le lendemain, il survint des coliques, des douleurs dans les lombes et l'hypogastre, et de la chaleur fébrile par tout le corps. Les purgations étaient rares. Le trois, la tension du ventre et le météorisme avaient augmenté, le pouls était serré, petit, les seins ne s'étaient point gorgés. Le quatre, les purgations furent plus abondantes. Le cinq, il y eut des douleurs dans les seins, et il y parut de l'engorgement. Le six, la tension, le météorisme et la douleur des lombes diminuèrent. Les urines tenaient en suspension un nuage léger. Le sept, le pouls étoit relevé, la chaleur de la peau douce. On lui donna un lavement de crême de tartre soluble. Le huit, elle eut des sueurs abondantes dans la nuit. Le ventre devint souple. Le dix, elle rendit des urines colorées, avec énéorème au fond du vase. Elle fut guérie.

On lui fit des fomentations émollientes sur le ventre, et on lui donnait une tisane de fleurs de bouillon blanc, édulcorée avec du sirop d'Althéa. Le lavement de crême de tartre était pour ouvrir le ventre et le rafraîchir.

Remarques sur les deux observations précédentes.

Les exemples de météorisme abdominal sont communs après les couches.

Le météorisme n'est qu'un dernier symptôme, il n'offre rien d'intrinsèque, et il est ou serait faussement constitué en maladie primitive.

Dans le premier exemple, le météorisme n'était qu'un effet des matières alvines qui séjournaient ; dans le second, il provenait de la fatigue que la matrice et les entrailles, et consécutivement le péritoine, avaient eue à souffrir par la longueur de l'accouchement : enfin, on voit le météorisme résulter de l'inflammation du péritoine ; quelquefois, de vents amassés dans les intestins, et qui ne reçoivent pas d'issue ; et, en d'autres cas, de la seule action des nerfs intestinaux.

Le dernier exemple peut être réputé péritonite commençante. Or, je n'ai pas rencontré, dans la salle des femmes en couche, un seul exemple de péritonite spontanée purement inflammatoire : et croyez à la fréquence de ces maladies. Sont-elles en effet fréquentes, les péritonites ? interrogez la curation suivie, et vous en trouverez la cause.

AFFECTIONS RHUMATIQUES.

OBSERVATION LVIII.

Couches suivies de douleurs intenses et prolongées
à la cuisse gauche.

UNE fille, assez robuste, accoucha à sa trentième année. Le quatrième jour, elle éprouva des douleurs dans toute la cuisse gauche, sans rougeur et sans tuméfaction du membre. Le pouls était serré et la face rouge. Elle se plaignait de frissons intérieurs, et avait de la chaleur à la peau. Elle ne dormait point. Le cinq, de violentes douleurs se firent ressentir au genou et à l'aine du côté malade. Le huit, ces symptômes ayant disparu, elle ressentit subitement une douleur aiguë à l'occiput, avec élancement. On lui appliqua des synapismes à la plante des pieds. Le dix, les douleurs reparurent à la cuisse gauche; la tête devint libre. Les douleurs se firent sentir ensuite alternativement à la jambe et à la cuisse; mais avec moins de force. Les urines déposaient. Le quinze, elle rendit des urines limpides; la malléole externe s'engorgea, les douleurs devinrent plus vives, et les mouvemens du membre imposssibles. Le trentième, les douleurs occuppaient à la fois tout le membre. On lui appliqua aux gras des jambes deux synapismes. Les douleurs furent calmées, et l'œdématie des malléoles diminua. Les urines se colorèrent les jours suivans, jusqu'au quarantième, qu'elle fut guérie, sans crise manifeste.

Le gonflement des seins et l'écoulement des purgations se firent comme à l'ordinaire.

Elle n'avait jamais été atteinte de rhumatisme.

Elle buvait une tisane mucilagineuse, et observait un régime léger.

OBSERVATION LIX.

Affection rhumatismale survenue à l'époque des couches, chez une fille dont le détroit inférieur du bassin était mal conformé.

Une fille jeune, forte, était aux douleurs de l'enfantement depuis assez long-tems sans que l'accouchement pût avoir lieu, à cause des tubérosités de l'ischium, qui ne laissaient entr'elles que trois pouces d'intervalle. Elle fut accouchée par le forceps. Sitôt après l'accouchement, elle se plaignit d'une douleur vive avec fourmillement dans toute l'extrémité inférieure gauche ; et cette douleur se fixa, quelques jours ensuite, à l'occasion de synapismes appliqués aux mollets, sur l'articulation de la jambe avec le pied, et dans la jointure des orteils. La douleur persista, sans gonflement extérieur, jusqu'au sixième jour, qu'une rougeur légère se manifesta dans ces mêmes parties. La douleur devint moins vive alors, et finit insensiblement. Le quinze, il n'y en avait aucune trace.

Elle fut mise à la diète. Dans le principe, on lui fit des frictions sèches sur l'extrémité inférieure gauche, présumant que le mal venait des suites de la compression du plexus sacré par la tête de l'enfant : ayant appris qu'elle avait eu jadis des douleurs de rhumatisme, on lui appliqua des synapismes aux deux mollets ; et les douleurs s'étant fixées dès-lors aux jointures, on se borna à l'usage de boissons délayantes avec de la réglisse et du gramen.

OBSERVATION LX.

Affection rhumatismale dans les derniers tems de la grossesse, à l'occasion d'une suppression subite de transpiration.

Une fille parvenue au huitième mois de sa grossesse, fut prise, tout-à-coup, après s'être exposée le soir à un air frais, dans un instant où elle avait très-chaud, d'un malaise général, suivi de frissons irréguliers, de chaleurs brûlantes, et de douleurs dans toutes les articulations. Les douleurs s'accrurent la nuit. Elles durèrent plusieurs jours, pendant lesquels il lui fut impossible de se mouvoir. Les douleurs, disséminées dans les jointures, se fixèrent dans celle de l'épaule gauche. On fit des applications sédatives de baume tranquille sur cette partie. Les douleurs disparurent et se portèrent sur l'articulation du pied avec la jambe gauche, où elles se soutinrent trois jours durant, et y produisirent une légère rougeur de la peau. Elles reparurent à l'épaule gauche ; et elles se transportèrent ensuite alternativement de l'épaule à la jambe et de la jambe à l'épaule, jusqu'à l'époque de l'accouchement. Les couches furent naturelles, les douleurs de rhumatisme diminuèrent progressivement, et finirent le dixième.

La malade observait la diète, et buvait une infusion de fleurs de sureau.

OBSERVATION LXI.

Affection rhumatismale de la matrice, après l'accouchement.

UNE fille de la campagne, âgée de près de cinquante ans, encore réglée, ayant toujours vécu dans la plus grande misère, et habituellement tourmentée de douleurs de rhumatisme, si ce n'est depuis sa grossesse, qu'elle en était exempte, devint enceinte, et entra à l'hospice peu avant d'accoucher. Sitôt après l'accouchement, elle fut prise d'une vive douleur à l'hypogastre. Le lendemain et le surlendemain, la douleur devint plus intense, et se fixa sur la matrice. Le ventre était sans tension, gonflement ni douleur. Le quatrième jour, les seins se gorgèrent ; les lochies restèrent rouges. La douleur de la matrice continuait avec la même intensité, et de plus, avec des tranchées, de fréquens ténesmes, des tiraillemens douloureux dans les aines, et des contrictions passagères à la gorge. Le cinq, il survint une vive douleur au genou droit. On plaça sur le devant des deux genoux, et sur l'articulation de la jambe avec le pied, du côté droit, des synapismes. Incontinent la douleur du genou droit disparut. Les jointures des poignets se gonflèrent le même jour ; et il ne se manifesta pas le moindre signe de rhumatisme aux jointures des genoux et des jambes, où l'on avait placé les synapismes pour l'y attirer. Le six, la douleur fixée sur la matrice avait disparu. Les articulations des poignets continuèrent de se gonfler, et, avec tant de douleur et de tension, que le plus léger mouvement ou la moindre pression faisait pousser les hauts cris. Le huit, elle ne ressentait aucune douleur dans l'hypogastre, même lorsqu'on comprimait cette région. Les douleurs demeurèrent invariablement fixées sur les poignets. Elles durèrent jusqu'à l'époque naturelle de la cessation des lochies, avec lesquelles elles finirent

Remarques.

Une fois fixé aux poignets, le rhumatisme fut abandonné à son cours naturel ; et, malgré l'intensité des douleurs, on se garda d'aucune application sédative, dans la juste appréhension de voir la matrice atteinte de nouveau.

Les synapismes et les vésicatoires placés sur ou vers le lieu malade, dans la période d'invasion et d'augment du rhumatisme aigu, subissent cette alternative ; ou ils y attirent tout le rhumatisme et produisent d'horribles fluxions (je connais des patiens estropiés par cette cause), ou ils le repoussent et le chassent de ce lieu.

Si l'on en excepte celles produites par des remèdes abortifs, ou par de violentes manœuvres pour terminer l'accouchement, celle-ci, causée par le rhumatisme, est la seule inflammation de matrice que j'aie observée chez les femmes en couche. Les exemples d'inflammation spontanée de ce viscère, survenus dans les couches, méritent donc d'être vérifiés.

Remarques sur les précédentes observations de rhumatisme.

Les exemples de rhumatisme, chez les femmes grosses ou accouchées, sont nuls ou très-rares dans nos livres ; et le rhumatisme cependant est une affection commune chez les femmes en l'un ou l'autre de ces états, et surtout chez les accouchées ; mais l'habitude de tout rapporter chez elles à une cause laiteuse, offusque l'intelligence des praticiens et l'obstrue. J'ai connu des femmes, dont les dernières couches dataient de plus de dix ans, atteintes de rhumatisme chronique, et que l'on tourmentait encore par des élixirs, purgatifs, lavemens, ou autres remèdes dits anti-laiteux, sous le prétexte d'enlever les restes d'un lait aigri et corrompu dans les humeurs.

Singulière affection que le rhumatisme ! Avec quelle inconcevable rapidité elle se jette d'une partie sur une autre ; ou du moins, avec quelle rapidité elle affecte des parties diverses ; car il se pourrait que l'idée de transport fût un préjugé.

Il ne serait point déraisonnable de supposer qu'une partie de l'albumine, surabondante pendant les couches, se jette sur les jointures, qui ont aussi des membranes séreuses et des parties blanches, et par conséquent de l'affinité avec elle, et en imposât pour le rhumatisme. Il est de fait que, dans les premiers tems des couches, où l'albumine est plus abondante dans les humeurs, et à l'époque de la cessation des lochies blanches, où elle ne s'évacue plus au-dehors, les rhumatismes sont plus fréquens.

Et en d'autres tems que les couches, lorsque des pertes blanches se suppriment, il est ordinaire de les voir remplacées par le rhumatisme ; des engorgemens, des glandes lymphatiques du cou, des aisselles et des aines alternent fréquemment avec cette maladie ; j'en dis autant des hémorroïdes et des dartres. Or, si ces affections peuvent alterner, et alternent communément en effet avec le rhumatisme, il est clair qu'elles reconnaissent quelque cause analogue, qui devient le principe de ces métamorphoses.

L'actuelle théorie traite à la fois et ensemble du rhumatisme et de la goutte, comme d'affections homogènes, et possédant un siége spécial dans les tissus fibreux, synoviaux et musculaires. Rien de plus commun cependant que de voir ces maladies fixées sur la peau, et y causant soit des dartres, soit d'atroces douleurs, soit un froid intense, sans que les muscles sous-jacents y participent en aucune manière. Très-fréquemment les testicules en sont atteints ; très-fréquemment la muqueuse de l'urètre, sur laquelle ces affections causent de longs écoulemens gonorhéïques ; très-fréquemment celle de l'estomac, où, par la nature brûlante, filamenteuse ou circonscrite de la douleur, il devient manifeste qu'elles siégent sur les nerfs de cette membrane, et non sur la tunique musculeuse. Une triviale observation enfin montre que le nerf sciatique, ses branches et ses rameaux, à l'exclusion des parties environnantes, sont parcourus et frappés par le rhumatisme et la goutte. C'est donc une capitale erreur que d'affirmer que le rhumatisme et la goutte affectent exclusivement les tissus musculaire, fibreux et synovial.

Une autre grave erreur de la théorie actuelle, c'est de considérer ces deux affections comme étant de semblable nature. Le rhumatisme est une affection symptomatique, multicause, dont les symptômes ne représentent pas l'espèce causative : la goutte, au contraire, est une affection primitive, unicause, et dont plus tard j'annoncerai l'essence.

HÉMORRAGIES.

OBSERVATION LXII.

Hémorragie nasale, active.

UNE fille âgée de vingt-deux ans, le quatrième jour de ses couches, éprouva tout-à-coup, dans la soirée, une sensation de froid dans le dos, qui se propagea partout le corps, et fut suivie de bouffées de chaleur vers la tête, de tintemens d'oreilles, de battemens dans les artères temporales, et de vertiges. Une légère hémorragie nasale survint : les symptômes disparurent. L'hémorragie se renouvela de la même manière, tous les jours, et à la même heure, jusqu'au onzième, qu'elle cessa. Le développement des seins et l'écoulement des lochies, se firent comme à l'ordinaire.

Quelques hémorragies nasales s'étaient aussi déclarées, chez cette fille, pendant la grossesse ; mais à des intervalles irréguliers, et sans signes précurseurs.

On n'administra aucun remède, et l'on défendit toute application astringente à l'extérieur.

Remarques.

Je ne connais point d'exemples d'épistaxis actif, aussi marqué, et aussi régulièrement prolongé que celui-ci.

Assez fréquemment j'ai vu des hémorragies symptomatiques, se déclarer par un effet de saburres gastriques, ou autres maladies ; mais celle-ci est la seule essentielle que j'aie observée chez les femmes en couche.

Considérez que l'hémorragie a débuté par un frisson dans le dos, qu'elle était périodique, que le kina eût pu la couper, qu'elle s'est terminée parfaitement sans remèdes ; et montez de là au type intermittent, et à l'essence des fièvres malignes.

Sur un remède propre aux inflammations esquises.

Un orateur, dans la force de l'âge, pris aujourd'hui d'une violente inflammation de la mem-

branc de schnéider, avec un si excessif enchifrènement, qu'il ne pouvait se faire entendre , devait prononcer un discours public le lendemain.
Je fis placer, dans sa chambre à coucher, des
charbons de boulanger allumés, et les y laissai
brûler pendant la nuit. A son réveil, l'orateur
se trouva délivré de son enchifrènement. Or, on
pourrait renforcer l'action de ce remède , en y
mêlant des charbons de bois , même on pourrait
se servir uniquement de ces derniers , en en sur-
veillant l'effet , pour ne le pas laisser aller jusqu'à l'asphyxie. Depuis ce fait de l'orateur, j'ai
songé que ce remède pourrait devenir d'un grand
secours dans les péripneumonies esquises violentes,
les pleurésies , et généralement toutes les affections inflammatoires essentielles intenses. J'ai pris
la résolution mentale de l'employer chez le premier hydrophobe que j'aurais à traiter. Eh ! un
peu d'invention ! Agissons quelquefois par nous-
mêmes ! Si toujours nous évoquons à notre aide
l'ombre des ancêtres, la nôtre ne le sera jamais.

*Remarques sur les observations contenues dans
ce chapitre.*

Les maladies inflammatoires, consignées dans
ce chapitre , sont, à l'exception du rhumatisme,
de la fièvre scarlatine et des éruptions miliaires,

les seules que j'aie vues pendant toute la durée de mon exercice à l'hospice. On doit conclure de ce fait que les maladies inflammatoires sont rares chez les femmes en couche. La surabondance de l'albumine dans le sang, les évacuations considérables qui se font à cette époque par les urines, les lochies, le lait et les sueurs expliquent la cause de la rareté de ces affections. Du reste, on verra par la suite l'abus du mot inflammation, symptôme, l'abus par conséquent des divisions nosologiques qui reposent sur ce mot, et je passe outre pour le moment.

Or, maintenant qu'un certain espace des maladies des femmes en couche est parcouru, il devient indispensable, autant pour les observations qu'on a lues que pour celles qu'on doit lire, de faciliter l'intelligence de la méthode curative suivie dans cette clinique, en exposant les points de vue généraux d'après lesquels elle a été dirigée. Une thérapeutique sommaire remplira ce but; et cette thérapeutique sera profitable à-la-fois, je l'espère, et aux faibles, qui errent à travers les remèdes sans règle et sans boussole, et aux forts, qui se proposent de tenter les voies médicamentaires enseignées dans la méthode.

THÉRAPEUTIQUE GÉNÉRALE
SOMMAIRE.

————

TELLE est l'alternative actuelle touchant la thérapeutique. Une thérapeutique causale, qui survivra dans les tems, mais qui semblera hypothétique à notre siècle, qui l'entendra peu et n'en profitera point : une thérapeutique symptomatique, que la postérité repoussera, mais que le tems présent comprendra et pourra consulter avec fruit. Je sacrifierai à l'utilité présente. Je renonce donc à la thérapeutique définitive ou causale, laquelle, en son tems, traitera, à l'égard de chaque maladie ou cause, de ces quatre objets : curation de la cause ; du siége ou organe qui subit ou travaille la cause : des symptômes projetés par l'organe et inutiles à la destruction de la cause ; et enfin, de la curation des organes accidentellement mis en jeu par le heurt et le choc des premiers symptômes. Descendons au tems présent ; et considérons les maladies sous leur extérieur symptomatique, dehors incomplet, imparfait et inférieur, mais obligé, pour l'époque actuelle, leur aspect causal n'étant point suffisamment connu pour être embrassé dans son ensemble.

THÉRAPEUTIQUE SYMPTOMATIQUE GÉNÉRALE.

La thérapeutique spéciale est le but de la médecine : la thérapeutique générale n'a pas de but positif. Si celle-là était complète, celle-ci serait superflue ; mais celle-là est ignorée en bien des espèces, et celle-ci trouve place, comme moyen de conduire à ces espèces ignorées : ainsi que la boussole, elle ne sert que parce qu'il manque une voie faite.

Jusqu'à cette heure, l'aiguille thérapeutique a varié dans les mains des plus habiles : je vais tâcher de la fixer, de manière à la rendre indicative.

A l'égard de la thérapeutique, les maladies, prises dans la situation de la pathologie actuelle, se présentent sous l'un de ces quatre grands aspects : elles sont simples, compliquées, contagieuses, ignorées ou encore peu connues.

Thérapeutique des maladies simples.

Parmi les maladies simples, il en est où la puissance médicatrice de la nature se développe avec énergie, et d'autres où cette puissance est languissante : il sera d'abord question des premières, et ensuite des secondes.

Thérapeutique des maladies simples où la puissance médicatrice de la nature se développe avec énergie.

L'ART de diriger la thérapeutique de ces maladies, consiste : à connaître préalablement et leur cours naturel, et les accidens qui le peuvent déranger.

Si l'on considère le cours naturel d'une maladie simple où la puissance de la nature se développe avec énergie, on aperçoit cette maladie parcourir des périodes déterminées : commencer, s'accroître, diminuer, et enfin disparaître ; et, durant ces périodes, la nature déployer ses forces par intervalle, se reposer, agir de nouveau, et suivre un ordre si régulier et si parfait, que tout ce qui se passe semble prévu et concerté. Les précédentes observations de fièvre inflammatoire en fournissent un brillant exemple. Quelle admirable suite de phénomènes dans le travail spontané de la nature pour en amener la solution ! Or le cours de ces fièvres offre le type de celui des maladies simples, où la puissance médicatrice de la nature se développe avec énergie.

La nature se suffit donc à elle-même pour la curation de ces maladies. Elles font le triomphe de la médecine expectante. Mais elles deviennent pour les médecins non observateurs une source intarissable de déception ; car ces médecins administrant dans ces maladies, qui guérissent spontanément, des remèdes superflus, conçoivent, à cause de la guérison qui s'opère, une haute idée de ces remèdes qu'ils ont prescrits, et ils s'attachent d'autant plus à cette idée qu'elle leur semble constatée par l'expérience : de là cette aveugle confiance à une foule de médicamens inertes.

Le médecin observateur se préserve d'illusion. Contemplant, dans ces maladies, la nature livrée à elle-même, il en considère la puissance, en admire la sagesse et les combinaisons, et respecte, sans toujours les connaître, les causes qui la font mouvoir. Fort de son étude, et plein de confiance en ses forces, qu'il sait suffisantes, il ne cherche point à lui en ajouter d'inutiles, ni à s'associer à la gloire d'une guérison qu'elle seule produit. De même que, dans la végétation des plantes, il observe les périodes diverses de la naissance des feuilles, des fleurs et des fruits, de même il reconnaît dans les maladies de l'espèce dont on s'occupe, des périodes d'invasion, de progrès et de terminaison ; de même que dans les végétaux ces périodes se succèdent spontanément, de même elles se développent dans ces maladies ; et comme un agriculteur n'emploie pas des modifications de culture, ainsi

le médecin observateur n'ordonne pas des remèdes pour produire des périodes, qui, dans l'ordre
de la nature, doivent infailliblement se succéder.

Il est donc manifeste que dans les maladies
simples où la puissance médicatrice de la nature se développe avec énergie, l'inaction est
la première règle de conduite. Mais comme il
ne s'agit pas d'une inaction passive, ignorante
ou stupide, mais d'une inaction méditée, il faut
expliquer de quel raisonnement elle émane. Le
voici. L'observation constate que telle maladie parcourt ses périodes et guérit spontanément,
qu'aucun remède ne la guérit plus sûrement ni
plus promptement que cette spontanéité : donc
la nature opère seule la guérison ; donc il faut
abandonner la maladie à son cours et n'administrer aucun agent curatif.

Cette première notion, toute simple qu'elle
paraît, est un principe fondamental en thérapeutique. Sans cette notion en effet tout devient
obscur dans l'art de traiter les maladies : la maladie qui guérit spontanément, la maladie qui
guérit encore malgré les remèdes qu'on lui oppose, offre un sujet perpétuel de controverse
et d'illusion, qui conduit, à l'égard des médicamens, au septicisme ou à la crédulité, et oppose un insurmontable obstacle à l'établissement
d'une saine thérapeutique. Au contraire, cette

première notion une fois acquise, tout s'éclair-
cit : la puissance de la nature, le pouvoir de
l'art se distinguent aisément, et tout sujet d'é-
quivoque ou d'erreur sur la vertu des remèdes,
disparaît. C'est donc, en thérapeutique, un principe fondamental, que les maladies simples où
la puissance de la nature se développe avec énergie, guérissant d'elles-mêmes, doivent être abandonnées à leur cours naturel.

Or ce premier principe découle de la science
préalable du cours naturel de ces maladies simples, c'est-à-dire, dans notre sens, de l'ensemble connu dans sa marche d'un certain nombre de
symptômes homogènes, que nous jugeons tels,
par instinct, et que nous nommons maladies
simples, prenant toujours les symptômes pour
la cause ou maladie, et ne recherchant pas cette
cause, parce qu'on se tient pour satisfait des
symptômes ; et cependant si l'on possédait la
cause, on travaillerait à la détruire, et il n'y
aurait point de maladies que l'on abandonnât à
son cours naturel. Ainsi donc encore ces mots
maladies simples et abandonnées à leur propre
cours, sont des expressions et des idées qui se
rattachent à l'infirmité de notre actuelle théorie,
la théorie symptomatique. Continuons, toutefois. Or, reprenant de plus haut, nous avons
dit que le premier principe thérapeutique, d'a

bandonner à leur propre force les maladies simples où la puissance médicatrice de la nature
est énergique, découlait de la préalable science
de leur cours naturel. Recherchons donc à présent quels événemens peuvent troubler ce cours
naturel, afin d'obtenir, toujours par la même
voie, de nouveaux principes thérapeutiques, et
analogues à l'état présent de la science. Ces
événemens sont : des symptômes qui s'aggravent,
ou des accidens qui surviennent.

Les symptômes, dans les maladies simples où
la puissance de la nature se développe avec énergie, on vient de le reconnaître, sont des efforts
concertés pour en amener la solution. Il suit de
là que, tant que ces symptômes se maintiennent
à un degré modéré, on ne doit point les combattre, puisqu'une certaine force des symptômes est nécessaire à la curation naturelle. Tout
remède est donc inutile et superflu dans ces cas.
Mais plusieurs nuisent, et surtout les narcotiques, ils diminuent les symptômes, et avec eux
les forces du patient, la marche de la maladie
en devient moins régulière, moins sûre, les
crises plus difficiles, et la terminaison plus
tardive et moins complète. La guerre aux symptômes annonce un médecin qui ne voit que le
jour, l'instant, qui ne juge et n'embrasse ni les
détails ni l'ensemble, qui ignore, et qui ne con-

çoit pas l'urgence de la succession régulière des
périodes des maladies pour leur guérison parfaite. Mais, en quelques cas, les symptômes,
au lieu de se maintenir dans un simple état de
vigueur et d'énergie, s'exaltent et s'exaspèrent :
ils s'aggravent alors, et alors on doit les combattre. Dans la péripneumonie, par exemple,
la difficulté de respirer est un symptôme naturel
et qui n'exige aucun remède, s'il reste modéré ;
mais il s'accroît dangereusement : une saignée
devient indispensable pour l'apaiser. Un enfant,
attaqué du croup, est sur le point de suffoquer :
un émétique expulsera la fausse membrane qui
va l'étouffer. Le mal de tête, dans une fièvre
bilieuse, s'exalte à faire pousser des cris, et
les évacuans n'ont pas adouci ce symptôme : des
lotions froides sur le front, un synapisme à la
nuque parviendront à l'apaiser. Les exemples se
présenteraient indéfiniment, posons le principe.
Les maladies où la puissance médicatrice de la
nature se développe avec énergie, ont leurs symptômes ; tant qu'ils se conservent modérés, il
serait insensé de les combattre, ces symptômes
étant nécessaires à la curation naturelle ; si au
contraire ils s'aggravent, on doit les apaiser,
et par des moyens appropriés à leur espèce.

Enfin, dans les maladies simples où les forces
médicatrices de la nature se développent avec

énergie, il peut survenir des accidens qui en troublent le cours naturel. Je n'entends point parler d'accidens purement éventuels, comme ceux qui résultent d'une frayeur subite, de l'exposition brusque à un air froid, d'une intempérance dans le régime ; sorte d'accidens qui se manifestent indifféremment dans toutes sortes de maladies, et qui ne sont soumis à aucune règle de thérapeutique générale ; mais je veux parler des accidens propres à telle maladie, accidens qu'on doit prévoir, puisqu'ils tiennent à l'espèce, et que dès-lors on peut éviter, ou du moins combattre au moment de leur invasion. Supposons une fièvre inflammatoire. Les accidens propres à cette fièvre, sont des inflammations locales : inflammations d'un danger nul ou médiocre, si elles occupent l'extérieur ; mais qui, venant à se fixer sur le cerveau, les poumons ou les viscères du ventre, peuvent devenir promptement mortelles. Or sachant, par la théorie, que dans la fièvre inflammatoire les inflammations locales sont à craindre, l'attention se porte sur cet objet. Une inflammation interne est-elle imminente ? au premier signe, la veine est ouverte ; et l'accident dont on était menacé n'existe plus. C'est ainsi qu'on prévient les malheurs qu'on prévoit. Les exemples s'offriraient sans nombre, venons au principe. Chaque maladie est sujette

à certains accidens ; le médecin doit les connaître et les surveiller , afin de les prévenir , ou
du moins de les combattre à l'instant même de
leur invasion.

Donc , abandonner à elle-même la maladie,
mais en surveiller le cours , pour apaiser les
symptômes qui s'aggravent , prévenir ou combattre les accidens qui surviennent , sont les préceptes de thérapeutique générale qui s'appliquent
aux maladies simples où la puissance médicatrice
de la nature se développe avec énergie.

Comme ces préceptes rendent évidente la nécessité d'approfondir le cours des maladies ! Comment, en effet , agir , se reposer , prévoir , sans la
connaissance préalable de la marche et des progrès des affections ? Que de maux deviennent incurables faute de cette science ! *La médecine consiste
dans un petit nombre d'occasions opportunes* , a dit
le grand homme ; *celui qui les connaît les attend.*
Pensée profonde et vraie , et qui doit donner
à songer aux praticiens , qui ont plus souvent
que les autres , des maladies longues ou graves à traiter.

Or , dans le nombre des maladies simples où
la puissance médicatrice de la nature se développe avec énergie , se rangent : les fièvres inflammatoires , bilieuses et muqueuses ; la petite
vérole , la rougeole , la scarlatine et l'érysipèle ;

la péritonite, la cardite, la pleurésie et la phrénésie ; l'ophtalmie, le coriza ; les angines guttu-
rale, trachéale ou laringée ; le croup ; les catarrhes pulmonaire, stomacal, intestinal, vésical
et utérin ; le phlegmon, la péripneumonie, l'hépatite, la néphrite, la céphalite et la métrite ;
les attaques aiguës et régulières de rhumatisme
et de goutte ; les hémorragies actives et modérées, épistaxis, hémophtisie, hématémèse, hé-
maturie et ménorrhagie ; les couches naturelles,
et autres affections qui, bien qu'ayant assez ordinairement besoin des secours de l'art, guérissent le plus communément par les seuls efforts
de la nature, comme le méloena, les hémorroïdes, des hydropisies, certaines manies, quelques affections spasmodiques.

Voici l'exception aux principes établis précédemment. Si la maladie simple, encore que simple et douée de symptômes énergiques, affecte
un organe où par le seul fait de son cours naturel elle puisse devenir mortelle, bien loin de
l'abandonner à elle-même, il la faut au contraire
attaquer brusquement, afin de la faire avorter
et d'en briser le cours. C'est ainsi qu'on en use
pour la céphalite, la phrénésie, le croup ; c'est
ainsi qu'on en devrait user pour beaucoup d'autres. Il paraît que Paracelse et Vanhelmont rattachaient à ce mode perturbateur toute leur thé-

rapeutique, puisque ces enthousiastes déclaraient indignes du nom de médecin, quiconque ne savait pas guérir les maladies dans l'espace de trois jours. Qui le croirait? malgré son apparente extravagance, cette assertion peut être de nouveau mise en question; mais spécialement. Alors la question serait : déterminer, à l'égard de chaque maladie, celles qu'il est expédient de faire avorter, et celles dont on doit respecter le cours; et l'on ajouterait : considérer, si une même maladie, selon ses diverses périodes, n'est pas susceptible de recevoir l'une et l'autre pratique.

Mais, car il importe d'aggrandir ce point de vue; la pratique d'abattre brusquement les maladies peut s'employer, sans que toujours on doive la nommer pertubatrice : pertubatrice, mot vicieux, fruit de notre symptomatique entendement médical, et qui nous fait envisager comme perturbateur tout moyen qui coupe court aux symptômes, symptômes, pour nous la maladie, et dont nous supposons le cours légitime et nécessaire. Mais encore une fois les symptômes ne sont pas la maladie, ils sont le langage de l'organe qui élabore ou subit la cause, cause ou proprement la maladie. Or, la cause enlevée, tous les symptômes s'évanouissent, et s'évanouissent sans danger; car ils n'ont ni existence ni puissance intrinsèques; ils ne sont qu'une réflexion de la cause fixée, et cette réflexion cesse avec la soustraction du corps qui la projetait. La subite destruction des symptômes par la soustraction de la cause, constitue donc une curation, non point irrégulière et perturbatrice, mais très-régulière et légitime. Reprenons le fil de notre symptomatique thérapeutique.

Thérapeutique des maladies simples où la puissance médicatrice de la nature est languissante.

DANS ces affections la nature est opprimée, sa réaction faible, sa direction nulle ou fâcheuse, ses efforts inutiles ou incomplets. Elle a besoin de secours ; comment les diriger ?

La thérapeutique de ces maladies se compose de deux élémens : l'un empirique et l'autre rationnel. L'élément empirique regarde le choix des remèdes, le rationnel le tems de les administrer. On va juger de l'un et de l'autre.

Jusqu'à ce jour, ni le raisonnement ni la théorie n'ont conduit à trouver les remèdes ; mais le seul empirisme : on a donné des remèdes sur des motifs vagues ; ils ont opéré d'une manière avantageuse ou nuisible, et ils ont été adoptés ou rejetés.

Les remèdes choisis en conséquence de quelques théories, loin d'avoir été suivis des résultats qu'on en attendait , en ont eu de tout opposés. Il n'en faudrait pas conclure que la théorie est inutile ou funeste à la thérapeutique , ce serait la conclusion d'un enfant ; mais que les théories mises en pratique étaient erronées. Au contraire , c'est de la seule théorie que l'on doit attendre le perfectionnement de la thérapeutique. Non , sans doute , d'une théorie hypothétique , symptomatique ; mais d'une théorie telle que la donneront les nosologies causales.

Les fausses théories ont dégoûté de la bonne. Celles qui ont prévalu en thérapeutique générale ne méritent pas de réfutation. Séduits , par la superficie des phénomènes , des esprits systématiques , ont cru voir les uns que toutes les maladies provenaient d'un excès de force ou de faiblesse , d'asthénie ou d'irritation , et ils ont bâti , sur ce vague aperçu , leur thérapeutique , sans considérer qu'une même maladie , selon ses périodes , s'offre alternativement et consécutivement sous ces deux aspects : les autres , se sont sérieusement appliqués à découvrir une méthode curative universelle ; mais une méthode curative universelle est une chimère , et c'est une chimère , parce que l'être morbide archétype en est une.

Jusqu'à ce que l'on possède une théorie complète , émanant de la cause , toute curation fondée sur le seul raisonnement , quelque probant qu'il paraisse, ne saurait faire autorité. Pour qu'une telle curation obtienne force de loi, il faut de nécessité qu'elle soit confirmée par la pratique. Et c'est de cette confirmation seule qu'elle tire sa force : car on ne l'adopte point parce qu'elle est bien raisonnée, mais parce que l'expérience constate qu'elle est bonne.

Cette conclusion est humiliante ; mais que la vanité qui s'en offense, avance la théorie. La théorie en effet resserre le champ de l'empirisme à proportion de ce qu'elle étend le sien. Car l'empirisme suppose un vice ou un vide de la théorie : ce sont là ses appuis nécessaires. Telle est donc notre situation actuelle : compléter la théorie, détruire par conséquent l'empirisme, et créer une thérapeutique rationnelle et régner par elle ; ou négliger la théorie, la thérapeutique rationnelle par conséquent, et rester sous la dure verge de l'empirisme.

Lorsque la thérapeutique rationnelle régnera universellement, la science en sera simplifiée et en exigera moins d'études. Pour connaître les remèdes que l'empirisme a démontrés utiles à chaque maladie, il faut compulser les nombreux recueils d'observations, d'épidémies, de monographies, recherches toujours longues, non toujours instructives, souvent désespérantes par leur opposition et leur contradiction, mais enfin que tout médecin est aujourd'hui réduit à faire. Ces recherches deviendront superflues quand existera la vraie théorie. Ainsi, plus la science sera avancée, plus elle sera courte; mieux on saura, et moins on aura besoin d'érudition.

Jusques-là, on peut établir en principe, touchant l'élément empirique des maladies simples où la puissance médicatrice de la nature est languissante, que les remèdes applicables à ces maladies se règlent sur ce raisonnement : telle de ces maladies a été observée en différens tems; les médecins qui l'ont observée, l'ont combattue par des remèdes divers; l'expérience a constaté que tel remède était le plus heureux, donc il faut le préférer et l'employer. Remarquez, dans cette hypothèse, que le choix que vous faites n'est motivé sur aucune idée de théorie; que vous ne préférez point le remède parce que votre raison l'approuve ou le justifie, mais seulement parce que l'expérience a constaté qu'il était le meilleur. Et tel est le déplorable état de la théorie, que l'art s'estime heureux lorsqu'un tel raisonnement est en sa puissance.

L'élément rationnel vient en sous ordre ! Il n'a d'existence qu'autant que l'élément empirique n'est pas complet.

L'élément empirique est complet lorsqu'il signale un remède unique; il est incomplet, lorsqu'il n'indique qu'une classe de remèdes. Quand il est complet, il subsiste par lui-même, exclusivement, il règne; quand il est incomplet, il s'unit au rationnel. L'élément rationnel, adjoint à l'empirique, le domine ou en est dominé: cette influence relative importe peu à la thérapeutique générale; il en résulte des nuances, et non des règles.

Une seule règle émane de l'élément rationnel: graduer les remèdes selon la durée de la maladie. Il faut donc encore, dans cette espèce, que la théorie précède la curation. Or, la connaissance théorique de la durée de la maladie, étant acquise, ou répartit les remèdes de la classe indiquée par l'élément empirique, de manière à ce que leur action médicamenteuse s'élève croissante, jusqu'à l'époque connue de la fin de cette maladie.

En effet, lorsque, dès le début d'une maladie, l'on déploie les moyens énergiques, à la deuxième ou troisième période, que le danger devient imminent, on se trouve dépourvu de ressources; les mêmes remèdes, qu'on est obligé de continuer, étant émoussés par l'usage, restent sans efficacité; et on lutte vainement alors contre des symptômes qu'on aurait pu vaincre, si, se possédant mieux dans le principe, on eût eu l'art de se réserver de nouvelles armes contre un état de choses qu'on ne pouvait ni ne devait combattre par anticipation. Au contraire, combiné d'après l'intelligence des périodes, le traitement se renforce à mesure que la maladie augmente; l'activité des remèdes et l'intensité du mal demeurent proportionnées; les forces sont constamment soutenues, et la nature, stimulée sans relâche par des moyens nouveaux et de plus en plus actifs, surmonte des obstacles qui, sans cet art de graduer les médicamens, l'auraient fait succomber.

Donc, le principe suivant est manifeste : pour appliquer aux maladies simples, où la puissance médicatrice de la nature est languissante, l'élément thérapeutique rationnel, il faut considérer leurs périodes les plus dangereuses, afin de ne pas s'épuiser dès le commencement, et de se réserver des moyens pour combattre ces périodes, lorsqu'elles seront survenues.

Voilà les préceptes qui regardent les maladies simples, où la puissance médicatrice de la nature est languissante. Or, qu'on retienne bien toujours que le mot maladie est pris dans le sens actuel, dans le faux sens de nos figures morbides symptomatiques, lesquelles ne représentent qu'un des effets apparens, qu'un des effets possibles, et non l'effet absolu de la cause ou vraie maladie. Ainsi donc l'intelligence de la progression de ces figures morbides symptomatiques, la science des périodes, qui paraît si profonde, encore qu'elle

soit aujourd'hui nécessaire, et que comme telle
nous la devions connaître et respecter, n'est cependant qu'une vaine science. Je le demande ! Si
vous connaissiez la cause morbide, iriez-vous,
au lieu de l'abattre, et le plutôt que vous pourriez, vous donner le plaisir de la laisser croître,
afin de contempler comment la nature se tirera
d'affaire avec elle ? Iriez-vous ne pas la combattre,
commençante et faible, afin de l'attaquer, plus
victorieusement, lorsqu'elle sera renforcée et devenue puissante ? Appréciez-vous à cette heure
la théorie actuelle ? Énumérons, cependant, dans
le sens de cette théorie, les maladies dites simples
et dans lesquelles languit la puissance médicatrice
naturelle.

Parmi ces maladies, se comptent : les fièvres
putrides et ataxiques ; les fièvres remittentes et
intermittentes, bilieuses ou muqueuses, de long
cours ; les fièvres hectiques ; les petites véroles,
rougeoles, scarlatines ou érysipèles qui manquent
de forces pour se développer ; les gangrènes et les
affections gangréneuses ; les opthalmies rebelles,
les catarrhes chroniques de toute espèce ; les
inflammations lentes des membranes séreuses ou
d'autres tissus ; les affections anciennes ou irrégulières de rhumatisme et de goutte ; la plupart
des hémorragies passives, des paralysies, des convulsions et des névroses ; le cancer, les scrophules,

l'osteo-malaxie, le carreau, le diabètes, la phtisie pulmonaire tuberculeuse, toutes les phtisies tuberculeuses ; l'anasarque, l'endurcissement du tissu cellulaire ; quelques hémorroïdes et hydropisies ; des méloenas, des dartres, la teigne, la plique, la lèpre et l'éléphantiasis ; ce qu'on appelle les obstructions des viscères ; les asphyxies, l'asthme, la coqueluche, le scorbut ; et les maladies consistant en certains corps étrangers, comme les calculs, les vers ou autres animaux, la colique des peintres, les poisons : ainsi, le plus grand nombre de nos maladies, de nos maladies symptomatiques se fond dans la cathégorie qui nous occupe.

Hippocrate disait : « *On doit entreprendre la* » *guérison des maladies, non par des raison-* » *nemens vraisemblables, mais par ce qui est* » *d'observation d'accord avec le raisonnement* ». Or, les maladies précédemment énumérées, composent l'espèce où cette maxime est applicable. Telle que l'a offerte le père de la médecine, elle est vague, équivoque, abusive. Il en est ainsi des extrêmes généralités : en physiologie, en pathologie, en thérapeutique, partout où l'on en rencontre de telles, il y a fluctuation ou disette. Mais une plus considérable réflexion dérive de cette sentence d'Hippocrate, qui défend de traiter les maladies seulement par des raisonnemens vraisemblables : c'est que ce grand-homme sentait sa

position théorique, et qu'il s'en défiait, par instinct, comme nous de la nôtre.

Thérapeutique des maladies compliquées.

Voici comment la médecine actuelle entend
les complications et leur thérapeutique.

Une maladie compliquée se compose d'une ou
de plusieurs maladies simples, coexistantes.

La curation de la maladie compliquée, s'établit sur celle des maladies composantes.

Or, la curation des maladies composantes reste
la même, que lorsque ces espèces existent isolées.

Donc il ne s'agit plus que d'enseigner l'art de
modifier la curation spéciale, dans les cas où,
plusieurs espèces coexistant, et formant un tout
par leur spontanéité, elles doivent être attaquées
à la fois. Les trois données suivantes, renferment
ce que l'art possède ou croit posséder à ce sujet.

Première donnée. Si les maladies simples qui
composent une maladie compliquée, sont à un
égal ou à-peu-près égal degré de force, on les
traite à la fois, en alternant les remèdes propres
à leur nature individuelle. Un malade est atteint
de fièvre bilieuse inflammatoire : on évacue pro-
portionnément à la maladie prédominante, alternativement ou successivement, le sang et la bile,
et l'on prescrit une boisson convenable à ces deux

maladies, qu'on choisit, à cette fin, délayante et acidulée.

Deuxième donnée. Si des deux maladies simples composantes, l'une a sur l'autre une influence prépondérante, bien qu'elles soient à un égal degré de force, on attaque d'abord celle-là. Un malade est affligé d'une péripneumonie bilieuse : encore que, chez ce malade, je le suppose, la péripneumonie ait une aussi grande intensité que l'état bilieux, et que de sa nature elle soit plus dangereuse, on commence toutefois par attaquer l'état bilieux, à cause de la funeste influence que l'expérience a démontrée qu'il exerce dans cette complication sur la péripneumonie. On administre, à cet effet, l'émétique dès le début : on s'occupe ensuite du plegmon pulmonaire.

Troisième donnée. Quand les maladies simples qui forment une maladie compliquée, sont de telle nature que le traitement de l'une nuit au traitement de l'autre, on mitige et l'on modifie le traitement de toutes deux. Un malade est pris d'une fièvre putride avec inflammation des intestins : la fièvre putride réclame des toniques, et les toniques nuiraient à l'inflammation des intestins ; une évacuation sanguine soulagerait l'inflammation des intestins, elle préjudicierait à la fièvre putride. Or, on combat l'inflammation des intestins par des dérivatifs, des fomentations sur le

ventre, et des lavemens de nature émolliente ;
et la fièvre putride, par des applications rubé-
fiantes à l'extérieur, et à l'intérieur par des potions
toniques, lesquelles, étant administrées par cuillerées, n'étendent pas leur effet immédiat aux
entrailles, comme les tisanes.

Ces trois données ou règles renferment ce que
nous possédons de science, sur l'art d'unir et de
modifier la curation des maladies simples, dites
coexistantes ou compliquées. La première offre
l'espèce où cet axiome, que les saignées rendent
les émétiques plus faciles et plus efficaces, reçoit
son application ; la deuxième semble confirmée
par toutes les histoires d'épidémies bilieuses ; et
la troisième, qu'aucun succès pratique ne justifie, est mise en principe par le seul raisonnement. Or, ô déception ! En ce dernier cas, la
nature est mal interprêtée ; et, quant aux deux
premiers, dans lesquels une pratique heureuse
semble justifier l'interprétation, l'interprétation
se trouve tout aussi fausse.

Cependant les données thérapeutiques que je
viens d'émettre sur les maladies dites compliquées, sont avouées généralement ; et elles constituent, à l'heure présente, notre unique boussole dans les cas réputés tels. J'en prends acte,
afin que l'infirmité de la médecine symptomatique
soit à jamais reconnue, et que la preuve de sa

misère subsiste aux yeux de la postérité. Maladies simples , maladies compliquées! Eh! qui sommes-nous pour juger de ces choses? Nous, médecins symptomatiques , et qui ne connaissons que des symptômes , savons-nous si ceux que nous apercevons appartiennent à une seule ou à plusieurs causes? Car, que serait-ce qu'une maladie compliquée? La coexistence de plusieurs causes en action. Bientôt, cependant , je montrerai , dans leur vrai jour, l'espèce des faits qui ont donné lieu aux règles consignées en cette troisième partie de la thérapeutique; et l'on jugera combien l'on s'est abusé, en envisageant ces faits comme le composé résultant de plusieurs maladies coexistantes , comme des maladies compliquées. Prenons courage , toutefois ; incessamment toutes ces questions seront résolues : mais il était juste qu'on subît les tems présens et antérieurs avant d'être initiés dans l'avenir.

Thérapeutique des maladies contagieuses.

LES maladies contagieuses sont soumises à une uniformité de curation , qui fait de leur thérapeutique un sujet particulier.

Toutes les maladies contagieuses , en effet , depuis celle que produit le venin qu'un insecte insinue sous l'épiderme , jusqu'aux plus graves, comme la fièvre des prisons et la peste, se combattent par des sudorifiques, des toniques et des cordiaux.

Cette médication s'emploie constamment; elle s'emploie même uniquement, à moins d'abord qu'il ne soit possible de détruire le principe contagieux par une application immédiate, et c'est ainsi, par exemple, que la pustule maligne, que l'humeur de la rage, récemment introduite dans une plaie, se consument par le cautère actuel; ou à moins encore qu'on ne possède un remède pour décomposer le principe contagieux, comme le soufre pour la gale, le mercure pour la syphilis.

Ces considérations sont les seules qui regardent la thérapeutique générale des maladies contagieuses. Il en résulte, à leur égard, ces trois modes de les combattre : détruire le virus, lorsqu'il est susceptible d'être atteint; le décomposer, lorsqu'on possède le spécifique; en préserver les parties internes, ou leur donner la force de lui résister, à l'aide des cordiaux et des sudorifiques : dernier mode, purement rationnel, et qui ne trouve de place que faute des précédens.

Quant aux maladies contagieuses, effectivement, (et il en est de même des autres, mais cela se conçoit mieux à l'égard de celles-ci), ce sont, non des remèdes rationnels, lesquels, en l'état actuel de la science, ne s'appliquent qu'aux effets,

et n'atteignent que les symptômes, mais des spécifiques, qui s'appliquent à la cause et la détruisent,
encore que l'on ignore le comment, qu'exigent
ces maladies. Or, il est raisonnable de supposer
qu'il existe un spécifique, un solutif de la cause,
contre chacune des maladies contagieuses; et,
par conséquent, il est raisonnable de faire des
efforts pour le trouver.

La découverte de ces sortes de remèdes offre à
la vulgaire industrie, que le hasard sert plus que
le raisonnement, une occasion de contrepeser le
génie, qui n'opère que par la lumière de la raison.
Car la découverte d'un spécifique, bien que le
talent n'y ait point de part, donne à celui qui l'a
faite, tant le résultat en est considérable, de la
célébrité; elle peut même lui valoir une immortalité, nominale; mais elle lui procure cette immortalité sans illustration. L'illustration, ce nom de
grand, n'appartient qu'au génie : génie! émanation divine, qui parle à l'instinct des hommes,
et a le don de leur imposer et de les soumettre.

Thérapeutique des maladies ignorées ou peu connues.

Toute maladie dont on ignore la cause est
inconnue. Sous ce rapport, la presque totalité
des maladies est ignorée aujourd'hui. Cependant,
lorsqu'un ensemble de symptômes a été signalé,

qu'il est avéré et constaté, qu'il a reçu un nom ;
encore qu'on ignore la cause et jusqu'à l'origine
de ces symptômes coïncidens, la maladie qu'ils
représentent est censée connue ; et telles sont, par
exemple , la fièvre adynamique , l'ataxique intermittente, et tant d'autres, maladies à l'égard desquelles notre insuffisance nous est devenue si familière, que nous ne la sentons plus. Mais il est pour
nous des maladies moins connues encore que ces
dernières : ce sont celles qui éclatent en symptômes si nouveaux ou si disparates , que nous ne
pouvons les grouper en un ensemble figuratif de
cause , j'entends, de maladie. Or, c'est à ces dernières que s'adressent les remarques thérapeutiques suivantes.

A la place de règles , qu'elle ne comporte pas,
il importait, en cette espèce, d'obtenir du moins
quelques données d'après lesquelles on pût se
créer un plan de conduite. Voici les principales
sources d'où ces données ont été tirées : l'âge, le
tempérament , la saison et le climat , les connaissances physiologiques , la tendance de la nature,
l'effet des remèdes et l'analogie.

Age, tempérament , saison et climat. Tous les
âges de la vie humaine ont leurs infirmités , il en
est de même des tempéramens, des saisons et des
climats : ainsi, tel âge, tel tempérament , telle
saison ou tel climat produisent plutôt telle mala-

die que telle autre ; voilà le fait. Mais on répète et on affirme universellement (l'homme social et le savant sont pétris de contre-vérités) que ces circonstances établissent des indications thérapeutiques formelles. Cette opinion est de toute fausseté. Un patient est-il pris d'une péripneumonie esquise intense ? on le saigne ; d'une fièvre bilieuse ardente ? on l'évacue ; quelques soient d'ailleurs la saison, son tempérament ou son âge, ou le climat qu'il habite. Aussi, ces circonstances environnantes ne doivent-elles être prises en considération que dans les espèces ignorées ou peu connues , et faute d'indications plus précises tirées de la nature du mal, c'est-à-dire, de la cause , ou, à son défaut , des symptômes figuratifs de cause à l'égard desquels la pratique s'est expliquée.

Connaissances physiologiques. Tous les organes, dont l'ensemble compose l'économie humaine , sont liés entr'eux par des rapports d'action et de réaction réciproques. L'harmonie et l'effet de ces rapports sont tels , qu'un organe évidemment souffrant, ne l'est souvent que par l'action sur lui d'un organe éloigné qui ne souffre pas, et où cependant réside le mal. Ces rapports sont du ressort de la physiologie ; elle doit les enseigner au praticien , afin qu'il sache discerner l'organe primitivement affecté, et tourner vers lui ses moyens de curation. Mais il n'existe pas même encore de physiologie pathologique : quel vide dans l'art ! car autant la physiologie systématique est oiseuse et vaine; autant l'expérimentale, meurtrière des animaux, est stérile et grossière ; autant une physiologie interprétative des symptômes morbides est importante et nécessaire. Une telle physiologie versera des torrens de lumières sur la médecine théorique et pratique ; et c'est au sein de cette clinique, que bientôt on verra se former ce météore.

Tendance de la nature. La nature travaille sans cesse contre les maladies ; elle s'applique sans relâche à les détruire. Elle leur oppose tantôt une éruption cutanée, un flux hémorroïdal ou dissentérique ; des ulcères ou des fistules à la marge de l'anus et autres régions; des accès ou mouvemens fébriles de diverse nature ; des congestions sur une partie, que quelquefois elle immole pour le salut du tout; et tantôt enfin, elle dirige ses efforts sur quelque organe ou viscère, qu'elle semble choisir dans l'intention d'en faire en quelque sorte un instrument excréteur de la maladie.

Les efforts de la nature sont-ils mal combinés ? menacent-ils quelque organe nécessaire à la vie ? On doit les combattre, malgré le bon effet qu'il en pourrait résulter contre la maladie actuelle, puisqu'ils en produiraient une, consécutive, plus fâcheuse : or les efforts, mal combinés, rentrent dans la classe des maladies, et ils deviennent passibles de l'une des parties de cette thérapeutique. Les efforts de la nature sont-ils bien dirigés? On doit les favoriser, par des moyens appropriés à leur caractère. Mais que faire de la maladie qu'ils ont produite? la respecter; et c'est le moment d'observer que bien des maladies, venues spontanément, et sans succéder à aucune, mais seulement à un état morbide, dont elles amènent la solution, et encore que cet état morbide ne fût pas apparent, réclament les mêmes égards, qu'il les faut respecter.

Le fait de celles-ci n'est pas toujours manifeste; mais voici l'espèce des maladies et des circonstances qui le donne à soupçonner. Ces circonstances sont : la fièvre quarte, les fièvres intermittentes irrégulières, les varices, les hydrocèles, les dartres, l'athsme, les fistules, la leucorhée, les hémorroïdes, les loupes, la migraine et les affections habituelles quelconque, lorsque ces affections ont lieu chez des sujets malsains, ou ayant le ventre volumineux, la respiration difficile, les glandes lymphatiques saillantes, le visage bouffi, les jambes grosses, la peau aride, des frissons passagers, des toux fréquentes, des pesanteurs et des douleurs aux hypocondres, des urines épaisses, chargées ou graveleuses, l'esprit inactif et morose, et qu'enfin le patient, loin de se trouver dans un pire état, s'avoue au contraire allégé. Les cautères, les sétons, les vésicatoires, les évacuations alvines provoquées, sont des secours insuffisans pour remplacer, non-seulement ces maladies, mais encore le lieu que la nature leur assigne : aider, faciliter, conserver ces affections, les rappeler, si elles disparaissent et que le malade en souffre, voilà leur thérapeutique.

Effet des remèdes. Dans toutes les maladies, et surtout dans celles dont l'espèce est équivoque, on doit prendre en considération l'effet des remèdes, observer ceux qui lèsent et ceux qui aident ; car, lorsque les remèdes n'agissent pas avantageusement, c'est une raison d'augurer que l'opinion qu'on s'est faite de la maladie n'est pas juste, qu'il faut l'étudier de nouveau, et employer d'autres moyens pour la combattre. Sans doute, dans une maladie connue, changer de remèdes à chaque symptôme, est une marque de légèreté, d'insuffisance ; mais dans une maladie non connue, s'obstiner à continuer des remèdes dont on ne retire aucun fruit, est une preuve d'entêtement et de stérilité. Or, si, cherchant, l'on vient à rencontrer un remède efficace, on conclut de l'effet constaté de ce remède contre telle autre maladie connue, à la nature de la maladie inconnue contre

laquelle il opère actuellement ; et l'action du remède alors fait office de symptôme.

Analogie. Une maladie inconnue ou nouvelle, a
nécessairement des rapports plus ou moins directs
avec une ou plusieurs des maladies connues. Ces
rapports doivent être observés ; et lorsqu'ils sont
déterminés, l'on choisit, pour base de traitement,
le traitement de la maladie connue, à laquelle la
maladie qui ne l'est pas ressemble davantage. En
thérapeutique, l'on fait un fréquent usage de l'analogie ; c'est que, n'exigeant pas une précision
rigoureuse, elle s'accommode au génie vacillant
du grand nombre. Cependant l'analogie égare les
meilleurs médecins. Cette assertion est d'Hippocrate : elle est profonde, et de plus elle est juste.
Aussi n'est-ce qu'en ramassant toutes leurs forces,
dans l'appréhension d'être séduits par de fausses
ressemblances, que les habiles entrent dans la
voie de l'analogie. Et encore les plus habiles
s'abusent-ils ; car, comparant, et ne pouvant comparer dans l'état présent de la science que des
symptômes, et des mêmes symptômes résultant de causes ou maladies différentes, il s'en
suit que l'analogie devient pour les plus habiles,
comme pour ceux qui le sont moins, un vicieux
et perfide instrument.

Voilà les sources d'indications thérapeutiques
des maladies ignorées ou peu connues : sont-elles

insuffisantes? Il ne reste qu'à remarquer l'espèce
des symptômes pour la combattre; ou à provoquer une commotion violente, dans l'intention
de troubler, d'une manière quelconque, l'affection qui existe. Car je ne ferai point entrer dans
les indications curatives le lieu et le tems, la
durée, aigue ou chronique, de la maladie : de
deux choses l'une, ou la maladie est connue de
l'art, et ces sortes d'indications sont superflues;
ou elle en est ignorée, et ces indications sont
vaines. Lors donc que les indications thérapeutiques énumérées sont insuffisantes, il ne reste
d'autre recours qu'une médecine symptomatique
ou perturbatrice.

La médecine symptomatique sévit contre les
symptômes; c'est-à-dire, contre les effets, faute
de connaître la cause ou maladie. C'est proprement toute notre thérapeutique. Mais comme
on se figure attaquer la maladie, en combattant
l'ensemble de ses effets, les symptômes apparens, on entend par symptomatique, aujourd'hui,
la thérapeutique qui s'adresse à un symptôme
isolé, au lieu d'être dirigée contre l'ensemble.
Il est des symptômes qui sont indicateurs sous le
rapport thérapeutique, sans rien indiquer sous
le rapport pathologique : telle m'a paru la soif.
Jamais, en effet, je n'ai vu la soif exister, que
les rafraîchissans ne fussent utiles, et les toni-

qués nuisibles. Ce symptôme m'a servi de phare thérapeutique dans les maladies connues imparfaitement.

Quant à la médecine perturbatrice ; et elle est bien nommée, lorsqu'elle n'opère que pour bouleverser l'économie, et sans le but précis d'attaquer la cause ou racine morbide ; elle n'est cependant pas tout-à-fait arbitraire, comme on pourrait se le persuader d'après son nom. En effet, la sorte de perturbation à employer, ne se prend point au hasard ; elle se choisit par voie d'imitation : on procure, à la faveur de remèdes appropriés, des mouvemens, efforts ou effets, qu'on a vu la nature toute seule produire avec avantage dans telle espèce qu'on juge analogue. Or, ces efforts ou effets de la nature consistant en secousses violentes, l'art emploie, pour l'imiter, de larges supurations cutanées, des sudations, des diurèses, des superpurgations ; des ébranlemens provoqués par des douches ascendantes dans le fondement, ou des douches, à divers degrés de chaleur, sur les hypocondres ou le rachis. Mais quelquefois, il faut l'avouer, la méthode perturbatrice est aveugle ; c'est un excès de diète ou de nourriture, d'exercice ou de repos, un changement quelconque, ou plutôt une opposition aux coutumes contractées qu'on met en pratique.

et seulement par la raison que ces choses sont opposées à la vie habituelle.

C'est donc par cette raison des contraires, et surtout par sa violence, qu'opère la médecine perturbatrice. Ce n'est point, en effet, par un acte organique ou symptôme thérapeutique, contraire à l'acte organique ou symptôme pathologique, qu'elle guérit ; c'est en brisant la cause morbide, ou en précipitant, usant et consumant ses actes. Bien différente en cela de la médecine rationnelle, qui opère par la justesse du remède ; et bien moins puissante qu'elle, celle-ci, procurant, sans commotion et sans bruit, des résultats auxquels ne peut atteindre avec tout son fracas la médecine perturbatrice. O merveille! Un patient, souffrant depuis dix années, ne pouvant prendre de nourriture qu'il ne la rejette par le vomissement, réduit à un excessif degré d'amaigrissement et de sécheresse, plongé dans une horrible misantropie, gissant dans un absolu dénûment de forces morales et physiques, la voix éteinte, expirante ; un patient, dis-je, en cette extrémité, se présenterait à vous : que vous le guéririez soudainement si vous trouviez le juste remède. Eh bien ! cet exemple, dont je parlais comme d'un évènement possible, s'est passé sous mes yeux : je l'ai vu. Une potion de quatre onces de liquides guérit le malade en trois jours ; et depuis lors, depuis

cette potion , plus de vomissement, plus de misantropie : la voix, les forces se sont graduellement relevées, et sans rechute depuis quinze ans.
Quelles lumières jaillissent de ce fait! La maladie
résidait donc dans l'estomac , et dans les nerfs
de l'estomac ; car la promptitude de la guérison
rend évident qu'il n'existait aucun désordre de
ceux qu'on appelle organiques. Or , les nerfs seuls
ont la propriété de garder aussi long-tems une
cause morbide sans se désorganiser. Telle est , en
effet , la force de digestion propre à ce système ,
qu'il se soutient et se conserve intègre, opprimé,
mais prêt à renaître , lors même que les autres
systèmes se dépravent et se dissolvent par la corruption des humeurs. Or, toutes les fois que de
tels cas existent , et de tels cas subsistant sans
altération organique , un remède , non fort ou
violent , la potion était douce et calmante , mais
juste , spécial , guérit la maladie brusquement.
Ainsi les maladies en apparence les plus formidables naissent d'un dérangement léger dans quelques capillaires nerveux et sont susceptibles de
céder aux plus doux des remèdes. C'est en cette
espèce que la médecine savante triomphe! c'est-là
qu'elle paraît dans tout son éclat, merveilleuse,
miraculeuse! De tels faits chantent ses louanges
et sa gloire; et ils annoncent , par anticipation ,
quel sera l'art lorsque seront constituées les noso-

logics causales, et, par l'association, la théorie complette. Rentrons dans la question principale.

Un empêchement à une saine doctrine thérapeutique, est une précipitation à conclure, dont personne ne parle, comme si tout le monde s'entendait pour n'en dire mot; car il est impossible qu'elle échappe à tous. Cette précipitation est celle d'arguer des faits qui sont offerts, comme si ces faits étaient irrécusables. A Dieu ne plaise que j'accuse d'un manque de bonne foi! mais, par ignorance, la plupart des observations sont fausses. J'atteste avoir vu plus souvent prendre une maladie pour ce qu'elle n'est pas, que pour ce qu'elle est. Cependant, le médecin qui se trompe auprès du malade, donne-t-il l'observation de sa maladie? Tous les symptômes de la maladie qu'il suppose au malade, se trouvent dans l'observation qu'il relate : et le lecteur croit, raisonne, argumente! conclut de l'effet des remèdes à la raison thérapeutique! et le lecteur qui conclud sur des faits faux, conclud à faux. Voilà la principale cause de la vanité de l'expérience. Or cette cause subsistera dans toute sa force, et avec toutes ses conséquences, jusqu'à ce que la vérification de chacun soit enfin remplacée par celle de tous.

Telles sont, en définitif, les sources où l'on s'est efforcé de puiser des règles pour la théra-

peutique des maladies nouvelles ou encore peu
connues. Ces diverses sources thérapeutiques,
l'on doit s'en rendre compte, composent une
méthode rationnelle, puisque la curation qui en
émane est ouverte par la voie du raisonnement ;
mais une méthode rationnelle incomplète ; et la
méthode rationnelle est incomplète, parce qu'elle
procède d'une théorie générale, symptomatique,
au lieu d'être fondée sur une théorie spéciale,
causale, qui la rendrait complète. Ainsi la
thérapeutique rationnelle existe de notre part, ou
pour ne pas connaître, ou pour connaître à fond
la maladie. Des thérapeutiques rationnelles, l'une
est donc par suffisance, et l'autre par insuffisance.

Que n'a-t-on pas dit et dédit sur les thérapeutiques expectante, empirique, dogmatique ou
rationnelle ! Mais en celle-ci chacune d'elles
reçoit la part qui lui revient : on établit non-
seulement ce qu'elles valent, mais ce qu'elles
sont ; non-seulement ce qu'elles sont, mais ce
qu'elles doivent être. La confusion qui régnait sur
les parties, entretenait la confusion sur le tout. Il
importait de la dissiper : nul thérapeute n'avait
encore pu le faire.

Or, à présent, qui aura compris cette thérapeutique, je l'espère, ne se montrera pas surpris
de ne point y rencontrer de documens sur l'emploi du régime, de la saignée, des vomitifs, des

purgatifs et de tous autres remèdes. Car ce n'est-
là ni le point de la question, ni le nœud de la
difficulté ; et en traitant de ces remèdes et de
leur emploi, les thérapeutes esquivaient au contraire la difficulté, et se plaçaient à côté de la
question. L'objet d'une thérapeutique, en effet,
est de poser des principes antérieurs au choix
des remèdes, d'enseigner et d'apprendre, non
par quel spécial secours on peut guérir telle maladie, mais par quelle méthode générale de raisonner on doit entreprendre la cure de toutes
sortes d'affections, et déterminer l'espèce des
secours propres à chacune. C'est pour n'avoir
pas senti cette différence entre des remèdes et
une méthode, pour n'avoir pas trouvé le but,
enfin, ou n'avoir su l'atteindre, que nous ne
possédions nul ouvrage encore qu'on pût décorer
du nom de thérapeutique.

Je borne à ces considérations la thérapeutique sommaire que je destinais au lecteur, pour
lui faciliter l'entente de la curation suivie dans
cette clinique. Elle lui aura rendu un autre service, et peut-être plus important : celui de lui
montrer, de lui faire toucher au doigt et à l'œil
la fausse position actuelle de l'art, et l'urgente
nécessité de la changer.

Rentrons maintenant dans la description histo-

rique des cas particuliers ; et , continuant la
marche que nous nous sommes imposée, ouvrons
le chapitre des maladies bilieuses.

MALADIES BILIEUSES.

I.

EMBARRAS BILIEUX DES VOIES DIGESTIVES.

EMBARRAS STOMACAL.

OBSERVATION LXIII.

*Léger embarras bilieux de l'estomac, au commencement
des couches.*

Une fille, âgée de vingt-neuf ans, d'un tempérament lymphatique, le quatrième jour de ses couches, fut prise de céphalalgie, avec perte d'appétit, langue blanchâtre et bouche pâteuse. Le cinq, on lui donna un sel purgatif, qui procura plusieurs selles. Le six, le mauvais état de la bouche et la céphalalgie persévéraient. Le sept, on lui donna derechef le même laxatif. Le lendemain, elle était guérie.

Le gonflement des seins se fit le second jour, et commença par les aisselles.

Elle observait la diète, et buvait une boisson délayante. Le sel d'epsom, qu'elle prit le cinq

et le sept, lui fut donné à la dose de demi once
dissoute dans deux verrées d'eau commune.

OBSERVATION LXIV.

Couches avec embarras bilieux gastrique, sur la fin.

UNE fille de bonne constitution, à sa vingt-
deuxième année, éprouva, le onzième jour de
ses couches, après en avoir passé plusieurs dans
une perte complète d'appétit, un froid aux pieds
qui dura cinq heures, et fut suivi de chaleur
avec sécheresse de la peau, langue chargée, bouche mauvaise et soif intense. Elle rendit des urines jaunâtres. On lui donna une tisane acidulée,
et on la purgea le lendemain. Le treize, les
urines furent limpides, mais avec énéorème albumineux, suspendu dans le centre. Le quatorze,
elle fut purgée de nouveau. Le seize, elle était
guérie.

On la mit à la diète, et à l'usage d'une tisane
aigrelette. Le remède avec lequel elle fut purgée, était composé de feuilles de séné, de manne
en larmes, et de sel de Glaubert.

Remarques sur les deux observations précédentes.

Les embarras bilieux gastriques, fébriles ou

non fébriles, sont évidemment de deux espèces : les uns passifs, les autres actifs.

Les premiers sont l'effet de matières bilieuses accumulées insensiblement dans le duodenum, d'où elles montent dans l'estomac, ou descendent dans les intestins. La présence de cette bile accumulée, ou saburres, s'annonce par les symptômes qu'offrent ces deux observations ; et quelquefois, de plus, cette présence occasionne une réaction sur toute l'économie, plus ou moins forte, de la fièvre, sans que pour cela l'embarras gastrique cesse d'être originairement de nature passive.

Dans l'embarras actif, au contraire, la bile s'accumule, non par le tems et d'une manière passive, mais d'une manière active et par l'effet d'une sécrétion accrue.

L'embarras passif offre une maladie qui est toujours la même, la matière bilieuse accumulée : l'embarras actif, au contraire, une maladie très-variable dans son essence, selon la cause qui accroît la sécrétion bilieuse. Par conséquent l'embarras passif n'est susceptible que d'une seule espèce de curation, éliminer la cause ou matière saburrale ; et le passif de deux curations distinctes : une secondaire ou symptomatique, consiste à expulser les saburres ou produits de la cause ; et une primitive ou causale, a pour objet d'abattre la cause qui engendre ces produits ou saburres, et celle-ci est variable, comme cette cause elle-même.

Or, les deux premières observations de ce chapitre sont des embarras passifs, les trois dernières des embarras actifs.

Cette distinction des espèces, qui d'ailleurs a échappé jusqu'à ce jour, est plus importante qu'on ne le croirait d'abord : la suite le montrera.

OBSERVATION LXV.

Embarras bilieux gastrique, fébrile.

UNE fille, de vingt-six ans, d'un tempérament bilioso-sanguin, éprouva le deuxième jour de ses couches, de vives douleurs dans l'hypogastre, qui durèrent jusqu'au quatre. Ce jour-là, les douleurs hypogastriques continuant, elle fut prise de céphalalgie avec tournoiement de tête et trouble de la vue; la langue était chargée, la bouche amère, la soif ardente, le visage animé, la peau sèche et brûlante : elle avait des nausées. Le cinq, on la fit vomir, et elle rendit abondamment des matières verdâtres et porracées ; elle eut aussi des évacuations alvines de la même nature. Tous les symptômes furent calmés. Le sept, la bouche étant encore amère et le ventre douloureux. Elle fut purgée. Le huit, il n'existait plus aucun symptôme.

Le vomitif était composé d'un grain de tartre, dissous dans trois onces d'eau distillée.

OBSERVATION LXVI.

Embarras bilieux gastrique fébrile, avec douleur intense à l'hypocondre droit, simulant une hépatite.

UNE fille de vingt-six ans, d'une constitution pléthorique, était au quatrième jour de ses couches, les seins s'étant développés et tout ayant marché selon l'ordre naturel, lorsque, tout-à-coup, dans la matinée, elle fut prise d'une douleur transversale au-dessus des sourcils, et de nausées fréquentes. La langue se couvrit d'un enduit blanchâtre. Dans l'après-midi, elle eut un frisson général qui partit de l'hypocondre droit, et il survint, dans cette région, une douleur aiguë, lancinante, rendant la respiration pénible, s'accroissant par le moindre mouvement, surtout par la pression, et obligeant cependant la malade à rester couchée sur le côté douloureux. Le frisson, après trois heures de durée, fut remplacé par une chaleur universelle, douce et humide. Dans la nuit, la douleur de l'hypocondre droit s'aggrava, et s'étendit jusqu'à l'épigastre. Elle rendit des urines d'un jaune foncé. Le cinq, on lui donna un grain de tartre, qui lui fit rendre par le vomissement et par les selles des matières bilieuses, jaunes, abondantes. La douleur de l'hypocondre droit fut allégée. Elle rendit des urines briquetées. Le six, elle eut des sueurs copieuses. La douleur de l'hypocondre droit était dissipée, et la bouche plus amère qu'auparavant. Le sept, elle prit un laxatif acidule, qui lui fit rendre de la bile porracée. Le même jour elle se sentit de l'appétit. Le huit, elle eut de nouveau des sueurs abondantes, et un sédiment briqueté dans les urines. Elle fut guérie.

Le cinq, au soir, elle ressentit tout-à-coup, dans les parties naturelles, une douleur si intense, qu'elle en poussait des cris. Cette douleur était l'effet d'un renversement du vagin; elle céda promptement à la réduction qui en fut faite.

Remarques.

LES douleurs à l'hypocondre droit, surtout lorsqu'elles sont aussi aiguës que chez cette malade, en imposent fréquemment pour des pleurésies ou des hépatites : on néglige l'émétique, ou l'on saigne ; et le mal empire également dans les deux cas.

Cette observation, ainsi que celle qui la suit, offrirait d'autres remarques sous le rapport de l'origine causale : mais incessamment ces remarques seront faites, à l'égard d'autres cas où cette même origine est plus palpable.

OBSERVATION LXVII.

Embarras bilieux gastrique, fébrile, avec des symptômes de péripneumonie, et rechute en embarras intestinal.

UNE fille de vingt-quatre ans, d'un tempérament robuste, tomba malade au neuvième mois de sa grossesse. Elle avait soif, la bouche amère, la langue sèche, brunâtre et ridée dans le centre ; elle souffrait de la tête et des reins. La respiration était laborieuse, suffocante ; la face rouge et presque violette, comme dans les péripneumonies ; l'appétit nul, et le ventre resserré ; la chaleur de la peau âcre, et le pouls dur et fréquent ; en même tems elle avait des nausées. Le trois, elle prit un grain de tartre, et vomit abondamment des matières verdâtres et amères. Le soir même, la respiration était libre. Le lendemain, les symptômes gastriques persévéraient ; la fièvre était forte , la langue très-sèche, avec des écailles brunâtres dans le centre , le visage rouge et comme injecté, la soif insatiable. Le cinq , elle fut purgée , et se trouva mieux. Le sept, elle était en convalescence. Après dix jours de santé , elle éprouva de nouveau une partie des symptômes des premiers jours, avec des coliques intestinales. On la purgea, à deux reprises , avec une once de crême de tartre soluble étendue dans une demi-pinte d'eau. Étant accouchée , peu de jours après sa seconde purgation , tout se passa régulièrement.

Elle observait la diète , et buvait une tisane rafraîchissante et acidulée.

Remarques.

Dans la précédente observation , la réaction de l'état saburral de l'estomac s'est faite sur l'hypocondre droit, dans celle-ci sur les poumons : cette dernière simulait une péripneumonie , comme la première une hépatite : le traitement devait rester le même.

Sur les observations précédentes d'embarras gastriques bilieux.

Les embarras bilieux gastriques sont des affections très-communes sur la fin de la grossesse et pendant les couches.

Cet état est souvent moins remarquable par les symptômes locaux de l'organe affecté, l'estomac, ou le duodenum, car le duodenum est plus fréquemment encore le siége de ces affections que l'estomac, que par les symptômes de réaction ou de sympathie de ces viscères.

La réaction se fait le plus ordinairement sur le devant de la tête, au-dessus des sourcils ; de là cette douleur sus-orbitaire, si commune en cette espèce : quelquefois elle se porte sur le foie, sur les poumons, comme dans les observations précédentes ; souvent ailleurs, selon la prédisposition actuelle et le siége particulier.

L'essentiel, c'est de considérer cette réaction pour ce qu'elle est, un phénomène secondaire, afin de ne pas diriger contre elle le traitement qui doit porter sur le phénomène principal, l'embarras gastrique.

Les dépôts, les engorgemens de toute espèce et dans toutes les parties, les fièvres de long cours, putrides, malignes, les irrégularités, les accidens de tout genre qui compliquent les couches, tirent leur plus commune origine d'embarras gastriques négligés ou traités à contre sens.

Parmi les accidens de réaction des embarras bilieux gastriques, et dont il était question tout à l'heure, en voici un trop extraordinaire pour le passer sous silence. Un négociant de cette ville , de Lyon , affecté d'un embarras bilieux intestinal non fébrile , tombe soudainement étourdi, et perd brusquement la vue, avec dilatation de la pupille autant et plus que dans l'amaurose. On lui applique des vésicatoires et on lui administre du kina : nulle amélioration ne survint ; au contraire , les bras s'engourdissaient. Prié le surlendemain de le visiter , je lui administrai le tartre. Après quelques vomissemens , le remède purgea. Chaque fois que le remède poussait bas dans les intestins , chaque fois le malade criait de douleurs dans la tête ; et chaque fois l'œil s'éclaircissait. Un considérable mouvement intestinal s'opère, suivi d'une énorme évacuation bilieuse , et ce mouvement est accompagné simultanément d'une douleur dans la tête qui fait pousser au malade les hauts cris , mais qui lui rend subitement et pleinement la vue , ayant senti un nœud se défaire dans le cerveau , expliquait-il , à l'instant même de ce fort mouvement des entrailles. Or voici où j'en veux venir : on ne se doute pas d'une chose , en parlant collectivement des intestins , c'est que, chaque portion de la masse intestinale a ses rapports spéciaux de synergie et de sympathie. J'ai assez vu pour le savoir , je ne possède pas assez de faits écrits pour le prouver ; mais cette seule annonce est si majeure , qu'elle fixera l'œil des praticiens , et leur fera trouver l'espèce de ces rapports et la constater.

II.

FIÈVRES BILIEUSES CONTINUES.

OBSERVATION LXVIII.

Couches avec fièvre bilieuse continue , et paroxismes quotidiens.

UNE fille robuste , fut prise , le soir même de ses couches, d'horreurs suivies de chaleurs et de céphalalgie. Le lendemain , la fièvre fut plus forte ; elle augmenta jusqu'au huit. Ce jour-là , elle avait la langue blanche, la bouche sèche , une soif intense , une épigastralgie continuelle, et des nausées; la fièvre était ardente. Elle éprouvait des douleurs lancinantes dans la région des reins. Les lochies se supprimèrent ; et il survint des sueurs autour de la tête et du cou. Le neuf, elle fut purgée et beaucoup soulagée. Les douleurs lancinantes des reins disparurent. Le onze , la soif était vive , la langue couverte d'une couche blanche et épaisse, la chaleur mordicante , et l'anorèxie complète. Le douze , elle prit une se-

conde purgation ; les symptômes furent apai-
sés. Le quatorze, les lochies reparurent. Le quinze,
elle était en convalescence. Les paroxismes re-
venaient régulièrement sur le soir , et redoublaient les jours pairs. Les urines déposèrent pendant toute la maladie : les jours pairs, elles étaient
jaunâtres et le sédiment farineux ; les jours impairs , rouges , et le sédiment fibrineux. Le travail des seins eut lieu comme à l'ordinaire. Elle
s'assoupissait le matin.

Elle prenait une tisane de réglisse et observait la diète.

Remarques.

Les douleurs lancinantes des reins étaient un
symptôme de réaction : elles ont cédé au traitement du symptôme primitif.

OBSERVATION LXIX.

Couches avec fièvre bilieuse continue.

UNE fille d'une assez faible constitution , le
cinquième jour de ses couches , sur le soir , fut
prise d'un frisson léger avec mal de tête au
milieu du front , et toux stomacale sèche. Le
six , le mal de tête était plus fort , la langue

blanche, et la soif vive. Le neuf, la bouche était pâteuse, la langue couverte d'un limon blanc, et la céphalalgie violente ; les yeux ne pouvaient supporter la lumière ; l'estomac, douloureux, causait une toux sèche ; les alimens répugnaient. Le dix, elle fut purgée. Le onze, la bouche était encore pâteuse. Le douze, on la purgea derechef. Le quatorze, elle était guérie. Il y eut tous les jours, à l'heure du premier frisson, un léger paroxisme. Le premier jour de la maladie, les urines étaient citronnées et limpides ; le deuxième, elles contenaient un dépôt albumineux : cette alternative d'un jour à l'autre se soutint jusqu'à la guérison. Le paroxisme était moins fort le jour que les urines déposaient ; les redoublemens, par conséquent, se faisaient les jours impairs.

Elle buvait une tisane délayante et se privait d'alimens.

Remarques.

Il n'est pas rare de rencontrer dans les fièvres bilieuses des toux stomacales sèches, ou même des quintes de toux. Cet épiphénomène en impose quelquefois pour des catarrhes ou autres affections pulmonaires, et empêche d'employer les remèdes qui conviennent, c'est-à-dire, les évacuans.

I I I.

FIÈVRES BILIEUSES RÉMITTENTES.

OBSERVATION LXX.

Fièvre rémittente gastrique.

LE troisième jour de ses couches , une fille de vingt-cinq ans, et d'une bonne constitution , fut prise , dans l'après dîner, de froid aux pieds avec tremblement de tous les membres , et de constriction à l'épigastre. Le froid dura une heure ; ensuite le pouls se dilata , le visage devint rouge , la bouche amère , le front douloureux , la soif ardente , la peau aride, et la chaleur âcre et vive. Sur le soir , la peau était souple , moite , suante ; la fièvre s'appaisa , sans cesser. La nuit fut calme. Les accès revinrent tous les jours , à la même heure , et augmentèrent jusqu'au septième. Elle était constipée. Le huit et le dix, elle fut purgée et faiblement soulagée. Les accès , sans s'accroître , continuaient leur cours. Le douzième , elle eut un vomissement spontané de matières verdâtres et amères. Les urines , qui jusques-là avaient été d'un jaune transparent , déposèrent un sédiment blanc et albumineux. Il n'y eut plus d'accès en froid ; mais à l'heure de leur invasion, la fièvre redoublait en chaud. Ces redoublemens ou paroxismes, diminuèrent progressivement. Le vingtième , il n'existait aucun mouvement fébrile , et toutes les fonctions étaient rétablies. Les purgations coulèrent tantôt en rouge , tantôt en blanc , jusqu'à la fin.

Les seins se gonflèrent si énormément , et la peau qui les unit d'un côté à l'autre , devant le sternum , en était tellement tendue et soulevée , que la malade ressentait une sensation de déchirure en ce lieu.

Elle buvait de l'eau froide , qu'elle préférait à la tisane , et tenait une diète absolue.

OBSERVATION LXXI.

*Couches précédées d'une grossesse pénible , et suivies
d'une fièvre rémittente bilieuse intense.*

UNE fille de vingt-neuf ans, fut incommodée d'une perte blanche pendant toute sa grossesse, et, de tems à autre, de quelques vomissemens. Le lendemain de ses couches, au milieu de la nuit, elle éprouva tout-à-coup une céphalalgie intense ; elle s'assoupit ensuite, et fit des rêves pénibles. Le troisième , elle eut un accès de quelques heures , durant lequel elle voyait des brouillards devant les yeux. Elle avait la bouche mauvaise et la tête douloureuse. Le quatre, l'accès fut plus fort ; elle eut froid tout le jour, avec céphalalgie intense et surdité. La bouche était mauvaise, l'épigastralgie aiguë, et les nausées fréquentes. Elle vomit des matières verdâtres. La chaleur se développa sur le soir, et dura toute la nuit. Le matin elle était calme. Le six et le huit, elle fut purgée. Les accès continuèrent avec la même intensité ; et pendant la période de chaleur, elle éprouvait des tintemens et des élancemens douloureux dans les oreilles. Le dix, pendant le froid de l'accès, elle vomit des matières verdâtres. Le onze, l'accès fut très-violent, avec sifflement dans les oreilles, et agitation extrême. La soif était insatiable ; les urines d'un jaune limpide. Le douze, on la fit vomir avec un grain de tartre : elle rendit abondamment des matières vertes et amères. Elle fut beaucoup soulagée. Le treize, il n'y eut point de froid dans le jour. Durant la chaleur de la nuit, elle eut des bourdonnemens dans les oreilles. Les urines déposèrent un sédiment muqueux. Le quatorze, elle rendit des urines claires. La nuit fut laborieuse, les hypocondres douloureux, le ventre tendu et resserré. Le seize, elle eut des selles copieuses à la suite d'un lavement émollient. Les urines déposèrent. La nuit fut bonne. Le dix-sept, elle était faible, mais sans fièvre. Elle prit de l'appétit, et les forces se rétablirent par degrés.

Les seins se gonflèrent le quatre, et devinrent tout-à-coup très-durs et très-douloureux. Le trois, les purgations blanchirent.

Elle ne prenait point d'alimens, et buvait avec abondance de l'eau vinaigrée.

Remarques.

Cette maladie s'est accompagnée, dès le principe, de symptômes graves, qui auraient pu la faire prendre pour une fièvre ataxique. Dans cette erreur, on eût administré le kina; et la maladie serait devenue, par ce traitement, ou très-longue ou mortelle. En général on se plaît à exagérer les choses : on préfère voir une fièvre maligne là où elle n'est point, que de risquer de ne la pas voir où elle est ; comme si ce n'était pas également manquer le but, que de le dépasser ou de rester au-dessous.

OBSERVATION LXXII.

Rémittente gastrique irrégulière , avec expulsion des uri-
nes , immédiatement après la boisson.

Une fille de vingt ans , eut un accouchement
pénible. Le lendemain , elle avait beaucoup de
chaleur et était accablée. Le trois, elle eut, à
plusieurs reprises , un froid aux pieds suivi de
chaleur générale. Le quatre , dès le matin , elle
avait des malaises, des pandiculations, des bail-
lemens; à dix heures , elle prit froid aux pieds
et successivement à tout le corps; ensuite la chaleur se développa , et la peau devint humide,
la bouche amère , la tête lourde , la soif ardente
et l'estomac douloureux. Le cinq, elle eut un
semblable accès. Le six, elle en eut deux ; un
plus faible , le matin, un autre plus fort le soir.
Le sept, elle fut purgée et n'eut point d'accès.
Le dix et le onze , elle resta sans fièvre. Le
douze , elle eut de fortes chaleurs dans le jour,
avec perte d'appétit. Le treize , elle prit , sur
le soir , un accès qui dura toute la nuit. Les
nuits suivantes, jusqu'au dix-huit , elle eut de
fortes chaleurs suivies de sueurs : le jour, elle
était sans fièvre. Le vingt-un , elle était guérie.

Elle rendait les urines immédiatement après

la boisson, soit qu'elle eût bu chaud, ou froid;
et elle les rendait limpides et non colorées, après
avoir bu de l'eau comme du vin. Cette particularité cessa avec sa maladie. Elle avait été opérée
de la taille à l'âge de sept ans. Il ne restait
aucune trace de cette opération.

Elle buvait de la limonade, et se nourrissait
avec des groseilles rouges et des cerises.

Remarques sur les observations précédentes.

L'heureuse guérison de ces fièvres est due à
l'emploi des évacuans. Faute d'eux, ou avec des
apozèmes, des électuaires, des poudres fébrifuges, des saignées ou des sangsues, que la scène
eût été différente! des affections de long cours,
des dépôts, des péritonites, des fièvres putrides ou malignes se fussent indubitablement déclarées.

IV.

FIÈVRES BILIEUSES INTERMITTENTES.

OBSERVATION LXXIII.

*Fièvre intermittente tierce, guérie spontanément au
troisième accès.*

Une fille, d'une forte constitution, le quatrième jour de ses couches, les seins s'étant gon-

flés la veille, fut saisie d'un froid aux pieds, qui, après une heure de durée, détermina une chaleur brûlante de la peau. La chaleur se soutint six heures durant, et fut suivie de sueurs universelles, assez abondantes. Pendant le froid, elle eut des nausées ; de la soif, la bouche pâteuse, de la céphalalgie et de l'épigastralgie pendant la chaleur ; de la pesanteur de tête, avec assoupissement, pendant les sueurs ; et après les sueurs, de l'affaissement. Le cinq, elle fut sans fièvre. Le six, elle prit un accès semblable au premier. Le sept, l'apyrexie fut parfaite. Le huit, elle eut un accès, qui différa des précédens, en ce que le froid partit du dos, et que les sueurs furent plus abondantes. Le neuf, elle était guérie.

On ne lui administra aucun remède.

Remarques.

CETTE fièvre tierce, dans les premiers tems des couches, est la seule que j'aie vu se développer.

Sur les fièvres rémittentes et intermittentes.

LES fièvres rémittentes et intermittentes ont quelque chose de spécial, uniquement par rapport au type, qui doit les faire classer à part, nonobstant la ressemblance de leurs symptômes avec ceux des fièvres continues.

Il est singulier que les frissons procèdent presque toujours des lombes ou du dos, ou des flancs et des extrémités pour s'appuyer sur le dos ou les lombes. La moelle de l'épine, et par elle les nerfs des flancs et des extrémités, qui en émanent, jouent, dans les fièvres rémittentes et intermittentes, un rôle qu'on est bien loin de soupçonner. Tout se débrouillera bientôt.

V.

DIARRHÉES BILIEUSES.

OBSERVATION LXXIV.

Couches précédées et suivies de diarrhées bilieuses.

UNE fille de vingt-trois ans, d'un tempérament bilioso-sanguin, dans le milieu du neuvième mois de sa grossesse, se plaignait d'un malaise général et d'aversion pour les alimens. Tantôt elle avait des coliques avec dévoiement, et tantôt de la constipation, des nausées et des rapports nidoreux. Peu de jours avant d'accoucher, il survint une diarrhée considérable, bilieuse, et un vomissement de bile. Ces accidens se renouvelaient chaque fois qu'elle prenait des alimens, soit liquides, soit solides. Le vomissement cessa dès le jour de son accouchement; mais la diarrhée continua avec plus de force, et occasionna des coliques. Les lochies et le gonflement des seins se firent comme de coutume. Les urines étaient claires. Le cinq, les coliques et la diarrhée s'étant accrues, on lui donna vingt-cinq grains d'ipécacuanha. Elle eut plusieurs vomissemens de matière verdâtre, qui la soulagèrent beaucoup. Le six, la diarrhée était moins forte; et la langue, qui jusques-là s'était conservée rouge et vermeille, devint blanchâtre. Les urines prirent de la consistance et déposèrent; le pouls était moins concentré; l'amertume de la bouche et le désir de boissons acidules se soutenaient. Le huit, la diarrhée se supprima brusquement. Elle rendit des urines limpides. Le neuf, elle eut, sur le soir, un mouvement fébrile qui se dissipa dans la nuit. Elle rendit encore des urines limpides. Le dix, elle eut le même accès que la veille. Le onze, on lui donna un lavement qui produisit une copieuse évacuation de bile. Les urines furent épaisses et sédimenteuses. Elle eut appétit. Le douze, le ventre s'ouvrit naturellement. Le mieux se soutint. Le quinze, elle était guérie

Elle observait la diète, et buvait une eau d'orge édulcorée avec du sirop de limon.

Remarques.

L'ALTERNATIVE, qui eut lieu quelque tems avant l'accouchement, entre la diarrhée bilieuse d'une part, et la constipation, les nausées et les rapports nidoreux de l'autre, manifestait la cause matérielle de la maladie, la bile.

OBSERVATION LXXV.

Diarrhée gastrique considérable avant et après l'accouchement, avec œdématie des extrémités inférieures, flétrissure des seins, crises anomales, chez une fille très-irritable et d'une constitution détériorée.

UNE fille âgée de vingt-trois ans, irascible, d'une constitution sèche, détériorée, enceinte de huit mois, avait la face décolorée et l'œil abattu par un dévoiement colliquatif de matière porracée, avec œdématie des pieds, et des douleurs contusives habituelles dans les membres. De tems à autre elle était prise d'envies d'uriner, si fortes, qu'on se crut obligé de la sonder pour explorer les choses; la vessie, cependant, ne contenait nul corps étranger, et, on le présumait, aucun fluide, les urines s'écoulant goutte à goutte. Le jour de l'accouchement, la diarrhée fut forte, la soif vive, la bouche amère, les nausées fréquentes. Les lochies ne coulaient pas. Le deux, on lui donna un grain de tartre, qui lui fit vomir abondamment des matières verdâtres et très-fétides : elle en rendit de semblables par le bas. Les lochies ne parurent point. Le trois, les seins se flétrirent. Elle avait l'haleine fétide ; la langue était jaune, le teint plombé, le visage bouffi. La diarrhée croissait et causait des ténesmes. Les enveloppes du ventre étaient molles, et la masse intestinale roide et tendue. On lui donna une potion avec de l'acide sulfurique. Le quatre, la diarrhée et les ténesmes persévéraient. Le cinq et le six, elle eut des attaques subites d'un abattement extrême, avec pâleur et bouffissure de la face, concentration du pouls, ténesme et diarrhée. Ces accès ou crises duraient de deux à trois heures, et le pouls se relevait, l'œil reprenait de la force, le visage perdait sa bouffissure : l'enflure des jambes subsistait. Avant l'accès, les urines devenaient pâles ; sur la fin, elles offraient un dépôt albumineux énorme, ou plutôt elles se présentaient en totalité sous forme d'albumine concrète ; après l'accès elles étaient moins épaisses, d'un blanc de lait, avec des flocons à la partie supérieure ; la crise finie, elles reprenaient leur état ordinaire, jusqu'à une nouvelle, que les mêmes phénomènes se renouvelaient. Ces accès ou crises n'étaient précédés ou suivis, ni de chaleur ni de froid ; l'intervalle qui les séparait était lucide. Le sept, la diarrhée et les coliques se radoucirent. La langue se dépouillait ; les lochies parurent en blanc. La roideur et la tension des entrailles n'existaient plus ; les enveloppes du ventre restaient molles. Le dix, les lochies continuaient ; la peau était souple, la diarrhée moindre. Le pouls demeurait crispé et accéléré. Le onze, les urines offrirent un léger énéorème au fond du vase. L'infiltration des jambes augmenta. Elle n'eut plus de concentration dans le pouls. Elle prit du goût pour les alimens. Dès ce jour, nulle révolution apparente ne se fit remarquer, soit dans le pouls, les urines, l'œdème des extrémités, soit dans aucune excrétion ; seulement les évacuations alvines se soutinrent, non bilieuses, mais liquides, jusqu'au quinze. La malade ensuite demeura faible, avec les jambes œdématiées. Le trente, l'enflure des jambes était dissipée, et les forces suffisamment rétablies.

Elle buvait, dans le principe, de l'eau de semences de lin nitrée. Le quatre, on substitua au nitre de l'acide sulfurique. Le dix, on lui donna une infusion de benoite. Après le quinze, des bols amers, du vin, de la nourriture, et, par intervalle, quelques tasses d'une infusion de racine de petit houx.

Remarques.

DANS les maladies graves aiguës, un seul remède, donné ou non, au tems opportun, décide du sort des malades. Cette fille a trouvé son salut dans l'émétique, qu'elle a pris le lendemain de son accouchement. Elle eût péri si l'on eût temporisé. Plus souvent qu'on ne pense, la médecine expectante est meurtrière.

Remarques sur les deux observations précédentes.

LES diarrhées des femmes en couche, ont été envisagées et traitées comme des maladies d'une espèce particulière. Mais je n'ai jamais observé, chez elles, de diarrhées qui ne fussent de nature bilieuse, muqueuse ou putride, et que l'on ne dût traiter comme telles.

On conçoit, à toute rigueur, que la surabondance de l'albumine dans les humeurs pourrait rendre plus copieuse ou même plus blanchâtre l'évacuation des diarrhées ; mais cette circonstance ne saurait changer ni la nature de ces maladies, ni le traitement qui leur est applicable.

Les idées de diarrhées, de colliquations, de dégénérescences laiteuses, de fonte de lait, et toutes les médications qui s'y rattachent, se trouvent donc désavouées par l'expérience clinique.

Les diarrhées bilieuses, sont, à proprement parler, des embarras bilieux des intestins inférieurs, et doivent être distinguées comme ceuxci, en diarrhées passives et actives : les diarrhées passives ne sont susceptibles que d'un seul traitement, enlever la bile accumulée ou cause morbide ; et les actives, qui reconnaissent des causes diverses, exigent par là même divers traitemens, selon la spécialité causale.

VI.

FAITS MITOYENS ENTRE LES MALADIES BILIEUSES ET LES MALADIES INFLAMMATOIRES.

OBSERVATION LXXVI.

Diarrhée bilieuse avec des accès de fièvre irréguliers, hémorragie nasale, guérie sans médicamens.

Une fille âgée de vingt-trois ans, d'une complexion sanguine, pléthorique, éprouva, le jour même de son accouchement, des frissons dans tout le corps avec tremblement des membres, qui furent suivies de chaleurs et de sueurs. Le lendemain, elle eut un semblable accès. La langue était couverte d'un enduit épais, la bouche mauvaise, la tête douloureuse, et le corps brisé. Elle eut une diarrhée bilieuse tout le jour. Le trois, les seins se gonflèrent sans dureté ni douleur, et les purgations furent mélangées. La diarrhée continuait ; la face était rubiconde. Le quatre, elle eut une hémorragie nasale, copieuse, et rendit des urines troubles avec un sédiment grisâtre. Le cinq et le six, les selles furent très-fréquentes ; les urines troubles ; la peau chaude, sans sueurs. Le sept, la diarrhée diminua. Elle rendit des urines d'un jaune clair. Le huit, elle eut des frissons, le matin, et des chaleurs dans le jour. Le neuf, elle fut sans fièvre ; les urines étaient claires ; presque plus de diarrhée. Le dix, elle était guérie.

Elle buvait une tisane de semences de lin.

Les symptômes ayant faibli après l'hémorragie du quatre, la maladie fut livrée à elle-même.

Remarques.

Évitons, s'il se peut, de confondre ce fait avec ses analogues.

Cette fille était d'un tempérament sanguin prononcé: elle offrait un état pléthorique non moins évident. Or, l'excédant du sang chez elle s'est porté d'abord sur le foie, et a causé la diarrhée, une diarrhée active, en augmentant, par sa présence, la sécrétion de la bile; ensuite il s'est jeté sur les fosses nasales, où il a produit l'hémorragie du quatre: et dès lors, l'excédant du sang, ou état pléthorique, annulé par la diarrhée et par l'hémorragie, tout est rentré dans l'ordre, insensiblement, spontanément.

Cela est clair, le symptôme absorbe ici la cause. Le symptôme place cette affection parmi les maladies bilieuses, et la cause parmi les affections sanguines. Par le symptôme, ce fait est mitoyen et limitrophe, ou semblable aux faits précédens; par la cause, il en diffère du tout au tout. Effectivement, les embarras gastriques et les fièvres bilieuses dont on vient de lire l'histoire, étaient une conséquence de la bile accumulée, et de l'irritation hépatique et intestinale qui s'en est suivie; mais chez cette fille la bile n'est qu'un phénomène secondaire, accidentel, un effet de la sécrétion bilieuse augmentée par l'irruption du sang sur le foie, irruption qui eût produit une toute autre maladie si elle se fût faite ailleurs. Ainsi, dans le premier cas, les embarras gastriques et la fièvre bilieuse, la cause ou maladie c'est la bile ; et dans ce dernier, la cause ou maladie c'est le sang. Une saignée eût empiré le mal dans le premier cas ; elle l'eût guéri d'emblée dans le second. Et c'est à ce point que nous nous en laissons imposer par les symptômes !

Le mal vient de ce que les signes, les actes organiques de la partie qui subit la cause ou l'élabore, ont été considérés comme existant intrinséquement, par eux-mêmes ; tandis qu'ils ne sont, comme il a été dit dans la méthode, qu'une réflexion de la cause fixée. De ce faux système, qu'est-il résulté ? que des signes sont devenus le but des signes, la fin des recherches ; et que l'art a été construit sur les espèces impresses, les images mouvantes de la cause. Aujourd'hui, quand on le peut, on rattache les signes à tel organe générateur, et l'on se persuade alors tenir le fil primitif des signes subséquens, envisageant toute la masse du mouvement symptomatologique, comme une émanation du premier symptôme projeté par cet organe, et qu'on suppose s'étendre progressivement et gagner, par voie de filiation, toute l'économie : système non faux, comme le premier, mais incomplet et défectueux, en ce qu'il fait abstraction de la cause ; et que les symptômes sont un composé résultant et du siége et de la cause. Et en effet, encore que l'organe qui pâtit réponde toujours par la même voix ; car chacun d'eux a son langage propre ; cependant cette voix est adoucie ou renforcée, soutenue ou convulsive, nuancée, enfin, ou modifiée selon l'espèce de la cause qui la provoque. Or, ces nuances symptomatiques causales, sont tout à fait ignorées de nous, de nous qui ne les avons jamais étudiées. Aussi possédons-nous quelques signes pathognomoniques du siége, peu ou point de la cause. Voilà l'effet nécessaire d'un art construit à faux ; voilà le vide à combler, et l'interprétation de ce fait commence.

VII.

SUCCESSION DE MALADIES.

OBSERVATION LXXVII.

Couches avec embarras gastrique, suivi d'une esqui-nancie purement inflammatoire.

UNE domestique fraîche, jeune, sanguine, haute en couleur, âgée de vingt-cinq ans, ayant eu une grossesse pénible, accoucha naturellement au septième mois, d'un enfant mort. Le second jour, elle prit une perte légère. Le troisième, e¹ eut des frissons suivis de chaleurs ; la langue

vint pâteuse, et la bouche mauvaise. Les lochies
se mélangèrent; les seins étaient tuméfiés. Le quatrième, la bouche était amère, le front et l'estomac douloureux. Le cinquième, on la purgea.
Le sixième, l'amertume de la bouche persistait;
la tête était douloureuse tantôt au-dessus des sourcils, tantôt aux oreilles, et tantôt à l'occiput.
Elle répugnait aux alimens. Le septième, on la
purgea de nouveau. Les lochies blanchirent. Elle
ressentit des élancemens vers le pariétal droit.
Depuis deux jours, elle rendait des urines avec
dépôt blanc, et énéorème. Le huitième, elle
eut des douleurs à la gorge et de la difficulté
dans la déglutition. Le neuvième, les glandes sous-
maxillaires se gonflèrent, et le mal augmenta.
Les urines furent abondantes, troubles, sans
sédiment. Le dix, elle eut moins de gêne dans
la déglutition; elle cracha beaucoup. Le onze,
la difficulté d'avaler devint plus grande, et la
gorge acquit une chaleur incommode; elle expectora moins, et prit la voix rauque. Elle rendit
des urines jaunâtres, troubles, avec léger dépôt. Le treize, le mal se soutint. Le quatorze,
il s'exaspéra. Le visage était violet, tout le col
douloureux, la voix aigre, et la déglutition impossible. Elle eut une expectoration abondante,
ou plutôt une sputation de crachats muqueux,
glaireux, écumeux, venant de l'arrière-gorge;

car elle les rendait sans efforts et sans toux. On lui appliqua sur le côté gauche du col, où elle souffrait davantage, six sangsues. Immédiatement, le visage devint rose, et la déglutition plus facile. Les urines étaient abondantes, limpides, jaunâtres, avec nuages et dépôt léger. Le quinze, elle expectora beaucoup; elle avalait aisément, surtout les liquides. La langue était recouverte d'une couche blanche et visqueuse. Le seize, les lochies devinrent rouges. Elles subsistèrent telles jusqu'au vingtième, avec une toux légère, une expectoration peu abondante, et des urines citronnées, présentant un énéorème au fond du vase. Le vingt-unième, elle était guérie.

Elle buvait dans le principe une décoction de gramen. Le huit, on lui donna une infusion de fleurs de bourrache et de tussilage, édulcorée. Les jours suivans, on y joignit l'usage d'une solution d'un gros de gomme arabique dans une verrée d'eau commune, que l'on faisait prendre par gorgées.

Remarques.

Ce fait-ci et celui qui le précède s'éclairent mutuellement. Ils prouvent l'un et l'autre qu'une même cause, existant dans les humeurs, peut causer des maladies différentes: maladies secondaires, toutefois, qu'on envisage comme primitives, parce que la cause est moins apparente, et que son effet sur les organes, l'affection secondaire ou symptomatique, l'est davantage et absorbe l'attention.

Par exemple, dans ce cas-ci, l'état pléthorique ou affection première, en opérant sur le foie, a augmenté la sécrétion de la bile, et produit l'affection secondaire, symptomatique, l'embarras gastrique actif fébrile; et la sécrétion accrue de la bile par l'afflux du sang, en est devenue un moyen d'excrétion, et a prévenu de cette sorte l'inflammation du viscère qui le subissait : et lorsqu'ensuite l'état pléthorique a opéré sur la gorge, il y a produit purement l'inflammation, ne pouvant y devenir l'occasion d'une sécrétion qui le consumât; mais alors les systèmes capillaires sanguins de la matrice et de la gorge, par un consentement qui leur est propre, se sont équipollés, ont partagé le fardeau pléthorique : de là les lochies rouges depuis le seize jusqu'au vingt.

Cette succession ou filiation de maladies provenant d'une cause unique, la pléthore, donne à comprendre que, dans le principe de l'embarras gastrique, une saignée de la veine eût, à la fois, guéri l'affection bilieuse existante et prévenu l'inflammation consécutive de la gorge.

J'appelle ici succession de maladies une cause unique, la pléthore sanguine, s'exerçant consécutivement sur des organes différens, le foie d'abord, où elle accroît la sécrétion bilieuse, et ensuite la membrane muqueuse de la gorge où elle cause une inflammation. La dénomination est défectueuse, car il n'existe qu'une maladie, qu'une cause, la pléthore sanguine; mais comme cette même cause a produit des effets et des symptômes tout différens selon le siége où elle s'est fixée, et que, pour nous, les symptômes, le langage du siége, constituent des maladies : il fallait, pour s'accommoder à l'infirmité de notre théorie symptomatique, user de cette dénomination, sauf à en montrer l'abus.

Or, l'expérience consacre et dénie tour-à-tour les évacuans et les saignées dans les maladies dites bilieuses : le peu de théorie causale que cette discussion a offert, donne la faculté déjà d'interpréter la pratique, et de concilier ses apparentes contradictions.

VIII.

MALADIES BILIEUSES DITES COMPLIQUÉES.

OBSERVATION LXXVIII.

Fièvre éphémère prolongée, terminée le cinq, et compli-
quée d'embarras bilieux gastrique.

UNE vigneronne, âgée de vingt-deux ans, d'un
tempérament robuste, ayant eu plusieurs hémorragies utérines sur la fin de sa grossesse, accoucha heureusement. Le jour même de son accouchement, elle eut des frissons légers, erratiques,
promptement suivis de chaleurs, avec molesse et
moiteur de la peau. Le lendemain, elle éprouva
de violentes coliques, qui se prolongèrent avant
dans la nuit, cessèrent, et furent incontinent
remplacées par le gonflement des seins, qui se
fit tout-à-coup, et sans douleur. Le trois, le
gonflement des seins augmenta; il devint très-
dur, très-douloureux, avec chaleur forte et élancemens. La peau était chaude, transpirante, la
face rubiconde, la langue muqueuse, la soif vive;
les purgations coulaient en rouge abondamment.
La nuit fut pénible. Le quatre, les symptômes
se soutinrent. Le cinq, le matin, elle eut quelques frissons vagues, peu après de l'ondulation

dans le pouls, puis des sueurs copieuses, universelles. Elle rendit des urines d'un jaune foncé,
avec sédiment briqueté, abondant. Le six, les
seins s'assouplirent. La tête restait pesante; les
yeux étaient comprimés, la langue couverte d'une
pellicule grisâtre, la soif ardente; elle avait des
pesanteurs à l'hypocondre droit et des nausées.
Le sept, elle fut purgée, et soulagée. Le huit,
elle avait encore soif et la bouche amère. Le
neuf, on la purgea de nouveau. Le dix, les
seins étaient affaissés. Le onze, elle était très-
bien.

Les urines déposèrent pendant toute la maladie une matière épaisse et blanchâtre. Les purgations blanchirent le cinq.

Elle buvait une infusion de fleurs de buglosse,
et, de tems à autre, quelques bouillons légers.
On ne fit aucune application sur les seins.

Remarques.

On comprend de soi-même maintenant que la
dénomination usitée : *fièvre éphémère compliquée
d'embarras gastrique*, est vicieuse. Il n'y a point
de complication ; il y a succession seulement,
par extension de la cause, de la pléthore sanguine, laquelle, s'étant exercée d'abord dans
les gros vaisseaux, y a produit la fièvre inflam-

matoire éphémère, et, ensuite, sur le foie et les voies gastriques, l'embarras bilieux. Si, au lieu du foie, je suppose, la cause se fût portée sur les capillaires de la muqueuse du nez ou de la matrice, il en fût résulté une hémorragie, qu'on n'eût point alors envisagé comme une complication, mais comme une crise : or la crise par les voies gastriques n'est pas plus une complication, que l'hémorragie utérine ou nasale n'en eût été une. Il n'y a qu'une cause, il n'y a qu'une maladie.

OBSERVATION LXXIX.

Fièvre dite bilioso-inflammatoire, avec congestion vers la tête, péritonite légère, et points de côté.

Une ouvrière en soie, âgée de vingt-trois ans, d'un tempérament plutôt lymphatique que sanguin, fut incommodée tout le tems de sa grossesse. Le deuxième jour de son accouchement, elle eut des frissons passagers aux pieds et aux lombes; les seins se gonflèrent. Le pouls était dur sans fréquence, et la peau humide sans sueurs. Le trois, la face devint rouge, la tête douloureuse; elle éprouvait des élancemens dans les lombes. Les lochies blanchirent. Le quatre, les élancemens dans les lombes persévéraient, et il

en survint dans le côté droit. Le pouls était ondulent, la peau chaude et halitueuse, le visage rubicond, l'œil larmoyant, la céphalalgie intense et
fixée au-dessus des sourcils. Elle éternua plusieurs
fois, et saigna de la narine droite. La céphalalgie fut allégée. Elle rendit des urines d'un jaune
transparent, avec un dépôt blanc et nuageux au
fond du vase. La nuit fut laborieuse. Le cinq, elle
eut des urines rougeâtres, toujours avec dépôt
blanc. La céphalalgie reparut; la langue était
couverte comme d'écailles d'un gris jaunâtre,
la bouche amère, la soif vive, l'anorexie complète. Le six, on la purgea. Elle eut des tournoiemens de tête, et des bouffées de chaleur vers
le haut du corps, suivies de sueurs. La nuit fut
calme. Le sept, le matin, il survint une céphalalgie intense avec élancement, et sensation de
fourmillement dans toute la tête. La face était
rouge, les yeux larmoyans, le pouls fréquent, la
peau chaude et humide, et tout le ventre douloureux, surtout à l'épigastre. Elle rendit des
urines troubles. La nuit fut sans sommeil. Le huit,
on lui donna une médecine qu'elle rendit par le
vomissement, avec beaucoup de matières amères,
et qui ne laissa pas de la purger. Le neuf, elle
eut de la chaleur et des sueurs tout le jour; le
ventre s'éleva et devint douloureux; la respiration était fréquente, courte, avec toux sèche;

les seins affaissés, les lochies suspendues, la soif
insatiable. Elle éprouvait, au centre des deux
pariétaux, des douleurs lancinantes. On lui appliqua six sangsues aux cuisses ; elle fut soulagée de
la tête subitement. Le soir, elle rendit des urines
avec un dépôt considérable de substance albumineuse. Elle passa une bonne nuit. Le dix, les
lochies coulèrent. Les urines étaient rouges, avec
un dépôt roussâtre, s'élevant par le plus léger
mouvement du vase ; le ventre conservait de l'élévation et de la rénitence ; la toux était sèche et
fréquente, la bouche pâteuse, la céphalalgie vive,
l'épigastre douleureux. Le onze, on lui donna un
grain de tartre, qui produisit un vomissement de
matières verdâtres et amères. L'épigastralgie cessa :
la douleur de tête fut diminuée, et le ventre
devint souple. Les lochies coulaient, et les urines
déposèrent abondamment une matière albumineuse, au-dessus de laquelle surnageaient des
flocons blanchâtres. La bouche restait pâteuse,
sèche, et la tussicule subsistait. Elle était médiocrement oppressée. Le douze, elle rendit des
urines troubles avec beaucoup de sédiment grisâtre, sur lequel se trouvait une couche mince
d'un dépôt blanc. Elle eut quelques coliques. On
lui donna un lavement émollient, qui débarrassa
le ventre. Le treize, les urines étaient obscur-
cies par des flocons blanchâtres et déposaient

une matière blanche. Il se déclara sur le côté gauche de la poitrine, un point douloureux, et qui causait de la toux par intervalle. Le quatorze et le quinze, les urines furent moins chargées. La toux augmenta; et elle expectora, deux jours durant, et abondamment, des mucosités blanchâtres. Elle fut jugée.

Elle buvait alternativement, et à son gré, une décoction d'orge acidulée et de la limonade cuite.

Remarques.

ET ici encore, il n'existe qu'une cause et par conséquent qu'une maladie.

La maladie est de la même espèce causale que la précédente, seulement la cause est plus intense. Aussi, dans celle-là, nul traitement n'a été nécessaire; et, dans celle-ci, malgré l'hémorragie nasale du quatre, on s'est vu obligé d'appliquer des sangsues aux cuisses le neuf, à cause de la force du mal, et notamment de sa direction vers les méninges et le cerveau.

La cause, la pléthore sanguine, s'étant portée, à plusieurs reprises, sur le foie, la sécrétion de la bile s'en est accrue, et il en est résulté l'ensemble des symptômes qui annonce l'embarras bilieux, c'est-à-dire la présence augmentée de la bile : et ce symptôme, cet effet, cette sécrétion bilieuse

I. 33

consécutive, a été attaquée de bonne heure et plusieurs fois. La nécessité n'en était cependant pas urgente, et l'on eût pu s'en dispenser. Il eût même été mieux de s'en dispenser, et d'attaquer d'emblée la cause par une large saignée de bras : tous les symptômes, élancemens vers la tête, points de côté, douleurs abdominales eussent été enlevés avec la cause, ou plutôt n'eussent point paru, et il n'y eût plus eu de maladie.

La cause n'ayant pas été enlevée, la maladie a donc eu lieu, et elle s'est terminée par des crachats abondans et blanchâtres, c'est-à-dire, par le transport final de la cause, sur la membrane muqueuse pulmonaire : et les crachats étaient blanchâtres, moelleux et critiques, parce que la cause était déjà consumée en grande partie, et qu'elle ne pouvait plus communiquer aux excrétions des marques de sa vigueur, ce qu'on appelle des marques de crudité.

Observez que si la pléthore fût restée permanante sur le foie, il eût été possible de la détruire simplement en éliminant son produit, la bile, à fur et mesure qu'il se formait. Mais il a fallu, et de toute nécessité, frapper immédiatement la cause, la pléthore, à l'aide d'une évacuation révulsive sanguine, parce qu'elle était mobile, et qu'elle se fixait en des lieux où elle n'était plus attaquable par ses effets, et dans lesquels elle n'avait aucun moyen de se dissoudre ; en un mot, parce qu'elle se portait sur un faux siége.

Car il faut considérer que les maladies ou causes se placent sur un siége qui peut-être dit vrai, et sur un qui peut-être dit faux. Le vrai siége est propre à consumer la cause ; le faux est impropre à cet effet. Ainsi, dans le cas qui nous occupe, par exemple, la cause était sur son siége vrai, c'est-à-dire, placée convenablement pour être élaborée, tant qu'elle s'est maintenue sur le foie, avec excrétion bilieuse, sur la membrane de schnéider, avec hémorragie nasale : mais venant à menacer les plèvres et le péritoine, et s'étant jetée sur les méninges et le cerveau, elle se plaçait sur un faux siége, sur un siége incapable de l'user et de la détruire, et qui ne pouvait que la subir, sans qu'il fût en sa puissance de la travailler ni de l'éliminer.

OBSERVATION LXXX.

Exemple d'une péritonite gastrique, faible, chez une fille nerveuse.

Une domestique, âgée de vingt-trois ans, d'une bonne santé, mais valétudinaire pendant sa grossesse, ayant un tempérament nerveux, accoucha sans accident. Le troisième jour, la fièvre de lait se développa. Les seins devinrent douloureux, se gonflèrent, et offraient cela de particulier, qu'ils avaient plus de chaleur en bas qu'en haut. Le quatre, elle eut très-soif, de l'aversion pour les alimens et une céphalalgie si forte, qu'elle ne pouvait ouvrir les yeux. Les purgations se mélangèrent. Le cinq, elle eut des coliques; le ventre s'éleva, et devint sensible au toucher. La céphalalgie causait des élancemens dans les tempes ; il y avait de l'irrégularité dans la chaleur du corps; elle était constipée. On lui donna un lavement. Le six, les urines devinrent d'un jaune transparent, avec un sédiment léger, blanc et albumineux. Le soir, elle eut des frissons, suivis de chaleur, de soif, d'amertume dans la bouche et de dégoût. Le ventre restait élevé et douloureux. Elle eut, dans la nuit, comme elle avait eu les précédentes, des sursauts en dormant. Le sept, on la purgea. Elle n'eut point de sursauts la nuit. Le huit, le ventre était affaissé et sansdouleur. Le dix, elle rendit des urines d'un jaune foncé, avec un sédiment peu abondant et comme albumineux. Elle entra en parfaite convalescence.

On lui donnait de la tisane commune de l'hospice, et, pour alimens, de la soupe, des œufs et des pruneaux.

Remarques.

CETTE fille pouvait guérir de deux manières différentes : ou par une évacuation sanguine, faite

dans le principe, et qui eût enlevé la cause ; ou
par une purgation sur la fin, destinée à enlever
les produits de la cause sur les entrailles Le premier traitement eût été causal, le second n'est
que symptomatique : le premier convenait au
commencement, le second allait mieux à la fin :
le premier eût abattu la cause et avec elle la
maladie, et le second a laissé la cause et par
conséquent la maladie intacte, et n'en a éliminé
que les restes.

*Sur les évacuans, et particulièrement sur les évacuans
purgatifs.*

COMME nous ne voyons, dans les maladies, que
es seconds ou derniers effets, de même nous
n'apercevons dans les remèdes que leur action
dernière, et ne tenons compte que de celle-là.
Cette réflexion s'applique à tous les remèdes, aux
évacuans comme aux autres; évacuans, ainsi
nommés d'après leur dernier effet, et dont le
nom seul, par conséquent, annonce la vérité
de l'accusation qui nous est faite. Une rapide
investigation sur ces remèdes servira pour nous
ouvrir l'œil, et nous pousser à rechercher et
saisir les effets moyens et premiers des médicamens, qu'il importe si prodigieusement à l'art de
scruter enfin et de constater. Or donc l'aloès,

la gomme gutte et la coloquinthe ; la manne et le ricin ; la crème de tartre, le sel de seignette et le phosphate de soude ; le mercure et le soufre, sont, dit - on, des purgatifs ? Mais, parmi ces remèdes confondus en masse sous cette appellation, qui n'exprime que leur action commune et dernière, chacun d'eux en particulier produit d'autres actions spéciales, subséquentes, moyennes ou antérieures qui lui sont propres ; et ce sont ces actions, actions antécédentes et par lesquelles s'opère le phénomène principal, qui sont dès-lors les plus importantes à savoir. Par exemple, dans le nombre des purgatifs désignés plus haut, les uns, outre la membrane musculaire qu'ils font contracter comme les autres, irritent spécialement les capillaires sanguins, rendent le sang plus rutilent, et accroissent la chaleur et la température des parties : tels les aloës. D'autres excitent non-seulement le mouvement musculaire péristaltique, mais aussi l'antipéristaltique, ils manient en sens inverse la fibre musculaire ; en même tems, ils agacent les capillaires sanguins, jusqu'à produire une inflammation, si la dose en est forte ; et surtout ils irritent les nerfs, d'où résultent des tranchées et des coliques, et une réaction sur tout l'organisme : telles sont la gomme gutte et la coloquinthe. Quelques-uns produisent le mouvement péristaltique, l'action finale d'évacuer, sans aucunement

exciter ni les capillaires sanguins, ni les capillaires nerveux, et par conséquent sans occasioner
ni rougeur, ni chaleur ou douleur, ni action
locale sanguine ou nerveuse apparente, et, à plus
forte raison, sans nulle réaction sur l'économie :
tels sont le ricin, la manne, la casse. Il en est
qui, bien loin d'irriter les nerfs ou les vaisseaux sanguins des intestins, de provoquer une douleur ou
une rougeur inflammatoire, d'élever enfin la température de ces organes, les calment, au contraire,
les tempèrent, les rafraîchissent et les refroi-
dissent ; l'action musculaire ou péristaltique de
ceux-ci est peu intense, leur action sympathique
peu marquée, mais ils agissent, par voie de circulation, sur les reins, dont ils augmentent la sécrétion urinaire : tels sont le sel de seignette, la
crême de tartre et le phosphate de soude. Et de
plus ceux-ci, les purgatifs salins désignés, ne sont
point accompagnés, comme les précédens, de
constipation subséquente, ne possédant aucun
principe volatile qui puisse s'insinuer par perméabilité dans les intestins, et y entretenir une sourde
contraction, d'une part, et, de l'autre, ne sollici-
tant pas avec assez de violence la contraction musculaire intestinale, pour qu'elle ait ensuite besoin
de repos. Quelques purgatifs enfin sont peu remarquables par leur action locale, soit sur les
muscles, soit sur les vaisseaux et les nerfs, qui le

sont par celle qu'ils ont ultérieurement et à la longue sur la masse entière des humeurs, qu'ils purgent, changent, altèrent, une partie de ces purgatifs étant toujours absorbée par la circulation : tels sont le mercure et le soufre. Ainsi, les purgatifs, outre l'effet d'exciter la contraction péristaltique, qui leur est commun, possèdent chacun des actions spéciales, antérieures, concomitantes ou subséquentes, et que j'ai ici non voulu décrire, mais seulement indiquer, afin qu'on les poursuive et les détermine.

OBSERVATION LXXXI.

Fièvre bilieuse continue, avec érysipèle considérable à la face, et expulsion par le haut d'un ver vivant.

UNE fille de vingt-huit ans, maigre et sèche, n'éprouva rien de particulier jusqu'au quatrième jour de son accouchement. Ce jour-là, le soir, elle fut prise d'un frisson qui partit du dos, s'étendit à tout le corps, et continua, jusqu'au lendemain, avec des alternatives de chaleurs. Dès le matin, elle avait de la pesanteur dans les lombes, une douleur fixe à l'épigastre, la bouche amère, la langue couverte d'une croûte blanchâtre, et comme un bandeau sur les yeux. Le visage était légèrement phlogosé ; les seins se durcirent. Le

six, toute la face était couverte d'un érysipèle
tirant sur le violet. L'œil était larmoyant et caché
par les paupières. Tous les symptômes s'accrurent,
et il se manifesta des nausées. On lui donna un
grain de tartre, et elle vomit, avec abondance,
une matière verdâtre et très-amère. Il s'éleva quelques cloches sur la face, et l'érysipèle s'étendit
sur le col. Le sept, les urines qui, la veille,
étaient rouges et limpides, se conservèrent telles,
mais avec énéorème au fond du vase. Le huit,
elle fut purgée. L'érysipèle, qui descendait sur le
haut de la poitrine, s'arrêta ; celui de la face prit
un rouge moins foncé. Le neuf, les urines furent
claires, sans énéorème. Le soir, il y eut un fort
paroxisme, qui ne fut point précédé de frissons,
et qui débuta par une perte utérine. Le dix, la
langue se dépouilla ; les urines offraient un sédiment briqueté. Il survint des sueurs fréquentes et
abondantes. Le onze, le douze, le treize et le quatorze, l'état des urines et des sueurs se continua
le même. Le onze, une grande partie de l'érysipèle de la face et du col pâlit. Le douze, elle
commit un écart de régime, qui fut suivi de coliques, d'épigastralgie vive, et de nausées fréquentes. Le treize, elle prit de nouveau un grain
de tartre, et rendit beaucoup de bile jaune par
le haut et par le bas, et, par la bouche, un ver

vivant. Dès-lors, bien-être complet. Le quinze, elle sortit.

Elle but, pendant toute sa maladie, une décoction d'orge groué.

Remarques.

Avec quelle énergie les mouvemens critiques des sueurs et des urines se sont soutenus et développés, malgré le traitement actif qui a été mis en usage ! Mais probablement est-ce à cause de l'activité du traitement, qui allégeait la nature, que celle-ci a pu déployer ses efforts. La perte utérine du neuf, se rattache aux mouvemens dits critiques. Les efforts combinés de la nature et de l'art expliquent la promptitude de cette guérison.

Quant à l'érysipèle, il eût produit d'horribles dégâts, si la malade n'eût été promptement évacuée. C'est une chose singulière que la réflexion, sur la peau, des plénitudes bilieuses sous forme d'érysipèle. Ce phénomène des saburres bilieuses est presque inévitable chez les malades qui ont des plaies; et il a lieu sur les bords de la plaie, ou sur le membre, indifféremment. Un émétique enlève ces érysipèles comme qui les ôterait avec la main. N'évacuez pas ; la plaie s'élargit, l'érysipèle s'étend et se renforce, et d'un bobus, avec le remède propre, vous voyez naître une formidable affection.

L'expulsion d'un ver vivant par la bouche, n'est qu'un accident; mais cet accident est commun chez les filles en couche de l'hospice, qui, pour la plupart, n'ont eu, durant leur grossesse, qu'une nourriture malsaine, ou même insuffisante.

OBSERVATION LXXXII.

Affection bilieuse avec accès irréguliers; commencement de péritonite; suppression momentanée des lochies; crachement de sang; érysipèle et autres accidens passagers.

UNE fille de vingt-six ans, robuste, sanguine, ayant éprouvé beaucoup de fatigue pendant sa grossesse, n'en conserva pas moins jusqu'à la fin un visage plein de fraîcheur et de santé. Le lendemain et le surlendemain de son accouchement, elle avait le pouls dur, la peau moite, et de légères coliques. Le trois, elle eut des frissons, suivis de chaleurs, et de gonflement des seins. Le ventre se tuméfia, et causait de la douleur au toucher. Le quatre, les mêmes symptômes persévéraient. Le cinq, les lochies se supprimèrent, et les seins se durcirent. La langue se couvrit d'un enduit blanchâtre, la bouche devint amère, la tête pesante, et l'épi-

gastre douloureux. Elle fut agitée toute la nuit.
Le six, elle vomit spontanément quelques matières
amères. Elle eut de la toux avec une expectoration muqueuse, et il survint une rougeur éry-
sipélateuse à la jambe et au pied gauche. Elle
rendit des urines abondantes. L'amertume de la
bouche et l'épigastralgie continuaient fortement.
Le sept, elle restait constipée, malgré des lavemens qui lui furent donnés à plusieurs reprises.
On lui donna un grain de tartre, qui fit rejeter
abondamment des matières jaunes, verdâtres et
très-amères. Le soir, elle se plaignit de violentes
coliques : un lavement d'eau chaude procura des
selles bilieuses, qui les dissipèrent Elle passa une
bonne nuit. Le huit, l'érysipèle de la jambe
n'existait plus, les lochies reparurent, et les seins
s'amollirent. Elle expectora quelques crachats
muqueux, jaunes et épais ; elle rendit des urines
claires. Elle ne dormit point. Le neuf, elle prit,
le soir, un frisson avec tremblement, et vomissement de matières bilieuses. Le dix, à midi,
elle eut un autre accès avec tremblement de tout
le corps, sans vomissement, et qui fut suivi de la
suppression des lochies. Les seins se durcirent de
nouveau ; il survint de l'oppression et de la toux ;
elle cracha du sang. Le onze, elle ressentit des
douleurs errantes dans toutes les parties du corps.
Elle rendit des crachats rouillés, et des urines

rougeâtres, avec sédiment blanc; les lochies reparurent. Elle avait des coliques, qui se dissipèrent par quelques selles bilieuses spontanées. La bouche était encore amère, la langue blanche, et l'appétit nul. Le douze, on la purgea. Elle passa une bonne journée, et dormit. Le treize, les lochies ne coulèrent point. Elle excréta des urines limpides, avec quelques nuages et quelque sédiment. Elle avait de l'appétit; le ventre et la poitrine étaient libres. Le quatorze, elle fut sans fièvre. Le quinze, les lochies parurent en blanc. Elle rendit des urines abondantes, sédimenteuses. Elle entra en convalescence.

Elle buvait une tisane émolliente.

Remarques.

Voici encore un cas dans lequel des organes, affectés les uns après les autres, par une même cause, et y répondant tous chacun à sa manière, il en résulte divers centres élaborant la cause, et projetant, chacun, des symptômes particuliers; et pour nous, par conséquent, qui faisons toujours abstraction de la cause, et ne voyons que les symptômes, *une maladie compliquée.*

La curation de cette fille a été symptomatique. La cause, évidente, était la pléthore sanguine, et on eût pu l'abattre, et par elle ses actes subséquens, dès le principe de sa mise en action ; mais on jugea, par son peu d'intensité, qu'on la minerait seulement en attaquant ses actes.

Quant aux accès ou paroxismes, aux frissons, quant à la fièvre enfin, selon notre langage, elle n'est autre chose ici, que l'action rendue manifeste du système nerveux, au moment où ce système s'empare de la cause pour la pousser aux organes capables de la recevoir et de la triturer. Cette action du système nerveux sera expliquée davantage au tems opportun.

OBSERVATION LXXXIII.

Embarras gastrique, suivi d'un commencement de péritonite, chez une fille sujette toute sa vie à des fièvres intermittentes, et ayant eu des accès de fièvre quarte pendant le neuvième mois de sa grossesse, jusques à l'époque de son accouchement.

UNE fille lymphatique, née dans un pays humide, et l'ayant toujours habité, sujette à des accès de fièvre intermittente, eut, le neuvième mois de sa grossesse, jusqu'à son accouchement, des accès de fièvre quarte. Sur la fin, le visage et les jambes s'infiltrèrent ; la respiration était gênée, et elle éprouvait de vives douleurs à la jambe gauche, dans le lieu de la cicatrice d'un ulcère, qu'elle avait eu anciennement à cette partie. Elle avait la rate volumineuse. Elle accoucha naturellement. Le deux, les seins se gonflèrent. Le trois, elle eut le pouls petit et fréquent, la langue muqueuse, la bouche amère, des douleurs à l'épigastre, des nausées et une tussicule abdominale. Elle éprouvait de la gêne dans la respiration. Le ventre avait une tension douloureuse. Le quatre, le matin, on lui donna un grain de tartre, qui fit rejeter des matières amères, verdâtres et porracées. Le reste du jour, elle fut accablée; le pouls était concentré, la toux abdominale plus forte, et le ventre plus douloureux. Le cinq, la respiration était difficile, mais elle expectorait un mucus blanc; le ventre était toujours tendu, mais moins douloureux. La douleur de l'épigastre et l'amertume de la bouche persistaient. Le six, on la purgea; elle fut singulièrement soulagée. Le sept, elle était sans fièvre, respirait aisément, et n'avait que peu de toux; le ventre restait tuméfié, sans douleur et sans tension. Les purgations qui, jusques-là, avaient été mélangées, coulèrent en blanc. Elle eut appétit Le huit, elle était faible, mais bien. Le neuf, elle sortit.

On ne lui donna ni diurétiques, ni toniques, ni fébrifuges; elle but uniquement une décoction d'orge acidulée.

Remarques.

Ce fait, sous le rapport symptomatique, est de même espèce que le précédent ; et il a été traité symptomatiquement comme lui, de même que lui, et avec succès. Cependant la maladie n'est pas la même. La cause, quelle qu'elle fût, a bien fini par se consumer sur le foie, par une excrétion bilieuse accrue ; et cet effet, ou reliquat causal, a été enlevé comme il le devait ; mais c'est cette cause qui n'est pas évidente. Sans doute, cette cause est celle qui, d'abord, avait produit les fièvres intermittente et quarte : or, évidemment, cette cause n'est pas la pléthore. Ainsi, ce fait, qui offre la même espèce de symptômes que le précédent, est néanmoins différent de lui, puisqu'il reconnaît une cause différente. Et il en diffère par conséquent sous le rapport thérapeutique ; car, la cause étant inconnue, et ne pouvant dès-lors être atteinte, il fallait de rigueur subir ici la maladie, ou cause en action, réduit, qu'on était forcément, à n'attaquer que ses actes.

OBSERVATION LXXXIV.

Couches avec péripneumonie gastrique, l'accouchement
ayant eu lieu pendant le cours de la maladie.

UNE domestique, âgée de vingt-un ans, d'une
constitution éminemment sanguine, touchait au
terme de sa grossesse. Elle éprouva tout-à-coup,
le matin, un frisson général, suivi de toux sèche,
fréquente, et d'une vive douleur dans le côté
gauche de la poitrine. La respiration devint difficile, le visage rouge, la tête douloureuse ; la
langue avait une teinte jaunâtre, et la bouche
une singulière amertume. Le deux, la toux augmenta, la difficulté de respirer se changea en
oppression, et les pommettes prirent un rouge
écarlate. Le pouls était dur, grand, élevé. Elle
cracha du sang vermeil, à plusieurs reprises, et
elle rendit des urines rougeâtres, troubles, et ne
déposant point par le repos. L'amertume de la
bouche persévérait, et il survint des nausées. Le
trois, la veille de l'accouchement, on lui donna
un grain de tartre, qui lui fit rendre, par le
haut, des matières verdâtres et amères ; l'oppression fut apaisée. Le quatre, elle accoucha naturellement d'un enfant bien portant. Elle respirait
plus facilement, la toux était moins forte, et les

I. 34

crachats peu sanguinolens. Les urines furent rares et jaunâtres. Le cinq, immédiatement après avoir bu de la tisane très-froide, elle fut saisie d'un frisson universel, qui ranima la douleur de côté, et rendit la toux plus violente. La face était ardente, et la tête douloureuse, au milieu du front. Elle expectora des mucosités. L'amertume de la bouche continuait ; elle était constipée. Le six, on la purgea. Ce même jour, les seins se gonflèrent, avec beaucoup de chaleur extérieure. Les lochies étaient rouges, abondantes. L'oppression et la toux diminuèrent sensiblement. Le pouls s'apaisa. Le sept, elle n'eut plus de douleurs dans le côté ; la toux était moins fréquente ; elle expectorait avec abondance des crachats muqueux. Les lochies blanchirent ; et les urines offraient au fond du vase, en suspension, plusieurs nuages isolés. Le lait coulait abondamment des mamelles. Le huit, tous les symptômes qui avaient lieu du côté de la poitrine furent adoucis. Le neuf, elle eut un frisson de tout le corps, suivi de chaleurs et de sueurs presque froides. La tête devint douloureuse avec élancemens, les pommettes pourprées. Cet accès anomal n'eut point de suites. La bouche restait pâteuse et amère. Le dix, elle eut de la toux, et quelque douleur survint au côté gauche. Les urines déposèrent un sédiment blanc et albumineux. Elle avait des coliques, la bouche fétide. Le onze, on la purgea de nouveau. Le point de côté disparut. Les urines furent copieuses, jaunes, avec sédiment blanc. Les lochies étaient abondantes. Le douze, ni toux, ni crachats, ni oppression. Elle se sentit appétit, et entra en parfaite convalescence.

Le lait coulait abondamment des mamelles, et en si grande quantité qu'on put le recueillir. D'abord, il se montrait blanc et clair ; ensuite il devenait jaunâtre ; et enfin il se partageait en deux parties, l'une séreuse et l'autre caseuse.

Elle but, durant toute sa maladie, une infusion de fleurs de pied-de-chat, édulcorée avec du sirop de la même plante.

Remarques.

ENCORE un cas où la maladie a été attaquée dans ses effets, et non dans sa cause. Mais lorsque les effets sont poussés à un certain point, ils deviennent causatifs, et il est urgent de les combattre, et surtout la bile, à l'époque des couches. Il devient même quelquefois plus urgent d'attaquer l'effet que la cause, quand cet effet, la sécrétion bilieuse augmentée, peut réellement avoir de plus fâcheuses suites par sa présence que la cause elle même. Car, chez cette malade, la cause était bien la pléthore sanguine ; mais c'était proprement la pléthore des couches, c'est-à-dire, une pléthore non par excès du cruor du sang, mais par surcharge albumineuse de ce fluide ; espèce pléthorique, qui donne davantage le tems d'attaquer la cause et de composer avec elle, que lorsque la pléthore est par excès du cruor. Dailleurs, la perte sanguine qui accompagne l'accouchement d'une part, les lochies rouges de l'autre, les crachats sanguins eux-mêmes, le dépôt des urines, et la copieuse évacuation de lait qui se faisait par les mamelles, épuisaient cette cause pendant qu'on déblayait ses effets, la bile.

Le vomitif, administré la veille de l'accouchement, est hardi, mais non téméraire ; parce que son administration était fondée sur la nécessité reconnue d'éliminer un périlleux effet causatif morbide, la bile amère, dont tous les praticiens signalent le danger dans le tems des couches. Ce danger, pourtant, peut être surmonté ; on en voit ici la preuve ; et on ne le rencontre, en effet, produisant des affections graves ou entraînant la perte des malades, que par la timidité des médecins, qui n'osent opérer, à l'approche du grand acte de l'accouchement, malgré l'urgence du cas qui les presse. Or de la timidité dans un cas pressant, c'est de l'ignorance, et une fatale ignorance.

OBSERVATION LXXXV.

Diarrhée bilieuse, compliquée, sur la fin, d'affection hystérique.

UNE fille, d'une constitution délicate et très-irritable, ayant eu des pertes en blanc pendant sa grossesse, accoucha heureusement. Le lendemain la langue jaunit, le pouls s'éleva et la chaleur devint plus forte. Elle avait des coliques et de la diarrhée. Le trois, les coliques et le dévoiement s'accrurent; il survint des ténesmes, et une douleur fixe à l'épigastre. Le quatre, on lui donna un grain de tartre, et elle vomit des matières abondantes, vertes et amères. Le cinq, le dévoiement avoit diminué. L'hypogastre était douloureux, et la matrice encore très-haute; les seins s'étaient durcis et les purgations mélangées. Le six, l'hypogastre était moins sensible; la matrice restait élevée. Il n'y avait plus ni mouvement fébrile, ni dévoiement. Le dix, il lui vint, tout-à-coup, de l'inquiétude et du malaise: elle étendait les membres, se plaignait, s'agitait et baillait. Elle disait éprouver, tout le long de l'épine, de la pression et de la constriction; et elle sentit s'élever, du bassin, une boule qui monta jusques à l'épigastre, où elle disparut, en causant des bor-

borismes suivis de selles en diarrhée. Ce phénomène se renouvela plusieurs fois dans le jour,
chaque fois qu'elle dressait le tronc, soit pour
s'asseoir, soit pour se tenir debout. Ce même
jour, l'utérus s'élevait encore à trois travers de
doigt au-dessus du pubis. Le onze, on lui donna
un lavement d'un demi-gros d'assa-fétide, qui
dissipa l'hystérie subitement et sans retour. La
matrice aussitôt s'affaissa. Le quinze, elle sortit.

Elle buvait, dans le principe, une infusion de
fleurs de bouillon blanc, et, depuis le dix, jusques à la fin, une tisane de nénuphar.

Remarques.

LA diarrhée était ici l'effet, non d'une sécrétion
actuelle et augmentée de bile, mais d'une bile
lentement amassée et accumulée dans les voies
gastriques, et qui ne demandait qu'une issue :
c'était une diarrhée passive.

La longue élévation de la matrice et les phénomènes hystériques ne se rattachent point, en cette
espèce, à la cause humorale ; mais à la perte
blanche antécédente, à la prédisposition, au
tempérament.

La chute subite de la matrice, à l'occasion du
lavement d'assa-fétide, est digne d'attention.

Et quant au sentiment de pression le long de

l'épine, qui précéda la boule hystérique ; et la
reproduction de cette boule, sitôt que la malade
dressait le tronc ; ce sont des phénomènes notables et considérables, expliquant et révélant
bien des mystères : le moment de les interpréter
sera venu bientôt.

OBSERVATION LXXXVI.

*Fièvre bilieuse avec symptômes ataxiques, et, sur la
fin, des accès en double tierce.*

UNE fille de vingt-quatre ans, bien constituée, ayant eu une grossesse heureuse, accoucha
naturellement. Les seins se gonflèrent le troisième
jour. Le cinq, après quelques frissons, la bouche
devint amère, l'épigastre très-douloureux, la soif
intense, la peau brûlante, et le visage d'un rouge
écarlate ; elle était fort agitée. Le six, on lui donna
un grain de tartre, qui lui fit rendre des matières
verdâtres et amères. Le sept, l'épigastralgie était
soulagée. Le huit, le dégoût et la soif persévéraient. Il lui survint un dévoiement de matières
bilieuses très-fétides ; elle prenait des vertiges
lorsqu'elle se levait sur son séant. La fièvre continuait. Le neuf, on la purgea. Elle fut très-
fatiguée et ne dormit point. La diarrhée cessa. Le
dix et le onze, elle eut, dans les mains, des mou-

vemens involontaires , et elle éprouva des assou-
pissemens , avec la sensation comme d'un liquide
froid qui traversait la tête à l'intérieur. Les lochies
suivaient leur cours ! Le douze, elle eut, sur toute
la peau, un froid intense avec claquement des
dents, suivi de chaleurs brûlantes, et de peu de
sueurs. Elle passa la nuit dans un état de somnolence et de rêverie. On appliqua aux jambes deux
vésicatoires. Elle fut, les jours suivans, dans une
apyrexie complète. Le dix-sept, les lochies se
supprimèrent ; elle rendit des urines limpides, et
eut le soir de fortes chaleurs, suivies de sueurs.
Le dix-huit, il se déclara un semblable paroxisme.
Le dix-neuf, elle eut un accès complet. La bouche
était pâteuse, amère, l'épigastralgie forte, la tête
douloureuse et la soif vive ; elle avait fréquemment
des nausées. Le vingt, on lui donna un grain de tartre qui lui fit rejeter des matières bilieuses, verdâtres. Elle fut notablement soulagée. Elle eut, le
soir , un paroxisme qui se répéta les jours suivans.
Elle rendait des selles bilieuses. Le vingt-trois , à
midi, elle prit, non un paroxisme, mais un fort
accès. Le vingt-quatre, elle en eut un plus faible sur
le soir. Le vingt-cinq, à midi, elle eut un accès semblable à celui du vingt-trois , et le vingt-six à celui
du vingt-quatre ; et ainsi du vingt-sept et du vingt-
huit. Le vingt-neuf et le trente, elle fut sans fièvre ;
Elle entra dès-lors en parfaite convalescence.

On lui donnait, depuis le vingt-deux, des bols amers, et une infusion de petite centaurée. Elle prenait, auparavant, une tisane acidulée.

Remarques.

QUELLE était cette maladie? c'est-à-dire, quelle était la cause? Cette cause n'est pas claire, mais il est clair que cette cause n'était de la nature d'aucune des précédentes. Donc il est manifeste que cette fièvre, que nous nommons bilieuse, ayant égard aux plus apparens symptômes, selon notre méthode symptomatique, n'est point de l'espèce des précédentes.

Le foie cependant était affecté, et il est sûr qu'il était affecté, puisque ses fonctions, la sécrétion biliaire, étaient augmentées; et de plus, comme aucun point ou douleur, ou rougeur ou chaleur locales n'avaient lieu dans l'hypocondre droit, il est certain encore que l'affection portait spécialement sur ses vaisseaux excréteurs : mais, nous l'avons dit, la cause qui l'affectait n'est pas évidente. Or il n'est pas même certain que cette cause opérât primitivement sur le foie : car, et l'espèce des symptômes le prouve, un organe, plus vaste et plus important, était occupé et pris avant le foie, le système nerveux ; et il est possible que le foie n'ait été atteint que consécutivement, par une irradiation plus particulière sur lui de ce système nerveux. Je dis, il est probable ; encore que je pense davantage : mais il faut savoir se contenir et attendre, afin de placer chaque vérité dans le lieu qui lui est propre.

La curation qui a été mise en pratique, interprétée dans cette acception sous-entendue, aurait donc été dirigée contre l'effet apparent, et uniquement contre cet effet, d'un organe, le foie, mis consécutivement en jeu par un autre organe affecté avant lui, le système nerveux ; et, cet effet, enlevé à mesure qu'il était produit, occupait là et y épuisait la cause, les mouvemens de l'organe primitivement atteint.

Et il ne faut point montrer trop de répugnance à agréer cette interprétation, en attendant qu'elle soit constatée ; car voici en plus petit et par l'effet d'une cause morale, l'analogue de ce fait, qui s'est passé ici plus en grand et sans cause apparente. Une fille de vingt-cinq ans, parvenue au neuvième jour de ses couches, tout s'étant passé fort régulièrement, et devant sortir le lendemain de l'hospice, est atteinte, à l'occasion d'une nouvelle inattendue, d'une impression morale très-forte. Elle pâlit, et se trouve bientôt saisie d'un froid intense aux pieds, qui se maintint cinq heures durant, et fut suivi de chaleurs universelles, sans sueurs. La langue se chargea, la bouche devint amère et la soif ardente. Elle fut prise d'une abondante diarrhée de bile jaune, pure. Le lendemain, les mêmes symptômes gastriques et la diarrhée persévéraient; elle rendait des urines jaunâtres. Il n'y eut ni frissons, ni accès. Elle était revenue de sa surprise. Le trois, on la purgea. Elle rendit beaucoup de bile. Les symptômes gastriques faiblirent. Le cinq, on la purgea de nouveau. Le six, elle était parfaitement. Or, il est évident, chez cette fille, qu'il n'existait aucune cause matérielle morbide ; il est évident que la cause morbide a été l'affection morale éprouvée par elle; il est évident que cette cause a porté sur le foie, et a procuré soudainement une sur-sécrétion biliaire; il est évident que la curation a porté sur l'effet, et à propos, car lui-même il fût devenu cause ; mais enfin, est-ce le foie qui a primitivement ressenti l'impression morale? Non, sans doute. Quel organe, donc, a d'abord reçu le coup moral, et consécutivement insurgé le foie? Cela se demande-t-il ?

I X.

ÉPIDÉMIE BILIEUSE CHEZ LES FILLES EN COUCHE DE L'HOSPICE, OBSERVÉE EN AVRIL 1806.

L'automne de 1805 fut humide et froide. L'hiver qui la suivit fut variable, soit pour la direction des vents, soit pour la chaleur et le froid, soit pour la sécheresse et l'humidité : cependant le froid eut généralement peu de force, et les pluies furent assez fréquentes. Le printems fut chaud et précoce, l'été doux. Cette constitution atmosphérique se fit donc remarquer par le peu de froid de l'hiver, et la chaleur hâtive du printems.

Durant l'automne de 1805, s'observaient déjà des fièvres rémittentes et intermittentes, bilieuses. Ces fièvres furent remplacées, l'hiver, par des quintes de toux stomacale, et quelques affections muqueuses, qui cessèrent au mois de mars. Au commencement d'avril 1806, les maladies bilieuses se déclarèrent tout-à-coup; et elles devinrent si communes, que sur trente femmes en couche, vingt-cinq prenaient la maladie. Les femmes qui n'étaient pas accouchées, les nouvelles accouchées et celles qui l'étaient depuis plusieurs jours, en furent également atteintes. En même-tems les affections bilieuses se répandaient dans les autres salles de l'hospice, dans celle des garçons, des filles, des vieux, des vieilles.

Dès son origine, l'épidémie régna dans toute sa force. Elle déclina insensiblement, et se termina dans le milieu de juin. Elle conserva la même forme pendant toute sa durée. Elle attaqua, indistinctement, les filles de différens âges et de différente constitution.

Or chez toutes les malades, accouchées ou non accouchées, il n'y eut point de signes précurseurs : la maladie se manifesta subitement. Tantôt l'invasion se faisait par un frisson fort et général, et tantôt par des frissons légers, partant des pieds ou de l'épine ; d'autrefois il n'y avait pas de frissons, et la maladie éclatait par des chaleurs âcres sur toute la peau, ou seulement le long du dos et à la face ; quelquefois même elle se déclarait uniquement par une aversion pour la nourriture ou un excessif appétit, par des étourdissemens, une céphalalgie violente, une douleur vive au cardia, des lipothymies ou du délire. Toutes les filles chez lesquelles l'invasion se fit sans chaleurs et sans frissons, et seulement par l'un des symptômes que je viens de mentionner, furent affectées plus violemment, mais guérirent plutôt et sans fièvre ; les autres guérirent plus tard et eurent de la fièvre. La fièvre était continue, avec des paroxismes quotidiens, se manifestant le plus communément dans le milieu de la journée, et avec un redoublement sensible de deux jours l'un, soit pair, soit impair. Pendant le paroxisme, le visage était d'un rouge animé, la peau âcre, brûlante, le pouls fort et dur, la langue jaune, la bouche amère, le front et l'estomac douloureux, l'hypocondre droit et l'épigastre élevés et tendus, et tous les membres appesantis, avec une sensation de contusion chez les unes, et de piqûres comme avec des épingles chaudes chez les autres. Souvent il survenait des nausées, des vomissemens de bile pure, des défaillances, un délire instantané. Les paroxismes duraient plusieurs heures, et se terminaient par des sueurs universelles, chaudes et abondantes. Ensuite les symptômes s'apaisaient, sans cesser. Pendant le relâche des paroximes, les unes rendaient des selles bilieuses, d'autres restaient constipées, quelques-unes se plaignaient de vives coliques. La maladie se dévelopait avec force, diminuait par gradation, et se termina chez toutes du dixième au quinzième jour. Les urines étaient rougeâtres, troubles, déposant sur la fin, et quelquefois dès le commencement. Le gonflement des seins, l'écoulement du lait, celui des lochies, suivaient leur cours accoutumé! Les choses se passèrent de la même manière chez les filles accouchées ou non accouchées, jeunes ou moins jeunes, faibles ou fortes, de constitution semblable ou différente. Toutefois les tempéramens secs, rendaient, par le vomissement et les selles, de beaucoup plus grandes quantités de bile que les corpulens.

Traitement.

TOUTES les malades furent traitées de la même manière, quelques fussent leur âge, leur tempérament, l'époque de leur grossesse ou de leurs couches. On leur donnait pendant un ou deux jours une boisson délayante et acidulée, ensuite l'émétique et des purgatifs; et si l'embarras de l'estomac ou des intestins se manifestait de nouveau, de nouveau l'on répétait les mêmes remèdes. Et lorsqu'il survenait quelques épiphénomènes, comme des étourdissemens, du délire, des douleurs pleurétiques ou hépatiques, des hémorragies, une constipation opiniâtre ou une forte diarrhée, on ne changeait point pour cela la méthode curative, et tout allait parfaitement.

Les évacuans les plus doux produisaient de surprenans effets, et débarrassaient les voies digestives d'énormes quantités de bile, jaune ou verdâtre, amère ou fétide. Sitôt après l'évacuation les malades étaient soulagées. Les filles qui éprouvaient des étourdissemens ou du délire, en même-tems que la fièvre, en étaient délivrées par le premier évacuant qu'elles prenaient; et si dans la suite ces symptômes se renouvelaient, les mêmes moyens, réitérés, procuraient le même résultat.

Quelques-unes de celles qui n'avaient pas de fièvre, mais un violent symptôme, comme des défaillances, une douleur violente au cardia, des tournoiemens de tête, furent guéries tout-à-coup par l'émétique. Une fille, entr'autres, ressentait à l'estomac des élancemens si douloureux, qu'elle en poussait les hauts cris. J'ordonnai l'émétique, *statim*. Elle rendit une prodigieuse quantité de bile jaune; et elle fut si soudainement délivrée de ses douleurs, qu'elle en riait tout haut d'étonnement et de plaisir.

Ce n'était pas une médiocre surprise, pour ceux qui suivaient ma visite, de voir prescrire l'émétique et des purgatifs dans les derniers tems de la grossesse, et les premiers jours des couches, circonstances où les auteurs en proscrivent l'emploi. Mais comme le danger rapide que prennent les maladies aiguës bilieuses chez les femmes en couche m'était déjà connu, et comme aussi, lorsqu'une maladie est caractérisée, et que l'utilité d'un remède est évidente, je n'écoute guère les scholiastes et leurs contre-indications pusillanimes, je faisais administrer l'émétique et les purgatifs toutes les fois que l'affection bilieuse était manifeste, quelque fût d'ailleurs l'époque de la grossesse et des couches. J'ai donné bien des fois l'émétique et des purgatifs dix jours, cinq jours, trois jours avant l'accouchement;

le jour même de l'accouchement ; le lendemain ,
le jour de la fièvre de lait , toujours avec un
succès marqué , et sans déranger en aucune manière le cours des lochies et le gonflement des
seins ; et plutôt, je le crois, l'assurant par ces
remèdes.

Par ce traitement , toutes les malades sont
guéries. Sur soixante-trois filles , qui furent atteintes de l'épidémie , pas une seule n'a péri.
Toutes , sans exception , furent guéries promptement, sans rechute , et sans qu'il survînt aucune complication , soit de pleurésie ou de péritonite , de fièvre putride ou maligne , de dépôts , dans les seins ou ailleurs : bonheur qu'il
faut attribuer uniquement à la méthode curative. Car j'ai vu, dans des circonstances analogues , où , sous le prétexte de laisser agir la nature, on s'abandonnait à une inaction coupa-
ble en attendant des crises salutaires, la fièvre
devenir putride , maligne, le ventre s'enflammer,
des dépôts se former en diverses parties , et les
malades succomber misérablement; et la même
chose arrivait lorsqu'on les saignait, qu'on les
gorgeait de kina , ou de sudorifiques et de toniques , alors nommés anti-laiteux.

Remèdes employés.

ON employait de préférence les remèdes les plus simples. Pour boisson, on prescrivait de l'eau froide, ou vinaigrée, de la limonade, de l'eau de gramen, une tisane acidulée quelconque. Quelques malades ne pouvaient supporter que celle-ci, d'autres, que celle-là. On ne gênait nullement leur goût à cet égard ; car on n'administrait des tisanes que pour rafraîchir, et l'on ne prêtait à aucune d'elles des vertus particulières ou spécifiques.

Pour procurer le vomissement, je donnais un grain de tartre dans trois onces d'eau distillée ; car je n'aime pas les longues formules. Ce vomitif évacuait constamment par le haut et par le bas. Chez quelques filles, ayant préféré l'ipécacuanha, à la dose de vingt-cinq grains dans une verrée d'eau commune, plusieurs fois ce remède purgea sans causer de vomissement, ce qui n'eut jamais lieu pour le tartre.

Elles étaient purgées avec le purgatif usité de l'hospice, qui consiste en un composé de séné, de manne et d'un sel neutre. Ce remède ne manquait jamais son effet. Ayant deux fois administré une solution d'une once de crême de tartre soluble dans une quantité suffisante d'eau commune, deux fois les malades se plaignirent d'un froid incommode dans la région épigastrique.

Lorsque la bile était dans l'estomac, je débutais par l'émétique ; et par les purgatifs, lorsqu'elle était dans les intestins. Si l'estomac et les intestins se trouvaient pris à la fois, j'administrais le tartre en lavage.

Dans le commencement de l'épidémie, j'employais l'émétique quand il y avait constipation, et l'ipécacuanha quand il y avait diarrhée ; mais n'ayant retiré de cette pratique aucun des avanteges qu'on lui attribue, je préférai dans la suite le tartre, qui évacue mieux.

En quelques cas, où l'embarras stomacal se montrait évident, mais où les malades étaient faibles, j'essayai, ainsi qu'on le recommande pour les moins fatiguer, de leur donner des purgatifs à la place de l'émétique. Les purgatifs évacuaient peu, fatiguaient beaucoup : je me vis forcé d'en venir à l'émétique, qui évacuait beaucoup et soulageait constamment. L'expérience me convainquit alors que l'on n'administre point indifféremment les purgatifs ou les émétiques.

Malgré la violence de la céphalalgie, de l'épigastralgie, malgré l'intensité des paroxismes, je donnais rarement des calmans. Je ne me décide pas aisément à assoupir les malades, et à calmer les symptômes, tels forts qu'ils soient, quand je sais qu'ils n'ont pas d'issue dangereuse. Il est d'un faux calcul d'engourdir une nature vigoureuse et qui marche à bien. Cependant, lorsque les malades avaient été travaillés plusieurs jours durant d'insomnie et d'agitation, j'administrais des narcotiques; et de crainte que le pharmacien ne donnât quelque potion compliquée ou trop active, je prescrivais, pour être pris en une fois, un demi grain d'extrait aqueux d'opium dans trois onces d'eau sucrée.

Tels sont les moyens que j'ai employés dans cette épidémie, et qui m'ont parfaitement suffi et réussi. Rien n'empêche sans doute qu'on ne surcharge le traitement de remèdes inertes, et qu'on ne prête à ces remèdes une influence et des vertus imaginaires : mais un médecin éclairé regardera toujours la curation la plus simple, comme la curation la plus parfaite.

Considérations sur les constitutions atmosphériques.

L'ESPÈCE de la constitution atmosphérique, et le tems de l'année où cette épidémie a paru, étaient plus propres, d'après l'opinion commune, à causer une épidémie muqueuse ou inflammatoire, que bilieuse. Mais nous n'avons pas la moindre idée des qualités de l'air, aux-

quelles on doit rapporter les maladies régnan-
tes, ou épidémiques. Des constitutions atmos-
phériques, en effet, déclarées identiques par nos
sens et par nos instrumens, engendrent des maladies tout opposées ; et réciproquement des maladies tout opposées se manifestent en des températures déclarées identiques. Cette observation est de tous les lieux, de tous les tems, de
tous les jours ; jamais l'expérience n'a parlé plus
haut. Cependant, des qualités génératrices de
maladies existent dans l'atmosphère, et il est
incontestable que les épidémies en tirent leur
origine. Et non-seulement l'atmosphère opère sur
le physique, mais aussi sur le moral de l'homme.
L'intelligence de chaque individu s'offre sous des
degrés variables selon les saisons et les températures : et qui sait à quel point l'esprit de chaque
siècle est modifié par cette cause ! L'influence de
l'atmosphère sur les maladies épidémiques ne
souffre donc aucune discussion ; et toutefois il est
avéré que cette influence émane de qualités qui
nous échappent. A quoi dès-lors, et jusqu'à ce
que l'on possède des instrumens qui atteignent
ces qualités, peut profiter cet appareil d'as-
tronomie, cet étalage de physique, de météo-
rologie dont on continue d'offusquer, dans nos
livres, la description des épidémies ?

Quoi qu'il en soit, il demeure reconnu, et je

le répète, que les constitutions de l'air engendrent des maladies qui leur sont propres ; et
telle est leur influence sur le corps humain, qu'elles
y prévalent sur l'idiosyncrasie et l'actuelle prédisposition. En effet, chez les nouvelles accouchées, par exemple, la matrice est l'organe essentiellement prédisposé, et, par l'état des couches, ou actuelle idiosyncrasie, les entrailles,
le tissu cellulaire et les séreuses ; et cependant
c'est le foie qui a été pris chez toutes, exclusivement. Le même phénomène se remarque dans
toutes les épidémies dont on nous a laissé l'histoire : c'est tantôt la muqueuse de l'œil, de la
gorge, du larinx ou des poumons ; tantôt l'estomac, les gros ou grêles intestins ; tantôt la
vésicule du fiel, le foie, ou tout autre organe, séparément, qui reçoit le trait épidémique. Or, lorsqu'une épidémie sévit de la même manière et
sur le même organe chez des milliers d'individus, ira-t-on supposer que ces milliers d'individus portassent tous, et dans le même organe,
une actuelle prédisposition ? Mais non-seulement
chaque épidémie affecte tel ou tel organe ou système, c'est qu'encore chaque épidémie frappe
la partie qu'elle atteint d'une façon spéciale.
L'expérience le constate : ce sont des ophtalmies,
des angines, des pleurésies ou péripneumonies,
d'excessives sudations, ou autres affections avec

des formes qu'elles n'offrent qu'alors, qu'alors
seulement, et qui leur ont valu des noms populaires. A la vérité, dans la précédente épidémie,
la spécialité de l'affection ne m'a pas paru distincte. Elle n'en existait pas moins. On la saisira
dans les cas pareils, à l'avenir, que l'art sera
plus avancé dans la théorie causale, et les artistes,
par conséquent, plus clairvoyans sur les symptômes. Sans doute, les organes qui se soulèvent
contre le trait épidémique, tendent à donner à
la lésion morbide qui en est l'effet, une forme
analogue aux affections communes ou sporadi-
ques, et à la confondre avec celles-ci; car, enfin,
les propriétés vitales des organes sont toujours
les mêmes, et de quelque côté qu'elles soient
frappées, elles réagissent toujours à leur manière;
mais il reste aussi toujours quelque chose dé spécial dans les maladies épidémiques, qui fera dans
tous les tems de ces maladies un curieux sujet
d'étude, soit pour le praticien, soit pour le médecin philosophe jaloux de découvrir par quel
rapport encore inconnu la santé de l'homme se
rattache aux constitutions de l'atmosphère, et
sa vie propre à la vie ambiante et universelle.
Bien loin donc, pour en conclure, que l'individu absorbe l'épidémie, l'épidémie au contraire absorbe l'individu; elle fait taire la prédisposition et l'idiosyncrasie, dompte l'un et l'au-

tre, et s'empare de plein saut de l'organe qui lui est propre.

REMARQUES SUR LES MALADIES BILIEUSES.

LES maladies bilieuses forment une des plus communes affections du corps humain; et cela se devinerait, sans qu'il fût besoin que l'expérience l'enseignât, par le seul volume de ce vaste organe du foie et la masse de ses considérables dépendances. Mais l'expérience est là, qui parle, et qui nous offre, dans une foule de cas, rendues par le vomissement ou les selles, d'énormes, d'incroyables quantités de bile, jaune, verte, porracée, amère ou fétide; et non pas une fois, mais plusieurs fois, mais souvent, mais presque constamment durant tout le cours d'une maladie de huit à quinze jours.

Qu'est-ce donc que les maladies bilieuses? ici la querelle commence; et la difficulté de résoudre la question, a poussé jusqu'à cette délirante extrémité, de nier l'existence de ces maladies.

Prenons la question telle quelle, encore qu'elle dérive de notre médecine symptomatique, et par conséquent qu'elle soit incomplète et mal posée; car, telle qu'elle est offerte, sa solution consiste à la répéter; les maladies bilieuses sont les maladies bilieuses.

La question récèle donc un vice radical. Or ce vice provient de notre entendement médical symptomatique, qui s'appuye sur des effets, au lieu des causes, et qui nous noie incessamment dans ces effets sans que nous ayons la puissance de remonter à la cause qui les produit. La bile, effectivement, n'est pas la maladie; elle est l'effet de la maladie ou cause, qui s'exerce sur le foie, et y occasione ces excessives excrétions bilieuses que la pratique nous montre. La question devrait donc être celle-ci : quelles sont les causes qui, opérant sur le foie, sont susceptibles d'y produire ces énormes sécrétions de bile, que nous appelons maladies bilieuses; et que nous nommons ainsi, parce que l'effet, la sécrétion augmentée, est plus sensible à nos sens que la cause, dont, sans le vouloir ni le savoir, nous faisons abstraction, cachée qu'elle est pour nous derrière la bile qu'elle engendre.

Or, des causes toutes différentes excitent les sécrétions bilieuses; la sécrétion accrue de la bile est le phénomène unique de causes multiples; ce n'est donc pas sur le phénomène conséutif qu'il faut s'appuyer et raisonner, mais sur les causes, les causes multipliées qui lui donnent naissance. Et, par exemple, et pour joindre à ce qu'on appelle maladies bilieuses les faits limitrophes, une simple irradiation nerveuse sur la vésicule du fiel, où les conduits cystique et cholédoque, va faire éjaculer sur le duodenum de la bile; et cette bile, n'étant point descendue dans cet intestin à l'occasion de la présence des alimens, y reste telle quelle, pure, crue, et se trouve rendue ensuite sous le même aspect, comme nous le voyons dans les affections nerveuses et les fièvres malignes. Surviennent fréquemment des fontes bilieuses soudaines, sans cause distincte, et surtout sans être accompagnées d'aucune lésion apparente du foie, de celles du moins dont l'espèce nous soit connue; comme nous rencontrons d'énormes sécrétions urinaires, des diabètes, sans que nous puissions assigner l'espèce morbide, ni seulement la désigner par aucune comparaison avec les autres lésions décrites dans l'art, tant elle en diffère! C'est que que nous ne possédons qu'un ou deux types morbides, et encore qui n'en sont pas, n'étant réellement que des phénomènes secondaires, et que les types réels sont ignorés de nous, et surtout les plus essentiels, qui sont aussi les plus délicats, comme on s'en convaincra par l'espèce de ceux qui seront dans la suite constatés et révélés. Dans l'épidémie bilieuse précédente, une cause, venant de l'atmosphère, agissait spécialement sur les vais-

seaux sécréteurs du foie, et de manière à en augmenter singulièrement l'action sécrétoire : spécialement, dis-je ; car n'allez pas dire qu'elle y
causait une inflammation ? quel en eût été le siége ?
Le péritoine hépatique ? Mais cette sorte d'inflammation, connue d'ailleurs dans ses symptômes,
n'est point accompagnée d'excessive sécrétion
biliaire : le parenchyme du foie ? Mais le propre
de ce tissu est de revêtir l'inflammation qui s'y
fixe d'une forme phlegmoneuse : les vaissaux sécréteurs eux-mêmes et les cryptes glanduleux ?
mais le mot inflammation, un de vos types
morbides actuels, ne serait point explicatif alors,
exprimant déjà lui-même un phénomène secondaire, et non le mode primitif de lésion, lésion
qui paraît effectivement en cette espèce résider
dans les cryptes glanduleux. Qui paraît résider ;
car il serait possible que le trait épidémique portât
directement sur les nerfs qui se distribuent au
foie, et dont l'action sur cet organe, alors considérablement augmentée, y produirait ces énormes
sécrétions, ces fontes, ces ptyalismes, ces diabètes
biliaires aigus. Car l'organe qui pâtit dans une
épidémie, peut pâtir par une influence directe,
sans doute, mais aussi par irradiation sur lui de
l'état nerveux, qui recevrait primitivement la
lésion atmosphérique ; et vous avez un exemple
de ce type par influence nerveuse, dans la diarrhée

bilieuse produite par une cause morale, et dont il a été fait mention dans les remarques qui accompagnent la dernière observation de ce chapitre. En quelque cas, un simple défaut d'équilibre, entre les fluides versés dans le foie par l'artère hépatique et la veine porte, est capable, lui seul, d'occasionner un accroissement considérable de sécrétion de cet organe, une maladie bilieuse. Mais, sans contredit, une des causes les plus puissantes de maladies bilieuses, c'est la pléthore sanguine, lorsqu'elle se décharge sur le foie. Or, cette espèce est fort commune, le foie contrepesant la masse sanguine et l'équilibrant sans cesse. Une pléthore sanguine, en effet, existe-t-elle? Si elle ne s'épuise ni par les gros vaisseaux ni par les capillaires muqueux, la fièvre inflammatoire, c'est-à-dire, des phlegmasies ou des hémorragies, elle s'adresse au foie, qui la reçoit, la travaille et la réduit en bile, et la consume de cette sorte. Un avortement a-t-il lieu? Le sang, qui n'a plus d'asile dans la matrice, se réfugie dans le foie, et y cause les douleurs hépatiques que nous avons observées si fréquentes dans les avortemens. Une jeune femme perd-elle ses règles? le sang peut refluer ailleurs, assurément, mais le plus communément il se dirige sur le foie; s'il s'y accompagne d'une sécrétion accrue de bile, c'est-à-dire, s'il s'y consume, le transport s'opère sans autre inconvénient ; et, en ce cas pléthorique, vous purgez cependant avec avantage, parce qu'en éliminant la bile, vous provoquez sa sécrétion, et que par sa sécrétion vous usez la cause qui l'entretient, le sang.

Il est hors de la question présente de poursuivre une à une les causes capables d'exciter les énormes sécrétions du foie qui constituent les maladies bilieuses. Ce qu'il s'agissait de démontrer, c'est que l'expression *maladies bilieuses*, mot symptomatique, nous préoccupe et nous fascine, fixe notre attention et nos sens sur un dernier phénomène, et qu'il faut enfin abandonner ce symptôme dans les questions théoriques, pour remonter au mouvement générateur dont il émane, à la maladie, à la cause. Concevez-vous maintenant l'abus de cette autre dénomination appliquée aux fièvres bilieuses ? *méningo-gastriques ?* La dénomination *maladies bilieuses* est préférable, en ce qu'elle porte sur l'effet, et donne du moins l'idée d'en rechercher la cause ; mais la dénomination *méningo-gastriques* fait abstraction de l'un et de l'autre, de la cause et de l'effet, pour ne s'occuper que du siége ; et encore, non d'un siége primitif et générateur, mais d'accident et de passage.

Cependant l'horizon médical commence à s'éclaircir ; et les questions qui seront agitées, dans le volume suivant , l'éclaireront d'une lumière que deux mille ans de travaux n'ont encore pu produire.

FIN DU PREMIER VOLUME.

9 782329 234151